🐾 **동물매개치료**는 자격을 갖춘 치료도우미동물을 활용하여 도움을 필요로 하는 사람 대상자인 집단원(client)의 심리치료와 재활치료를 돕는 것이다.

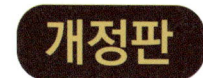
개정판

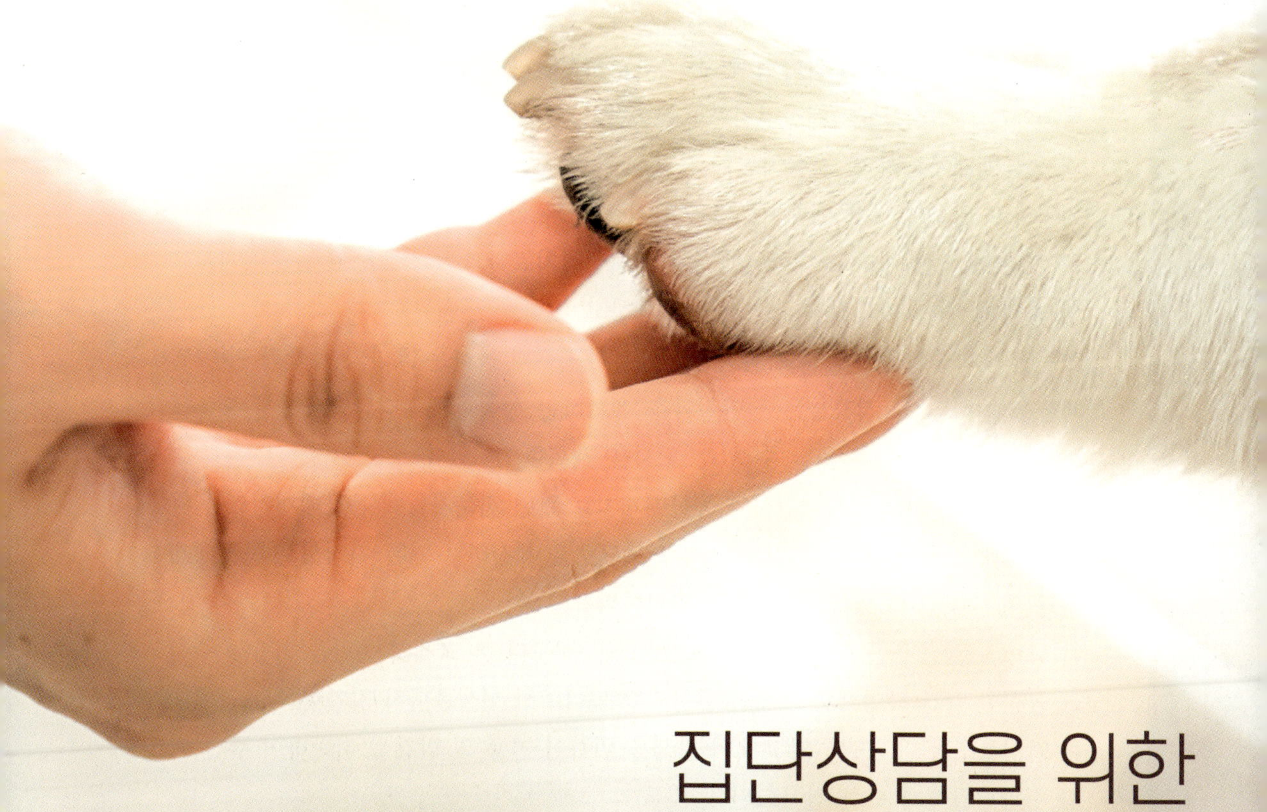

집단상담을 위한

동물매개치료의 이론과실제

김옥진·강원국·오가영·이민자·장윤석 공저

형설 eLife

PREFACE

동물매개치료는 동물을 사람 대상자의 치료 목적을 달성하기 위하여 중재의 도구로 활용하여 심리치료 또는 재활치료를 수행하는 것을 말한다. 국내외적으로 동물매개치료의 놀라운 효과는 과학적 연구 결과로 잘 알려져 있다.

국내에서도 한국동물매개심리치료학회(www.kaaap.org)가 2008년 창립되어 국내 동물매개치료의 학술적 지원과 자격을 갖춘 동물매개심리상담사를 양성하는 데 기여하고 있으며, 동물매개치료의 과학적 접근과 학술적 지원을 위하여 국내 최초로 2008년 원광대학교 대학원에 동물매개심리치료학과를 신설하여 동물매개치료의 효과에 대한 과학적 학술활동을 수행하고 있다.

그동안의 학술활동을 통하여 습득한 동물매개치료의 놀라운 효과와 과학적 검증 결과들을 접하면서, 저자들은 집단상담을 계획하는 동물매개심리상담사에게 도움을 드리고자 지침서로 활용될 수 있는 도서를 계획한 바 있다.

본 교재는 동물매개심리상담사와 동물매개치료 관련 전문가들에 동물매개치료를 활용한 집단상담 활동에 필요한 지식과 프로그램을 제시하는 기본 지침서로 동물매개치료 활동에 큰 도움을 줄 것으로 확신한다.

본 교재의 완성에 큰 도움을 주신 분으로 그 누구보다 본 교재의 출판을 허락해 주시고 꼼꼼한 출간 작업으로 교재의 완성도를 높여주신 형설출판사 장진혁 대표님에게 큰 감사를 드린다. 또한 본 교재의 완성을 위하여 인용 및 발췌를 허락하여 주신 여러 선배님들에게 또한 감사드린다.

본 교재가 동물매개치료에 대한 이해를 도모하고 관련 활동과 연구의 방향을 제시하여 줄 수 있으면 하는 바람으로 이 글을 맺을까 한다.

2025년 2월 28일
저자 일동

제1장 • 동물매개치료

1. 동물매개치료(AAT) 이해 · · · 010
   1) 동물매개치료의 역사와 발전 · · · 010
   2) 동물매개치료에 공헌한 학자 · · · 012
   3) 동물매개치료의 개념 · · · 014

2. 동물매개치료(AAT) 구성 요소 · · · 018
   1) 동물매개치료의 구성과 역할 · · · 018
   2) 동물매개치료의 4대 구성 요소 · · · 019
   3) 치료도우미동물의 조건과 기준 · · · 037

3. 동물매개치료(AAT) 특징 및 효과 기전 · · · 041
   1) 동물매개치료의 특징 · · · 041
   2) 동물매개치료의 효과 · · · 042
   3) 동물매개치료의 효과 기전 · · · 046

4. 동물매개치료(AAT) 유의점 · · · 054
   1) 동물매개치료 활동 시 유의사항 · · · 054
   2) 치료도우미동물 복지 향상을 위한 권장 사항 · · · 056

제2장 • 집단상담

1. 집단상담 이해 · · · 060
   1) 집단상담의 정의 · · · 060
   2) 집단의 유형 · · · 061
   3) 집단의 형태 · · · 065
   4) 대상별 상담 · · · 068
   5) 집단상담 장점 및 한계점 · · · 070
   6) 집단상담사의 자질과 윤리 · · · 072

2. 집단상담 과정 · · · 076
   1) 집단상담 계획 · · · 076
   2) 초기 단계 · · · 080
   3) 중기 단계 · · · 083

CONTENTS

    4) 종결 단계   090
    5) 추수 단계   092
3. 집단상담 효과 증진을 위한 기술 및 활동   094
    1) 집단변화 촉진   094
    2) 집단과정 기술   097
    3) 집단내용 기술   099

제 3 장 · 집단상담에 따른 상담이론

1. 정신역동적 집단상담   106
    1) 주요 개념   106
    2) 집단상담 목표   109
    3) 집단상담사의 역할   109
    4) 집단상담 단계   110

2. 개인심리학적 집단상담   113
    1) 주요 개념   113
    2) 집단상담 목표   115
    3) 집단상담사의 역할   116
    4) 집단상담 단계   117

3. 인지행동 집단상담   119
    1) 주요 개념   119
    2) 집단상담 목표   122
    3) 집단상담사의 역할   122
    4) 집단상담 단계   123

4. 인지·정서·행동적 집단상담   126
    1) 주요 개념   126
    2) 집단상담 목표   129
    3) 집단상담사의 역할   129
    4) 집단상담 단계   130

제 4 장 ● 동물매개치료(AAT) 프로그램 기법

    1) 접촉기법   136
    2) 미용기법   137
    3) 간식기법   138
    4) 산책기법   139
    5) 놀이기법   141

제 5 장 ● 동물매개치료(AAT) 프로그램 실제

1. 초기단계   146
    1) 우리의 규칙 정하기   146
    2) 치료도우미견 신체 탐색하기   149
    3) 치료도우미견 소개하기   151
    4) 치료도우미견 빗질하기   153
    5) 치료도우미 용품 알아보기   156

2. 중기단계   159
    1) 마사지 하기   159
    2) 감정 나누기   162
    3) 치료도우미견의 일생   165
    4) 산책하기   168
    5) 치료도우미견을 위한 음식 알아보기   171
    6) 간식 만들기   174
    7) 가면 만들기   177
    8) 치료도우미견을 위한 집 만들기   180
    9) 산책 가방 만들기   183
    10) 치료도우미견 장난감 만들고 터그 놀이하기   185
    11) 치료도우미견 스피드 게임   188
    12) 치료도우미견과 노즈워크 놀이   191
    13) 치료도우미견 교육 시키기   194
    14) 치료도우미견과 주사위 놀이   197
    15) 다트 던지기   200

CONTENTS

   3. 종결단계   202
      1) 추억 회상하기   202
      2) 치료도우미견과 사진찍기   205
      3) 액자 만들기   207
      4) 치료도우미견과 나의 꿈   209
      5) 다 함께 롤링페이퍼   212

제6장 · 동물매개치료(AAT) 집단상담 프로그램 사례

   1. 지적장애아동의 학교생활적응을 위한 동물매개중재(AAI)   218
      1) 대상자 특성   218
      2) 프로그램 구성   219
      3) 전체 프로그램   221
      4) 세부 프로그램   223

   2. 초등학생의 정서적 안정과 인지 향상을 위한 동물매개교육(AAE)   226
      1) 대상자 특성   226
      2) 프로그램 구성   227
      3) 전체 프로그램   228
      4) 세부 프로그램   230

   3. 경도 신경인지 장애 노인의 인지기능과 정서, 자아존중감 향상을 위한   233
      동물매개치료(AAT)
      1) 대상자 특성   233
      2) 프로그램 구성   235
      3) 전체 프로그램   236
      4) 세부 프로그램   238

   4. 노인의 웰니스와 심리적 행복감 향상을 위한 동물매개치료(AAT)   241
      1) 대상자 특성   241
      2) 프로그램 구성   242
      3) 전체 프로그램   244
      4) 세부 프로그램   246

부록

부록(1)	예비면담 질문지	249
부록(2)	집단상담 신청서	250
부록(3)	동의서	251
부록(4)	집난상담 경험 일지(집단원용)	252
부록(5)	집단상담 일지(상담사용)	253
부록(6)	기본 물품	254
부록(7)	치료도우미견 감정 카드	255
부록(8)	생활선 양식지	257
부록(9)	치료도우미견 음식카드	258
부록(10)	치료도우미견 가면	260

참고문헌   261

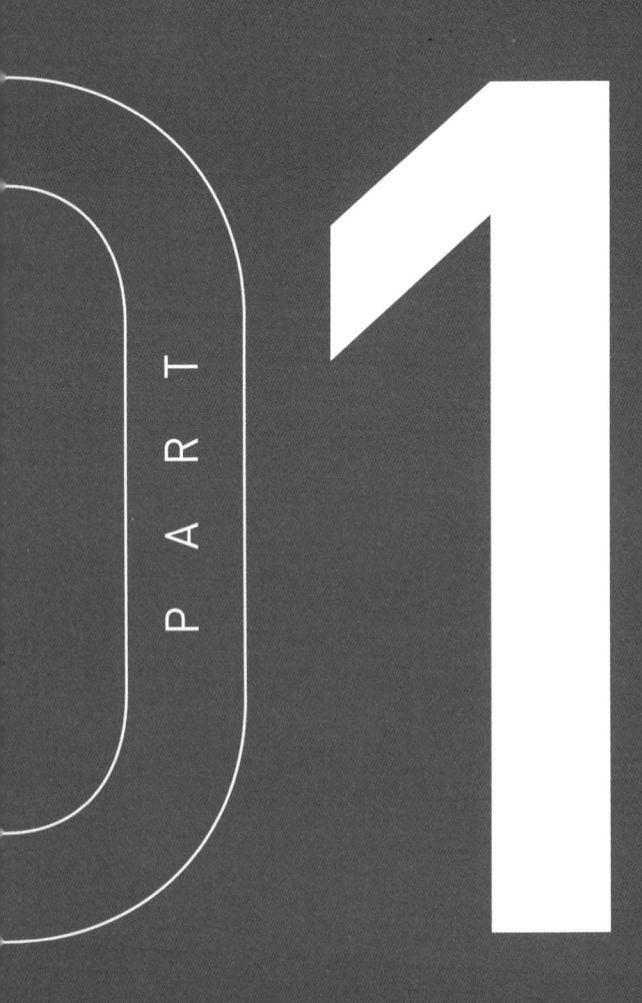

PART 01

동물매개치료

동물매개치료(ATT)의 이해
동물매개치료의 역사와 발전
동물매개치료에 공헌한 학자
동물매개치료의 개념

동물매개치료(AAT) 구성 요소
동물매개치료의 구성과 역할
동물매개치료의 4대 구성 요소
치료도우미동물의 조건과 기준

동물매개치료(AAT) 특징 및 효과 기전
동물매개치료의 특징
동물매개치료의 효과
동물매개치료의 효과 기전

동물매개치료(AAT) 유의점
동물매개치료 활동 시 유의 사항
치료도우미동물 복지 향상을 위한 권장 사항

PART 01 동물매개치료

1 동물매개치료(AAT) 이해

1) 동물매개치료의 역사와 발전

인간과 동물의 관계는 수천 년 전으로 거슬러 올라간다. 초기 인류는 야생 동물을 길들여 사냥, 경비, 동반자 등으로 활용했다. 고고학적 증거에 따르면, 초기 인류는 개를 최초로 길들여 함께 생활했으며, 이 관계는 생존과 번영에 중요한 역할을 했다. 고대 이집트에서는 고양이가 가정에서 중요한 존재로 여겨졌다. 고양이는 곡물 창고를 지키는 데 중요한 역할을 했으며, 심지어 신성한 동물로 숭배되었다. 고대 그리스와 로마에서는 개와 말이 전쟁, 사냥, 스포츠 등 다양한 활동에서 중요한 역할을 했다. 이 시기에는 동물이 인간의 동반자이자 조력자로 인식되었다. 중세 유럽에서는 동물과 인간의 유대Human Animal Bond; HAB가 더욱 발전했다. 특히 사냥개와 말은 귀족 사회에서 중요한 역할을 했으며, 동물은 충성과 용기의 상징으로 여겨졌다.

18세기부터 인간과 동물의 관계는 점차 더 친밀해졌다. 영국의 요크 지방York Retreat에서는 정신질환 환자들을 치료하기 위해 농장 동물들을 사용하였고, 산업 혁명 이후, 도시화가 진행되면서 사람들은 더 이상 동물을 단순한 노동력으로만 인식하지 않고, 애완동물로서의 가치를 인식하게 되었다. 20세기에 들어서면서 인간과 동물의 유대HAB는 심리학적, 사회적 연구의 주제로 부상했다. 지그문트 프로이트Sigmund Freud는 자신의 애완견 '조피'를 치료 세션에 활용하였고, 보리스 레빈슨Boris Levinson은 자신의 개 '징글'을 통해 아동 심리치료에서 동물의 긍정적 영향을 발견하였다. 이는 인간-동물 유대의 심리적 이점을 학문적으로 정립하는 계기가 되었다.

1972년, 새뮤얼 코르손과 엘리자베스 코르손Samuel Corson and Elizabeth Corson은 오하이오 주립대학교Ohio State University 정신과 병동에서 개를 사용하여 환자들의 사회적 상호작용과 정서적 안정을 촉진시키는 연구를 수행하였는데, 이 연구는 동물매개치료의 효과에 대한 초기 실증적 증거를 제공하였다. 1977년, 미국의 델타 소사이어티Delta Society, 현재 Pet Partners가 설립되어 동물매개치료와 동물매개활동의 표준과 지침을 개발하고, 훈련 프로그램을 제공하기 시작하였다. 1981년, 에리카 프리드만과 주디스 시겔Erika Friedmann and Judith Siegel은 동물과의 상호작용이 심장병 환자들의 생존율을 높일 수 있다는 연구 결과를 발표하였는데, 이는 동물매개치료의 생리적 효과를 입증하는 중요한 연구로 여겨진다. 1984년, 아론 카처와 앨런 벡Aaron Katcher and Alan Beck이 '우리의 삶 속 반려동물과의 새로운 관점New Perspectives on Our Lives with Companion Animals'이라는 책을 출판하여 동물매개치료의 다양한 이론적 근거와 연구 결과를 종합하였다. 1991년, 델타 소사이어티Delta Society는 동물매개치료의 표준 지침을 개발하고, 치료도우미동물Therapy Animal의 인증 프로그램을 시작하였으며, 1997년, 보리스 레빈슨Boris Levinson은 '애완동물 중심 아동 심리치료Pet-Oriented Child Psychotherapy'에서 동물매개치료의 이론적 기초와 실천적 접근을 상세히 설명하고 있다.

2000년, 오브리 파인Aubrey Fine이 '동물매개치료 핸드북Handbook on Animal-Assisted Therapy'을 출판하여 동물매개치료의 다양한 적용 사례와 연구 결과를 종합적으로 제공하였고, 이 책은 동물매개치료 분야의 중요한 참고 자료로 여겨지고 있다. 2005년, 신시아 챈들러Cynthia Chandler가 '상담 및 심리치료에서의 동물매개치료Animal-Assisted Therapy in Counseling and Psychotherapy'를 출판하여 동물매개치료의 상담 및 심리치료 분야에서의 적용을 상세히 설명하였다. 2010년, Pet Partners구 Delta Society는 동물매개치료 및 동물매개활동의 글로벌 표준을 확립하고, 다양한 훈련 및 인증 프로그램을 제공하기 시작하였다. 또한 2016년, 필립 테데스키와 몰리 젠킨스Philip Tedeschi and Molly Jenkins가 '트라우마의 변혁: 동물과의 유대를 통한 회복과 치유Transforming Trauma: Resilience and Healing Through Our Connections With Animals'를 출판하여, 동물과의 유대가 트라우마 치유와 회복에 긍정적 영향을 미친다는 것을 강조하였다.

동물매개치료는 초기에는 주로 정신질환 환자들을 위한 비공식적인 방법으로 사용되었으나, 20세기 중반부터 학문적 연구와 실증적 증거를 통해 공인된 치료법으로 발전해왔다. 현대에 이르러 동물매개치료는 다양한 치료 분야에서 활용되며, 신체적, 정서적, 심리적 혜택을 제공하고 있다. 이와 같이 인간과 동물의 유대HAB는 선사시대부터 시작되어 생존과 협력의 관계에서 심리적, 정서적, 사회적 지원의 관계로 진화해 왔으며, 동물과의 유대가 인간의 건강과 행복에 긍정적인 영향을 미치는 중요한 요소로 인정받고 있다.

2) 동물매개치료에 공헌한 학자

(1) 나이팅게일(Florence Nightingale)

간호 영역에서 애완동물을 활용한 치료는 1800년대부터 시작되었으며, 특히 간호사 플로렌스 나이팅게일Florence Nightingale, 1820~1910에 의해 동물매개치료의 중요성이 강조되었다. 나이팅게일은 "장기입원 환자에게 작은 애완동물이 우수한 동반감과 즐거움을 제공한다"고 했으며, 동물이 환자의 정서적 안정과 치료 촉진에 긍정적인 영향을 미친다고 보았다. 나이팅게일은 자신의 애완용 새인 올빼미 '아테나'를 간호 활동에 적극 활용하여, 환자들에게 정서적 위안을 제공하고 치료 효과를 높이는 데 기여했다.

(2) 프로이트(Sigmund Freud)

상담영역에서의 동물매개치료는 정신분석학 분야에서 저명한 지그문트 프로이트Sigmund Freud, 1856~1939 박사가 그의 애견인 차우차우 종 '조피'와 함께 심리상담을 진행하면서 그 효용성이 잘 알려지게 되었다. 프로이트 박사는 상담 세션 중 '조피'가 치료실에 가만히 앉아 있는 것만으로도 환자들이 마음을 열고 상담에 더 적극적으로 참여하는 효과가 있음을 발견하였다. 이는 '조피'가 상담실 내 긴장감을 줄이고 환자들이 편안하게 이야기할 수 있는 환경을 조성했기 때문이다. 이러한 경험을 통해 프로이트 박사는 상담에서 치료도우미동물의 활용이 치료 효과를 높이는 데 기여할 수 있음을 확인하고, 상담의 한 방법으로 동물매개치료를 병합하여 즐겨 수행하였다.

(3) 보사드(James H.S. Bossard)

1944년에 제임스 보사드James H.S. Bossard 박사는 반려동물, 특히 개를 기르는 것이 주인에게 치료적 이점을 제공할 수 있다고 보고하였다. 그의 연구에 따르면, 반려동물은 주인에게 무조건적인 사랑을 제공하며, 사람들의 애정 표현 욕구를 받아주는 대상이 될 수 있고, 아동에게는 배변훈련, 성교육, 책임감 등을 가르치는 선생님 역할을 할 수 있다. 또한, 반려동물은 사회적 윤활제이자 반려동반자로서의 역할을 수행할 수 있다고 하였다Fine, 2000.

(4) 레빈슨(Boris M. Levinson)

1962년, 미국의 소아정신과 의사 보리스 레빈슨Boris M. Levinson 박사는 '보조 치료사로서 개The dog as a co-therapist'라는 논문을 통해 동물이 사람의 치료 과정에서 중요한 역할을 할 수 있음을 강조하였다Fine, 2000. 그는 애완동물을 통한 심리치료의 이점을 더욱 정립하며, '애완동물치료pet-therapy', '애완동물 기반 심리치료pet-oriented psychotherapy', '사람-반려동물치료human-companion animal therapy'와 같은 용어를 도입하여 동물매개치료의 개념을 공식화하였다. 레빈슨 박사는 치료 과정에서 개와 아동 간의 신뢰 관계 형성이 라포rapport를 형성하고, 이러한 '사회적 소통social facilitation'이 치료 효과를 높이는 데 큰 도움이 된다고 주장하였다Fawcett & Gullone, 2001.

레빈슨 박사는 자신의 개 '징글'을 심리치료 세션에 활용하며, 방어적이거나 조용한 아동이 개와 함께 있을 때 신뢰를 형성하고, 더 개방적으로 이야기할 수 있다는 것을 발견하였다. 그는 개를 매개로 하여 아동이 감정을 더 쉽게 표현할 수 있음을 관찰하였고, 이러한 경험이 아동에게 심리적 안정감을 제공한다고 설명했다. 레빈슨 박사의 이러한 발견은 동물이 임상적 맥락에서 사용될 수 있는 중요한 도구가 될 수 있음을 시사하였다.

1969년, 레빈슨 박사는 '애완동물 중심 아동 심리치료Pet-Oriented Child Psychotherapy'라는 논문을 발표하며, 그의 개 '징글'을 심리치료에 공식적으로 도입한 최초의 사례를 소개하였다Levinson, 1997. 이 연구는 동물매개치료가 환자와 상담사 간의 관계 형성에 긍정적인 영향을 미친다는 점을 강조하였으며, 특히 어린이들과 노인들에게서 강력한 '치료의 힘healing power'을 발휘할 수 있다고 주장하였다. 이로써 동물매개치료는 현대 심리치료의 중요한 접근 방식으로 자리 잡게 되었다.

3) 동물매개치료의 개념

동물이 인간의 치료와 치유 등 다양한 맥락에서 매개체로서 중재 역할을 하며 문제해결을 위한 과학적 접근방법으로 동물매개중재AAI가 이루어지고 있다.
동물매개중재(Animal Assisted Intervention: AAI)는 설계, 개발, 실행, 평가를 수행하는 전문가들에 따라 동물매개치료(Animal Assisted Therapy: AAT), 동물매개활동(Animal Assisted Activity: AAA), 동물매개교육(Animal Assisted Education: AAE)의 세 가지로 분류된다.

(1) 동물매개중재(Animal Assisted Intervention: AAI)

동물매개중재는 동물이 사람과의 상호작용을 통해 치료, 활동, 교육 등의 목표를 달성하는 포괄적인 개념이다. 동물매개중재는 치료적, 교육적, 활동적 목표를 위해 동물을 체계적으로 활용하는 방법론을 포함한다고 할 수 있다.

▲ 그림 1-1 동물매개중재의 범위

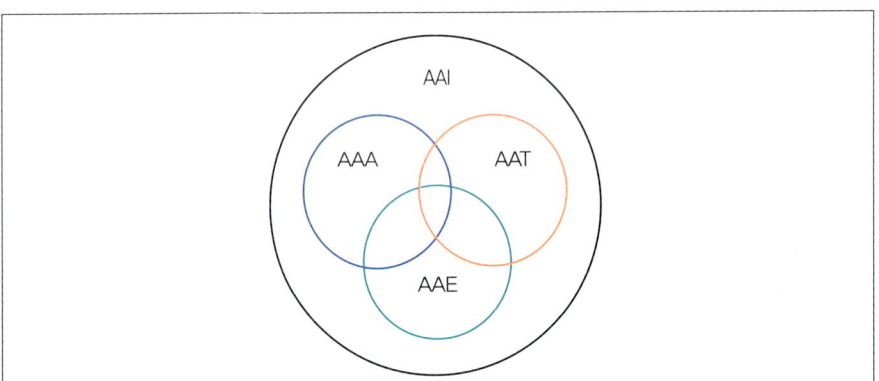

AAI: 동물매개중재, AAA: 동물매개활동, AAT: 동물매개치료, AAE: 동물매개교육

동물매개중재는 수동적passive과 상호작용적interactive 형태로 나눌 수 있다. 각각의 형태는 동물과 인간의 상호작용 정도와 방법에 따라 구분된다. 수동적 동물매개중재에 가장 많이 활용되는 관상어와 상호작용적 동물매개중재에 가장 많이 활용되는 개를 예로 들어 각각의 형태를 설명하면 다음과 같다.

① 수동적 동물매개중재

    수동적 동물매개중재는 대상자가 동물과 직접적인 상호작용 없이 동물의 존재만으로도 긍정적인 효과를 얻는 치료 방법으로 주로 감각적 자극이나 심리적 안정을 위해 사용된다.

    수동적 동물매개중재의 대표적인 예로 관상어가 있다. 관상어는 물속에서 자유롭게 헤엄치는 모습을 통해 시각적 자극을 제공하며, 대상자는 이를 바라보는 것만으로도 심리적 안정과 스트레스 감소를 경험할 수 있다. 관상어를 담은 수족관을 병원, 요양원, 학교, 사무실 등에 설치하여 사람들이 일상적으로 관상어를 관찰할 수 있게 함으로써 환자나 방문자들은 자연스럽게 심리적 안정과 스트레스 완화 효과를 얻을 수 있다.

    연구에 따르면, 수족관 속의 관상어를 바라보는 것만으로도 혈압이 낮아지고, 긴장이 풀리며, 전반적인 기분이 좋아진다고 한다.

② 상호작용적 동물매개중재

    상호작용적 동물매개중재는 대상자가 동물과 직접적으로 상호작용하는 형태의 치료 방법으로 주로 동물과의 신체적 접촉, 놀이, 훈련 등을 통해 대상자의 정서적, 신체적, 사회적 기능을 향상시키는 데 중점을 둔다.

    상호작용적 동물매개중재의 대표적인 예로 개는 사람과 직접적인 상호작용을 통해 다양한 치료적 효과를 제공한다. 대상자는 개와 함께 걷거나, 쓰다듬거나, 놀이를 하면서 신체적 운동과 정서적 유대를 경험할 수 있다. 상담사는 훈련된 개와 함께 병원, 요양원, 학교 등을 방문하여 대상자와 직접적인 상호작용을 하고, 개를 쓰다듬거나 산책시키는 활동을 통해 대상자는 정서적 안정, 신체적 운동, 사회적 상호작용을 촉진시킬 수 있다.

    연구에 따르면, 개와의 상호작용은 스트레스 호르몬 감소, 기분 개선, 사회적 상호작용 증가, 신체 활동 촉진 등의 긍정적인 효과를 가져온다고 한다.

특히, 치료에 저항적인 어린이나 노인들에게 큰 도움을 줄 수 있다.

이 두 가지 형태의 동물매개중재는 각각의 상황과 대상자의 필요에 맞게 적용될 수 있으며, 다양한 동물들을 활용하여 그 효과를 극대화할 수 있다.

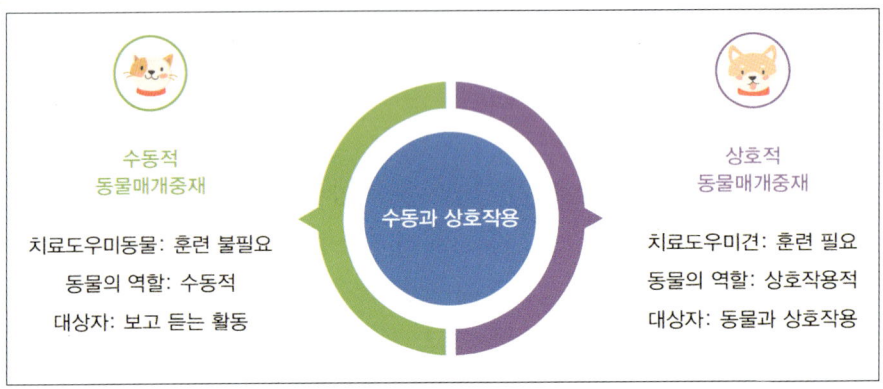

▲ 그림 1-2 수동적·상호작용적 동물매개중재

(2) 동물매개치료(Animal Assisted Therapy: AAT)

동물매개치료는 상담사의 지시에 따라 구체적인 치료 목표를 달성하기 위해 동물을 체계적으로 활용하는 치료적 개입이다. 정신적, 정서적, 신체적, 사회적 장애를 가진 사람들의 기능을 향상시키고, 전반적인 삶의 질을 개선하는 것을 목표로 하며, 심리치료, 물리치료, 작업치료, 언어치료 등 다양한 의료 및 재활 분야에서 사용된다. 즉, 동물매개치료는 인간과 동물의 유대를 활용하여 대상자의 마음을 안정시키고 심리적 치료를 돕거나, 관련 프로그램을 활용하여 대상자의 재활을 돕는 치료적 목적의 치유 효과를 얻는 보완대체 의학적Complementary and Alternative Medicine 요법이라 할 수 있다.

(3) 동물매개활동(Animal Assisted Activity: AAA)

동물매개활동은 일반 대중을 대상으로 동물과의 상호작용을 통해 정서적, 사회적 복지를 증진시키기 위한 활동이다. 주로 스트레스 감소, 기분 개선, 사회적 상호작용 촉진을 목표로 병원, 요양원, 학교, 커뮤니티 센터 등에서 사용되며,

상담사나 훈련된 자원봉사자에 의해 진행되지만 비교적 자유롭고 비공식적인 형태로 진행된다. 또한 구체적인 치료 목표나 평가 기준이 없기 때문에 상담사가 반드시 필요하지는 않다.

이와 같이 동물매개중재는 동물매개치료, 동물매개활동, 동물매개교육으로 구성되며, 각각의 분야는 구체적인 목적과 적용 방법을 통해 사람들의 정신적, 정서적, 신체적, 사회적 복지를 증진시키는 데 기여한다. 동물매개치료는 치료적 목적을, 동물매개활동은 정서적 및 사회적 복지를, 동물매개교육은 교육적 목표를 중심으로 이루어진다. 동물매개중재와 관련된 용어를 정리하면 〈표 1-1〉과 같다.

(4) 동물매개교육(Animal Assisted Education: AAE)

동물매개교육은 교육적 목표를 달성하기 위해 동물을 활용하는 교육적 개입으로 학습 동기 부여, 집중력 향상, 사회적 기술 향상, 학습 성과 개선 등을 목표로 한다. 학교, 특별 교육 프로그램, 청소년 센터 등에서 사용되며, 교사나 교육 전문가에 의해 진행된다. 교육과정에 동물을 통합하여 학생들의 학습 경험을 풍부하게 하고, 교육적 목표를 달성하기 위해 체계적으로 계획되고 실행되는 것이 특징이라 할 수 있다.

▲ 표 1-1 동물매개중재 관련 용어

		중재 참여 구성원			
	중재 명칭	대상자 (내담자, 수혜자)	동물매개 심리상담사 (중재전문가)	중재단위	
				펫파트너 (동물 중재 테크니션)	치료도우미 동물
동물 매개 중재 (AAI)	동물매개치료 (AAT)	○	○	○	○
	동물매개활동 (AAA)	○	-	○	○
	동물매개교육 (AAE)	○	○	○	○

2 동물매개치료(AAT) 구성 요소

1) 동물매개치료의 구성과 역할

동물매개치료의 구성과 역할은 그림 [1-3]과 같이 동물매개심리상담사, 대상자, 펫파트너, 치료도우미동물로 이루어져 있다.

동물매개심리상담사는 중재단위를 활용하여 대상자와의 상호작용을 유발하는 프로그램을 운영하고 그 효과를 평가한다. 또한, 중재단위인 펫파트너와 치료도우미동물의 활동을 계획, 지시, 모니터링하며, 대상자와의 상호작용을 적극적으로 유도한다.

대상자는 동물매개치료의 주된 수혜자로서 동물매개심리상담사 및 치료도우미동물과 직접 상호작용을 하여 치료적 혜택을 받는다.

펫파트너는 치료도우미동물과 함께 활동하며, 동물을 잘 다루고 치료 활동의 호흡이 맞는 파트너로서 중재단위를 구성한다.

이러한 구성 요소와 역할의 연계를 통해 동물매개치료는 체계적이고 효과적으로 진행되며, 대상자에게 최적의 치료 효과를 제공한다.

▲ 그림 1-3 동물매개치료의 구성과 역할

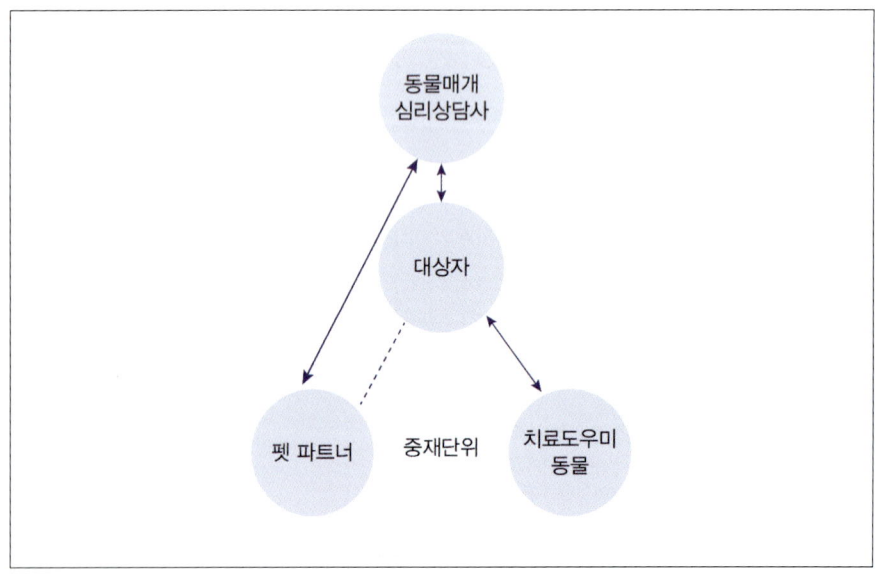

2) 동물매개치료의 4대 구성 요소

동물매개치료의 4대 구성 요소는 〈표 1-2〉와 같이 도움이 필요한 대상자와 도움을 줄 수 있는 전문가인 동물매개심리상담사, 훈련과 위생 등의 일정한 자격을 갖춘 매개체인 치료도우미동물, 동물매개치료를 구현하는 실천 현장과 같이 4대 요소로 구성된다.

▲ 표 1-2 동물매개치료 4대 요소

- 내상자(Client, 집단원, 사용자, 중재 수혜자)
- 동물매개심리상담사(Animal Assisted Psychotherapist, 중재전문가)
- 치료도우미동물(Therapy Animal)
- 실천 현장(Field)

(1) 대상자

동물매개치료의 대상자는 동물매개치료에 의해 도움이 필요한 사람들을 의미하며, 집단원Client, 중재 수혜자Recipient, 사용자User 등으로 불린다. 대상 범위는 어린이부터 노인까지, 신체적, 정신적, 정서적, 사회적, 심리적으로 어려움을 겪고 있는 모든 사람을 포함한다. 구체적 대상으로는 아동, 청소년, 성인, 노인, 신체적 장애(뇌 병변 장애, 근육 질환, 만성 통증, 운동 기능 저하 등), 정신적 장애(정신지체, 발달장애, 자폐, 조현병, 우울증 등), 정서적 장애(불안, 우울증, 외상 후 스트레스 장애 등), 만성 질환, 사회적 고립, 교정 및 재활 대상자, 약물 남용자, 치매 노인, 노숙자 및 사회적 소외 계층, 심리적 회복이 필요한 대상자 등이 있다.

동물매개치료는 병원이나 사회복지 실천 기관 등에서 이러한 다양한 대상자들에게 제공된다. 이는 동물매개치료가 재활과 치료 기능을 충분히 수행할 수 있음을 나타내며, 우리가 지속적으로 발전시켜야 할 과제이다.

① 아동
　가. 정의
　　　일반적으로 0세에서 12세 사이를 의미하며 발달심리학에서는 아동을 영아기(0~2세), 유아기(2~6세), 학령기(6~12세)로 구분하여 발달을 강조한다.

　나. 특성(주요 증상과 문제점)
　　　아동기는 신체적, 인지적, 정서적, 사회적 변화와 문제들이 복합적으로 나타나는 시기이다. 신체발달 지연이나 만성 질환은 운동 능력과 일상생활에 어려움을 초래하며, 학습 장애나 주의력결핍 과잉행동장애ADHD와 같은 인지적 문제는 학업 성취와 대인관계에서의 어려움으로 이어질 수 있다. 또한, 불안, 두려움, 우울증 등의 정서적 문제는 학교생활과 사회적 관계에 부정적인 영향을 미치며, 다양한 행동 문제로 나타날 수 있다. 이 시기의 사회적 변화와 문제로는 또래 관계에서의 갈등, 사회적 고립, 반항적 행동 등이 있으며, 이는 정서적 안정감과 자아존중감에 영향을 미친다. 아동기에는 행동 장애나 틱 장애와 같은 행동적 문제도 흔히 발생하며, 이러한 문제들은 가족, 학교, 사회적 적응에 부정적인 영향을 미칠 수 있다.

② 청소년
　가. 정의
　　　아동기와 성인기 사이의 과도기적 시기로, 보통 12세에서 18세 또는 20대 초반까지의 연령대를 의미한다. 발달심리학에서는 청소년기를 사춘기부터 성인기 초기에 이르는 시기로, 자아정체성이 형성되고 독립성이 강화되는 시기로 본다.

　나. 특성(주요 증상과 문제점)
　　　사춘기 동안 급격한 신체 변화는 체중과 외모에 대한 불만족을 증가시켜 섭식 장애를 유발할 수 있으며, 호르몬 변화로 인한 감정 기복은 우울증, 불안, 분노 등의 정서적 문제를 초래할 수 있다. 이 시기는 추상적 사고가 발달하면서 자아중심적 사고가 강해지는 시기로, 이러한 사고방식은 사회적 상호작용에서 갈등을 일으킬 수 있으며, 도덕적 가치관과 이상주의에 대한 과도한 관심은 반항적 행동으로 나타날 수 있다.

자아정체성을 확립하는 과정에서 혼란과 불확실성을 경험할 수 있으며, 이로 인해 우울증, 불안, 낮은 자아존중감이 발생할 수 있다. 또래 집단의 압력으로 인해 반사회적 행동, 약물 남용, 폭력 등의 문제가 나타날 수 있으며, 독립성을 추구하면서 부모와의 갈등도 증가할 수 있다. 정서적 불안정과 감정의 기복은 감정조절의 어려움을 초래하여 충동적 행동, 자해, 자살 충동 등 심각한 문제로 발진할 수 있으며, 권위에 대한 도전과 반항적인 태도는 가정과 학교에서의 갈등으로 이어질 수 있다.

③ 노인

가. 정의

일반적으로 생애 주기에서 고령에 이른 사람들을 의미하며, 보통 65세 이상을 의미한다. 그러나 노인의 정의는 사회적, 생물학적, 법적 기준에 따라 다를 수 있다.

나. 특성(주요 증상과 문제점)

노년기에는 신체기능의 저하로 인해 근력 감소, 관절 경직, 골밀도 감소, 심혈관 기능 저하 등이 발생하며, 감각기능의 약화와 만성 질환이 자주 나타난다. 이러한 변화는 일상생활에서의 자립성을 제한하고, 낙상이나 고립감 등의 위험을 증가시킨다. 또한, 기억력과 집중력, 정보 처리 속도 등의 인지기능 저하로 인해 경도인지 장애Mild Cognitive Impairment, MCI나 치매와 같은 인지 저하 문제가 발생할 수 있으며, 이는 일상생활에서의 자립성에도 영향을 미친다.

사회적 변화와 함께 은퇴와 사회적 역할의 변화로 인한 사회적 고립감이 증가하고, 자아존중감이 저하될 수 있다. 이는 우울증과 같은 정서적 문제를 악화시키며, 전반적인 정신건강에 부정적인 영향을 미친다. 신체적 건강 문제와 사회적 고립, 상실 경험 등으로 인해 우울증과 불안이 증가할 수 있으며, 이러한 정서적 문제는 사회적 활동 참여를 줄이고, 전반적인 삶의 질을 저하시킬 수 있다. 또한, 신체 활동이 줄어들고 타인의 도움에 의존하는 경향이 증가하면서 비활동적인 생활 방식이 자리잡고, 자립성을 잃는 것에 대한 불안감이 커질 수 있다.

④ 주의력결핍 과잉행동장애

  가. 정의

    주의력결핍 과잉행동장애Attention-Deficit Hyperactivity Disorder, ADHD는 지속적인 주의력 부족, 과잉행동, 그리고 충동성을 특징으로 하는 신경발달 장애이다. ADHD는 주로 어린 시절에 발병하며, 성인기까지 증상이 지속될 수 있다.

  나. 특성(주요 증상과 문제점)

    ADHD의 주요 증상인 주의력결핍, 과잉행동, 충동성은 다양한 문제를 초래한다. 주의력결핍은 집중력 부족, 작업을 끝내지 못함, 조직화의 어려움 등으로 나타나며, 이는 학업 성취에 부정적인 영향을 미치고, 중요한 일들을 놓치거나 시간 관리를 잘하지 못하는 문제를 발생시킨다. 과잉행동은 끊임없는 움직임과 조용히 활동하기 어려움으로 인해 규칙적인 생활을 유지하기 어렵게 하며, 사회적 상황에서 부적응을 초래해 갈등과 사회적 고립감을 유발할 수 있다. 충동성은 충동적인 발언, 차례를 기다리지 못함, 참을성 부족으로 인해 대인관계에서 잦은 갈등을 일으키고, 위험한 상황에 노출될 가능성을 높여 사고나 부상의 위험을 증가시킨다.

    또한, ADHD는 정서적 문제와 감정조절의 어려움을 동반할 수 있으며, 이는 쉽게 화를 내는 경향, 정서적 불안정, 자존감 저하로 이어질 수 있다. 이러한 정서적 문제는 우울증이나 불안과 같은 더 심각한 정서적 문제로 발전할 수 있으며, 감정조절의 어려움은 충동적이거나 공격적인 행동을 초래할 수 있다. ADHD의 증상은 성인기까지 지속될 수 있으며, 이는 직업적 어려움, 대인관계 문제, 법적 문제 등 장기적인 문제로 이어질 수 있어, 조기 인식과 적절한 치료 및 지원이 중요하다.

⑤ 자폐 스펙트럼 장애
　가. 정의
　　자폐 스펙트럼 장애Autism Spectrum Disorder, ASD는 사회적 상호작용과 의사소통의 어려움, 제한적이고 반복적인 행동 패턴을 특징으로 하는 신경발달 장애이다. '스펙트럼'이라는 용어는 자폐의 증상이 매우 다양하고, 증상의 강도와 영향을 받는 영역이 개인마다 다를 수 있음을 의미한다. 자폐 스펙트럼 장애는 생애 초기, 주로 3세 이전에 증상이 나타나며, 개인의 사회적 기능과 일상생활에 큰 영향을 미칠 수 있다.

　나. 특성(주요 증상과 문제점)
　　자폐 스펙트럼 장애를 가진 사람들은 사회적 상호작용과 의사소통에서 어려움을 겪으며, 이는 일상생활 전반에서 적응 문제를 유발할 수 있다. 이들은 비언어적 의사소통이 부족하거나 비정상적일 수 있으며, 또래 관계를 맺기 어려워 사회적 고립을 경험할 수 있다. 언어발달 지연이나 비정상적인 언어 사용으로 인해 의사소통에 어려움을 겪고, 이로 인해 오해와 갈등이 발생하며, 학습과 사회적 참여에도 제한이 따르게 된다. 또한, 자폐 스펙트럼 장애를 가진 사람들은 제한적이고 반복적인 행동을 보이며, 변화에 대한 저항이 강해 새로운 환경에 적응하기 어려워한다. 감각 자극에 대한 반응이 과민하거나 둔감한 경우가 많아 일상생활에서 불편함을 초래할 수 있으며, 이로 인해 스트레스와 행동 문제가 발생할 수 있다. 일부는 지적장애를 동반하여 학습과 정보 처리에 어려움을 겪으며, 추상적 사고나 복잡한 문제 해결에서 어려움을 느끼는 경우가 많다. 이러한 인지적 문제는 자립을 방해하고, 지원 없이는 독립적인 생활을 유지하는 데 어려움을 초래할 수 있다.

⑥ 발달장애
　가. 정의
　　발달장애Developmental Disabilities는 신체적, 인지적, 의사소통, 학습, 행동 및 사회적 상호작용 등 발달 과정에서 발생하는 다양한 장애를 포괄하는 용어이다. 이 장애들은 주로 아동기에 나타나며, 종종 평생 지속될 수 있다. 발달장애는 뇌의 발달에 영향을 미치며, 자폐 스펙트럼 장애, 지적장애, 주의력결핍 과잉행동장애ADHD, 언어 및 학습 장애 등이 포함된다.

나. 특성(주요 증상과 문제점)

발달장애를 가진 사람들은 인지적, 의사소통적, 사회적 상호작용의 어려움과 문제를 겪으며, 이는 학업 성취와 일상생활에서의 자립에 큰 장애가 된다. 인지적 장애로 인해 문제 해결 능력, 추상적 사고, 계획 및 조직화 능력에서 어려움을 겪고, 이는 성인이 되어서도 지속적인 지원이 필요하게 만든다. 의사소통 장애는 언어 발달 지연 또는 언어 사용의 어려움으로 이어져 사회적 상호작용에서 문제를 일으키며, 이는 사회적 고립과 낮은 자존감으로 이어져 일상적인 대화나 협력 활동에서의 참여를 제한한다.

발달장애는 사회적 신호 해석과 적절한 반응에 어려움을 주어, 대인관계 형성과 유지에 장애가 된다. 이로 인해 학교, 직장, 사회 활동에서 고립감을 유발하고, 사회적 기능을 저하시킬 수 있다. 행동 문제로는 충동적이거나 반복적인 행동, 과잉행동, 자기 손상 행동 등이 나타나며, 변화에 대한 저항이 강하고 새로운 상황에 적응하기 어려워, 가정, 학교, 직장에서의 적응을 방해한다. 또한, 신체적 및 감각적 장애는 운동 능력 저하, 시력이나 청력 문제, 감각 자극에 대한 비정상적 반응을 초래해 일상 생활에서의 자립을 제한하고 전반적인 삶의 질을 저하시킬 수 있다.

⑦ 치매

가. 정의

치매Dementia는 뇌 기능의 저하로 인해 기억력, 사고력, 의사결정 능력, 언어 능력, 시공간 인식, 행동 및 성격 등이 지속적이고 점진적으로 악화되는 신경퇴행성 질환이다. 치매는 노인성 질환으로 주로 알려져 있지만, 특정 유형은 비교적 젊은 연령에서도 발생할 수 있다. 알츠하이머병이 치매의 가장 흔한 원인이며, 그 외에도 혈관성 치매, 루이소체 치매, 전두측두엽 치매 등이 있다.

나. 특성(주요 증상과 문제점)

기억력 저하와 인지기능 저하는 초기에는 최근 기억 상실로 시작되어 점차 중요한 사건이나 일상적인 활동도 잊어버리는 경향으로 발전한다. 이러한 변화는 개인의 독립성을 크게 저하시켜, 사회적 고립과 가족 간의 갈등을 초래한다. 또한, 판단력, 문제해결 능력, 집중력 등의 인지기능이 저하되어 일상적인 결정이나 재정 관리, 약물 복용 등의 업무 수행이 어려워지고, 시공간 혼란으로 인해 자립 생활이 어려워진다.

이와 함께 언어능력의 저하로 인해 환자는 단어를 찾기 어렵거나 대화를 중단하는 등 의사소통에 어려움을 겪으며, 이는 사회적 상호작용을 방해하고 환자에게 고립감을 느끼게 한다. 행동 및 성격 변화로는 우울증, 불안, 공격성 등의 정서적 문제와 반복적인 행동이 나타나며, 이는 가족과 간병인에게 큰 부담을 주고 대인관계에서의 갈등을 유발한다. 일상생활 기능의 상실로 인해 환자는 옷을 입고, 씻고, 식사하는 등의 기본적인 자기 관리 활동에서도 어려움을 겪으며, 전적으로 다른 사람의 도움에 의존하게 되어 자립성을 완전히 상실하게 되고, 간병인에게 심리적, 신체적 부담을 가중시킨다.

⑧ 우울증

가. 정의

우울증Depression은 주요 우울장애Major Depressive Disorder로도 알려져 있으며, 지속적인 슬픔, 절망감, 흥미와 즐거움의 상실을 특징으로 하는 정신건강 질환이다. 우울증은 단순한 기분 저하를 넘어, 개인의 일상생활, 직장 생활, 사회적 관계에 심각한 영향을 미치며, 심리적, 신체적 증상도 동반될 수 있는 질환이다. 우울증은 만성적이고 재발할 수 있으며, 치료 없이 방치될 경우 심각한 결과를 초래할 수 있다.

나. 특성(주요 증상과 문제점)

우울증은 지속적인 슬픔과 절망감으로 인해 일상생활의 동기가 저하되고, 이로 인해 사회적 고립과 대인관계에서의 갈등이 심화된다. 이전에 즐겼던 활동에 대한 흥미와 즐거움을 잃어 무기력감을 느끼며, 외부 활동을 피하게 되어 고립감이 더욱 심화되는 악순환이 발생할 수 있다. 또한, 피로감, 수면 장애, 식욕 변화 등의 신체적 증상이 동반되어 일상생활의 기능이 저하되고, 직장이나 학교에서의 성취도가 떨어지며 전반적인 건강 상태가 악화된다.

우울증은 집중력 저하와 결정 장애를 유발해 업무 능력과 학업 성취도가 저하되고, 이는 좌절감과 낮은 자존감으로 이어질 수 있다. 가장 심각한 경우, 자살 충동이나 자해 행동이 나타날 수 있으며, 이는 환자 본인뿐만 아니라 가족과 주변 사람들에게도 깊은 고통을 안겨줄 수 있다. 우울증은 적절한 치료가 이루어지지 않으면 삶의 질을 심각하게 악화시킬 수 있는 심각한 질환이다.

⑨ 조현병

가. 정의

조현병Schizophrenia은 현실과의 경계가 흐려지고, 사고와 감정, 행동에 심각한 왜곡이 나타나는 만성적인 정신질환이다. 조현병은 망상, 환각, 비논리적인 사고, 그리고 사회적 기능의 심각한 손상을 특징으로 하며, 개인의 일상생활과 대인관계에 큰 영향을 미친다. 이 질환은 일반적으로 청소년기나 성인 초기에 발병하며, 적절한 치료가 없을 경우 평생 지속될 수 있다.

나. 특성(주요 증상과 문제점)

조현병 환자는 현실과 동떨어진 잘못된 믿음을 고집하는 망상과 실제로 존재하지 않는 소리나 이미지를 경험하는 환각을 겪으며, 이러한 증상은 환자의 사고와 행동을 왜곡시켜 현실과의 구분이 어려워지게 만든다. 환자의 사고는 비논리적이고 와해되어 대화 중 논리적인 흐름을 유지하지 못하거나 '언어의 와해'를 보일 수 있으며, 이는 의사소통과 문제해결을 어렵게 만든다.

또한, 조현병 환자는 정서적 둔마로 인해 감정표현이 부족하거나 평평한 감정 상태를 보이며, 이는 대인관계에서의 유대감을 약화시키고 사회적 고립을 초래할 수 있다. 이러한 증상들은 사회적 기능의 저하로 이어지며, 대인관계 유지, 일상 활동, 직장 생활 등에 심각한 어려움을 초래한다. 결과적으로, 환자는 자립 생활이 어려워지고, 사회적 고립과 경제적 어려움에 직면할 수 있다.

⑩ 난독증 및 학습장애

가. 정의
- 난독증(Dyslexia): 글을 읽고 해석하는 능력에 어려움을 겪는 신경발달 장애이다. 지능이나 학습 의지와는 관계없이, 주로 글자의 소리와 모양을 연결하는 능력의 결함으로 인해 발생한다. 이로 인해 글자를 정확하게 인식하거나, 단어를 유창하게 읽고 이해하는 데 어려움을 느낄 수 있다.
- 학습장애(Learning Disability): 지능이나 감각 장애, 교육 기회의 부족 또는 정서적 장애가 원인이 아닌 상태에서, 특정한 학습 영역(읽기, 쓰기, 수학 등)에서 지속적인 어려움을 겪는 신경발달 장애이다. 학습장애는 사람의 전체적인 지적 능력과는 별개로, 특정한 학습 과제나 기능에 대한 수행 능력이 저하되는 것을 특징으로 한다.

나. 특성(주요 증상과 문제점)
- 난독증은 읽기 속도 저하, 철자와 단어 인식 문제, 발음과 순서 혼동, 읽은 내용 이해 어려움 등의 증상을 나타내며, 이로 인해 학습 속도가 느려지고 학업 성취도가 저하된다. 이러한 어려움은 자존감 저하와 사회적 불안을 초래하며, 사회적 상호작용에서 고립을 유발할 수 있다. 성인이 되어도 난독증이 지속될 경우, 문해력이 필요한 직무 수행에 어려움을 겪어 취업 기회가 제한되고, 이는 경제적 불안정과 스트레스로 이어질 수 있다.
- 학습장애는 읽기, 쓰기, 수학 등 특정 학습 영역에서 어려움을 겪는 것으로, 이는 학업 성취 저하와 반복적인 실패로 이어져 낮은 자존감과 무력감을 초래한다. 또한, 학습장애는 사회적 고립과 대인관계에서의 어려움을 유발하며, 장기적으로는 학업 결손이 누적되어 직업적 성공과 사회적 적응에 부정적인 영향을 미칠 수 있다. 이와 함께 정서적 불

안, 우울증, 스트레스 등 정서적 문제도 발생하여 학교생활에 대한 부정적인 태도를 형성할 위험이 있다.

(2) 동물매개심리상담사

① 동물매개심리상담사의 역할

동물매개심리상담사는 동물매개치료를 담당하는 전문가로 프로그램을 계획하고, 이를 체계적으로 수행 및 감독하며, 치료 과정에서 대상자의 변화를 평가하는 역할을 담당한다. 이들은 치료도우미동물을 활용하여 심리적 치료와 재활적 치료 프로그램을 수행하며, 대상자에게 전문적인 조력 관계를 형성하는 데 중요한 역할을 한다.

② 동물매개심리상담사의 조건

동물매개심리상담사가 대상자의 심리적 문제를 효과적으로 해결하고, 동물매개치료 활동을 성공적으로 수행하는 데 필수적인 역량으로 면담기술, 사정기술, 개입기술이 있어야 한다.

가. 면담기술

면담기술은 동물매개심리상담사가 대상자와 효과적인 대화를 통해 신뢰관계를 형성하는 능력이다. 이를 통해 대상자가 자신의 문제를 자유롭게 표현하고, 동물매개심리상담사는 그들의 생각과 감정을 깊이 이해할 수 있다. 면담기술의 주요 요소로는 적극적 경청, 개방형 질문, 그리고 공감적 반응이 있다. 적극적 경청은 대상자의 이야기를 주의 깊게 듣고 그들의 감정과 생각을 이해하려는 태도를 보이는 것이며, 개방형 질문을 통해 대상자가 더 깊이 생각하고 자신을 표현할 수 있도록 유도한다. 또한, 공감적 반응을 통해 동물매개심리상담사는 대상자의 감정에 공감하고 그들의 입장을 이해하면서 적절한 반응을 보여주어야 한다.

나. 사정기술

사정기술은 대상자의 심리적 상태와 문제를 체계적으로 평가하고 이해하는 능력이다. 이 기술은 대상자의 필요와 상황을 정확히 파악하여 적절한 치료 계획을 세우는 데 필수적이다. 사정기술의 주요 요소에는 정보 수집, 문제 분석, 그리고 평가도구의 사용이 포함된다. 동물매개심리상담사는 대상자의 과거 경험, 현재 상태, 가족 배경 등을 포괄적으로 수집하며, 이 정보를 바탕으로 대상자의 심리적 문제와 그 원인을 분석한다. 또한, 다양한 심리 평가도구를 사용해 대상자의 상태를 객관적으로 평가하는 것이 중요하다.

다. 개입기술

개입기술은 동물매개심리상담사가 대상자의 문제해결을 돕기 위해 사용하는 다양한 심리적 개입 방법을 의미한다. 이를 통해 대상자는 치료 과정에서 긍정적인 변화를 경험할 수 있다. 개입기술의 주요 요소로는 상담 기법의 활용, 동물매개활동의 적용, 그리고 목표 설정과 피드백이 있다. 동물매개심리상담사는 인지행동치료, 정서적 지원, 문제해결 중심의 상담 기법 등을 활용해 대상자의 문제를 해결하고, 치료도우미동물을 통해 대상자가 정서적 안정과 심리적 치유를 경험하도록 돕는다. 또한, 대상자와 함께 구체적인 치료 목표를 설정하고, 목표 달성 과정에서 지속적인 피드백을 제공하는 것이 중요하다.

③ 동물매개심리상담사의 전문적인 조력관계 형성의 요소

동물매개심리상담사는 동물매개치료 프로그램 운영 과정에서 대상자에게 전문적인 조력관계 형성을 하기 위해 공감에 바탕을 둔 의사소통, 긍정적 존중, 온화함, 진솔성, 그리고 대상자의 강점 및 가능성을 발견하는 능력 등의 필수 역량을 갖추고 있어야 한다.

④ 동물매개심리상담사의 자세 및 자질

동물매개심리상담사는 성공적인 동물매개치료를 수행하기 위한 다음과 같은 자세와 자질을 갖추고 있어야 한다.

가. 적극적 관심과 참여

동물매개심리상담사는 대상자와 치료도우미동물에 대해 지속적인 관심을 가지고, 치료 과정에 적극적으로 참여하여 치료의 질을 높이고 신뢰 관계를 강화해야 한다.

나. 수용

동물매개심리상담사는 대상자와 치료도우미동물의 행동과 감정을 비판 없이 있는 그대로 수용하여, 안전한 환경에서 대상자가 자신의 감정을 표현할 수 있도록 돕는다.

동물매개심리상담사는 동물매개치료 활동 시 〈표 1-3〉과 같은 치료도우미동물에 대한 책임을 다해야 한다.

다. 대인관계 기술

동물매개심리상담사는 치료 과정에서 대상자, 치료도우미동물, 그리고 관련된 사람들과 효과적인 대인관계 기술을 발휘하여 긍정적인 상호작용과 협력을 유지한다.

라. 자기인식

동물매개심리상담사는 자신의 감정과 반응을 인식하고, 이를 통해 대상자에게 더 효과적으로 접근하며, 자신의 편견을 최소화하는 데 주의해야 한다.

마. 전문성과 윤리의식

동물매개심리상담사는 심리학, 상담학, 동물 행동학 등의 전문지식을 바탕으로 대상자의 문제에 개입하며, 대상자와 치료도우미동물의 복지를 최우선으로 고려하고 윤리적인 기준을 유지해야 한다.

바. 공감 능력과 의사소통 기술

동물매개심리상담사는 대상자의 감정에 공감하며 신뢰 관계를 형성하고, 명확하고 효과적인 의사소통을 통해 대상자가 문제를 자유롭게 표현하도록 돕는다.

사. 유연성과 창의성

동물매개심리상담사는 치료 과정에서 예상치 못한 상황에 창의적으로 대처하고, 대상자와 동물의 특성에 맞춰 치료 접근법을 유연하게 조정한다.

아. 자기관리와 스트레스 관리

동물매개심리상담사는 자신의 감정과 스트레스를 효과적으로 관리하여 건강한 상태에서 지속적인 상담 활동을 수행하고, 정서적, 신체적 건강을 유지해야 한다.

자. 책임감과 지속적인 학습

동물매개심리상담사는 모든 상담 활동에 대해 책임감을 가지고, 최신 연구와 기술을 습득하여 자신의 전문성을 지속적으로 발전시키며, 정기적인 교육과 훈련, 학회 참여 등을 통해 역량을 강화한다.

▲ 표 1-3 치료도우미동물에 대한 책임

- 치료도우미동물은 한국동물매개심리치료학회의 인증을 받아야 한다.
- 동물의 요구 사항에 대하여 근본적인 이유를 알고 대처하도록 한다.
- 동물이 받는 스트레스를 알고 적절한 조치를 취하도록 한다.
- 동물보호자로서의 역할을 다해야 한다.
- 모든 상황에서 동물의 복지를 최우선으로 해야 한다.
- 생명의 존엄성과 가치를 인식해야 한다.
- 동물에게 적합한 사료의 급여와 급수, 운동, 휴식 등을 보장해야 한다.
- 동물에게 정기 검진과 예방접종, 기생충구제 등으로 건강한 상태를 유지하도록 해야 한다.
- 상해를 방지하는 기술이 있어야 한다.
- 동물의 스트레스, 흥분 등의 신호를 능숙하게 읽어내고 대처하도록 한다.
- 동물의 요구를 보호하고 존중해 준다.
- 동물과 상호작용을 할 수 있어야 한다.
- 동물에게 가혹행위, 학대 행위, 과도한 스트레스를 주어서는 안 된다.
- 동물이 질병에 걸렸을 경우 수의사의 진단과 치료를 받을 수 있도록 하고 회복될 때까지 안정과 휴식을 취하도록 한다.

(3) 치료도우미동물

① 치료도우미동물의 주요 특징

치료도우미동물이란 심리치료, 재활치료, 또는 교육적 목적으로 인간과의 상호작용에 활용되는 동물로, 주로 동물매개치료 프로그램에서 중요한 역할을 담당한다. 치료도우미동물은 대상자와의 긍정적인 상호작용을 통해 정서적 안정, 신체적 회복, 사회적 교류 등을 촉진하는 데 기여한다.

치료도우미동물은 심리치료와 재활치료 프로그램을 위해 특별히 선발되고 훈련된 동물로, 한국동물매개심리치료학회의 가이드라인에 따라 선발, 훈련, 위생 관리 등의 엄격한 기준을 충족해야 한다. 치료도우미동물은 다양한 상황에서 대상자와의 상호작용을 통해 치료 효과를 극대화하며, 특히 스트레스에 잘 대처할 수 있어야 한다. 치료도우미동물은 동물매개치료 프로그램 동안 중요한 중재자 역할을 하며, 대상자와 동물매개심리상담사 사이의 촉매제로서 신뢰 관계를 형성하고 상호작용을 촉진하는 데 기여한다.

치료도우미동물로는 개, 고양이, 말, 토끼, 새, 물고기 등 다양한 동물이 사용될 수 있으며, 치료 목적과 대상자의 특성에 따라 가장 적합한 동물이 선택된다. 예를 들어, 개는 사람과의 교감 능력이 뛰어나고, 훈련과 위생 관리가 용이해 가장 대중적으로 활용된다Dimitrijevic, 2009. 그러나 면역이 저하된 환자의 경우 감염의 위험성이 없는 물고기가 선호되며, 병실에 수족관을 설치해 동물매개치료를 수행할 수 있다.

▲ 표 1-4 동물 종류에 따른 치료도우미동물 선택을 위한 8가지 적합성 비교

종류	사육성	운반성	상호 접촉성	감정 소통성	안전성	인간의 운동성	동물 자신의 즐거움	감염의 안전성
물고기	★	▽	▽	◇	★	▽	◇	☆
조류	★	◇	☆	◇	★	▽	◇	◇
햄스터	★	★	◇	◇	☆	◇	◇	☆
토끼	★	★	★	☆	★	◇	◇	☆
양, 염소	◇	◇	★	☆	☆	☆	◇	☆
소	◇	◇	☆	☆	☆	☆	☆	◇
돼지	◇	◇	☆	☆	☆	☆	☆	◇
고양이	☆	☆	★	★	☆	☆	★	☆
개	☆	☆	★	★	☆	★	★	☆
말	◇	▽	☆	★	◇	★	☆	☆
돌고래	▽	▽	☆	☆	☆	★	◇	☆
곤충	☆	★	▽	▽	★	▽	▽	★

★ = 매우 좋음 ☆ = 좋음 ◇ = 보통 ▽ = 나쁨
출처: 치유농업자원의 이해와 관리 개정판. 농촌진흥청. 2023

한국동물매개심리치료학회는 치료도우미동물의 평가와 인증을 담당하며, 사육성, 운반성, 상호접촉성, 감정 소통성, 안전성, 인간의 운동성, 동물 자신의 즐거움, 감염의 안전성 등을 고려하여 상황과 대상자의 특성에 맞는 동물을 선택하는 데 중점을 두고 있다〈표 1-4〉. 치료도우미동물은 치료 과정에서 무리한 요구를 받지 않도록 보호받아야 하며, 정기적인 건강 검진과 적절한 위생 관리로 건강한 상태를 유지해야 한다.

② 동물 종류에 따른 장단점

  가. 개
- 장점: 개는 사람과의 교감 능력이 뛰어나며, 다양한 명령을 이해하고 수행할 수 있는 지능을 가지고 있다. 치료도우미동물로 가장 많이 사용되며, 정서적 안정감과 신뢰감을 제공하는 데 탁월하다.
- 단점: 일부 사람들은 개에 대한 알레르기 반응을 보일 수 있으며, 관리와 훈련에 많은 시간과 자원이 필요하다. 또한, 개의 크기나 행동에 따라 일부 대상자에게 두려움을 줄 수 있다.

  나. 고양이
- 장점: 고양이는 부드럽고 진정시키는 효과가 있으며, 특히 스트레스 감소와 긴장 완화에 도움이 된다. 공간이 제한된 환경에서도 잘 적응하며, 청결하고 독립적인 성향이 있어 관리가 비교적 용이하다.
- 단점: 고양이는 독립적인 성향이 강해 대상자와의 상호작용을 유도하는 데 제한적일 수 있다. 일부 사람들은 고양이에 대한 알레르기 반응을 보일 수 있으며, 고양이의 행동이 예측하기 어려울 수 있다.

  다. 토끼
- 장점: 토끼는 작고 부드러우며, 대상자가 직접 돌보거나 쓰다듬는 등의 상호작용을 통해 정서적 안정을 제공한다. 고요한 환경에서 잘 적응하며, 아이들과도 쉽게 친해질 수 있다.
- 단점: 토끼는 스트레스에 민감하고, 갑작스러운 움직임이나 큰 소리에 쉽게 놀랄 수 있다. 또한, 위생 관리가 중요하며, 적절한 환경을 제공하지 않으면 건강 문제가 발생할 수 있다.

라. 햄스터
- 장점: 햄스터는 작은 크기와 귀여운 외모로 인해 아이들에게 인기가 많으며, 직접적인 돌봄을 통해 책임감과 공감 능력을 키울 수 있다. 관리가 비교적 간단하고, 작은 공간에서도 키울 수 있다.
- 단점: 햄스터의 수명은 비교적 짧아 대상자가 정서적으로 연결된 후 이별의 어려움을 겪을 수 있다. 또한, 야행성 동물로 낮 동안에는 활발하지 않을 수 있다.

마. 새
- 장점: 새는 청각적 자극을 제공하며, 특히 말하는 앵무새는 대상자와의 상호작용을 통해 즐거움과 흥미를 유도할 수 있다. 색깔이 화려하고 움직임이 활발하여 시각적 자극도 제공한다.
- 단점: 새의 울음소리는 일부 대상자에게 불편을 줄 수 있으며, 새의 깃털과 먼지는 알레르기를 유발할 수 있다. 또한, 새의 행동이 예측하기 어려울 수 있다.

바. 물고기(관상어)
- 장점: 물고기는 관찰하는 것만으로도 심리적 안정과 스트레스 감소에 도움이 된다. 돌봄이 비교적 간단하며, 특히 면역이 약한 대상자들에게 안전하다.
- 단점: 물고기는 직접적인 신체 접촉이 불가능하여 감정적 상호작용이 제한적이다. 또한, 수족관의 유지와 물의 관리에 지속적인 관심이 필요하다.

사. 말
- 장점: 말은 동물매개치료에서 독특한 위치를 차지하며, 특히 신체적 재활과 관련된 활동에 유용하다. 말과의 상호작용은 자신감과 자기통제력을 키우는 데 도움이 된다.
- 단점: 말은 크기와 비용 면에서 유지가 어려우며, 활동에 필요한 공간이 많이 필요하다. 또한, 말과의 상호작용은 경험이 없는 사람들에게 위협적으로 느껴질 수 있다.

아. 돌고래
- 장점: 돌고래는 높은 지능과 사람에 대한 친화력으로 유명하며, 물 속에서의 상호작용은 신체적, 정서적 치료에 효과적일 수 있다. 돌고래와의 상호작용은 대상자에게 큰 즐거움과 흥미를 제공한다.
- 단점: 돌고래는 자연 서식지가 아니면 적절한 돌봄이 매우 어렵고, 유지 비용이 매우 높다. 또한, 돌고래를 활용한 치료는 특정 장소에서만 가능하며, 접근성이 제한적이다.

자. 곤충
- 장점: 곤충은 작은 크기와 독특한 움직임으로 관찰을 통해 호기심을 자극할 수 있으며, 곤충을 키우는 과정에서 생명 존중감을 배울 수 있다.
- 단점: 많은 사람들에게 곤충은 혐오감을 줄 수 있으며, 감정적 상호작용이 제한적이다. 또한, 곤충의 생명 주기가 짧아 대상자가 정서적으로 연결된 후 이별의 어려움을 겪을 수 있다.

차. 농장 동물
- 장점: 소, 양, 염소 등 농장 동물들은 자연 환경과의 연결을 통해 대상자에게 심리적 안정감을 줄 수 있으며, 돌봄 활동을 통해 책임감과 사회적 상호작용 능력을 키울 수 있다.
- 단점: 농장 동물들은 큰 공간과 많은 자원이 필요하며, 도시 환경에서는 접근이 어렵다. 또한, 유지 비용이 높고 관리가 복잡할 수 있다.

③ 동물매개치료 과정에서 치료도우미동물의 역할

가. 사회적 윤활제

동물매개치료 과정에서 치료도우미동물은 자폐와 같이 사회적 기술 발달이 낮은 대상자들에게 쉽게 친숙해지고 나아가 사람들과도 사회성을 향상시키는 역할을 한다.

나. 감정의 촉매자

치료도우미동물은 대상자의 친구 역할을 하며, 대상자 자신의 감정을 쉽게 털어놓고 슬픔이나 기쁨을 표현할 수 있는 감정의 촉매자 역할을 한다.

다. 교사로서 역할

치료도우미동물은 동물매개치료 과정 동안에 대상자가 간단한 훈련이나 교육 과정에 참여하는 프로그램을 통하여 대상자에게 지식 뿐 아니라 사회적 규범이나 규칙 준수와 같은 도덕을 배우게 할 수 있는 교사로서의 역할을 한다.

라. 중간 연결체

치료도우미동물은 동물매개심리상담사와 대상자의 중간 연결체로서 대상자가 동물매개심리상담사에게 자신의 비밀을 털어 놓고 마음의 벽을 허무는 중간 연결체 역할을 한다.

(4) 동물매개치료 실천현장

동물매개치료 실천현장은 포괄적 의미로는 실천 분야 또는 치료의 초점이 되는 문제 영역을 포함하며, 치료를 제공하기 위해 직간접적으로 관련되는 모든 현장을 의미한다. 구체적 의미로는 치료를 직접 또는 간접적으로 제공하는 기관, 즉 동물매개치료를 실제로 실시하는 현장을 의미한다.

실천현장은 기관의 서비스 제공 목적, 개입하려는 문제, 서비스 대상 집단에 따라 1차 현장과 2차 현장으로 분류된다.

1차 현장Primary Settings은 재활과 치료를 위한 치료 서비스 제공을 주 목적으로 하고 상담사들이 중심이 되어 활동하는 실천현장을 들 수 있다. 예를 들면 병원(일반·재활·정신), 보건소, 심리상담 치료센터 및 치료실, 복지관 내 부설 치료실 및 치료센터, 장애아동 재활치료 교육센터 등이 해당된다.

2차 현장Secondary Settings은 치료 전문 기관은 아니지만 치료 서비스가 긍정적인 영향을 미치는 실천현장으로 부분적으로 치료 서비스의 개입이 이루어지는 현장을 들 수 있다. 예를 들면 정신보건센터, 동물원, 학교, 교정시설, 군대, 보육시설, 아동과 노인들을 위한 이용 및 생활시설, 장애인 생활시설 및 이용시설, 청소년을 위한 쉼터 등이 해당된다.

이와 같이, 동물매개치료 실천현장은 다양한 환경에서 이루어질 수 있으며, 각 현장의 특성과 목적에 따라 1차 현장과 2차 현장으로 구분되어 치료 활동이 이루어진다.

3) 치료도우미동물의 조건과 기준

(1) 치료도우미견의 일반 조건

동물매개치료 프로그램에 참여하는 치료도우미견은 많은 조건들을 충족하여야 한다. 치료도우미견으로 활용되기 위해서는 〈표 1-5〉와 같은 최소 조건을 갖추어야 한다.

▲ 표 1-5 치료도우미동물의 일반 조건

- 성숙한 연령(최소 1살 이상)
- 공격성이 없어야 함
- 기초적인 복종이 되어야 함
- 수의학적인 관리가 수행되어야 함
- 동물매개심리상담사와 호흡이 맞아야 됨

① 성숙한 연령

치료도우미견의 연령이 너무 어린 경우 상황 대처능력이 떨어지고, 작은 자극에도 과민 반응을 할 수 있다. 따라서 성숙한 연령의 개를 치료도우미견으로 활용하는 것이 권장된다. 단체에 따라 다르지만, 일반적으로 최소 1살 이상의 개가 적합하다.

그 이유는 개의 사회화가 대체로 3~12주령 사이에 이루어지며, 최적기는 6~8주령이다. 생후 14주령까지 사람의 접촉 없이 자란 개는 사회화가 어려우며, 야성이 남아 있을 수도 있다. 사회화 방법은 행동수정 기법의 체계적 둔감법을 활용하여 개가 어릴 때부터 다양한 자극을 경험하도록 하고 약한 자극에서 점진적으로 강한 자극까지 노출시켜 사회화를 촉진시켜야 한다.

② 공격성이 없어야 함

동물매개치료 프로그램 수행 과정에 대상자를 치료도우미견이 물거나 할퀴는 일이 발생하지 않도록 하기 위해서는 성격 검사를 통해 공격성이 없는 개를 선발하여 치료도우미견으로 활용하는 것이 중요하다.

치료도우미견으로 활용하기 위해서는 여러 가지 치료 환경에서도 당황하지 않고 예의 바르게 행동할 수 있어야 하고, 공격성 평가를 통해 평가인증을 받아야 한다.

③ 기초적인 복종이 되어야 함.
치료도우미견은 동물매개치료 프로그램 수행을 위해 대상자에 대한 신뢰를 보여야 한다. 따라서 기초 행동 교정 교육을 통해 기본적인 복종 교육이 이루어져야 치료도우미견으로 활용이 적합하다.
개의 종/품종, 종류, 성별, 나이, 크기, 건강, 적성, 적합성, 역량 등을 고려해야 하고 펫 파트너와 개의 질적 교류도 중요하다.

④ 수의학적인 관리가 수행되어야 함
치료도우미견은 대상자에게 전염병을 유발하지 않아야 한다. 개로부터 오는 인수공통감염병을 예방하기 위해서는 치료도우미견은 구충, 예방접종 및 질병의 예방을 위한 철저한 수의학적 관리를 받아야 한다.
치료도우미견은 엄격한 선발과 훈련 과정을 거치며, 위생 관리 지침을 철저히 따라야 한다. 수의사에 의한 정기적 검진, 예방접종 및 위생 관리를 위한 수의학적 진료를 받고 평가 인증을 받아야 한다.

⑤ 동물매개심리상담사와 호흡이 맞아야 됨
동물매개치료는 동물매개심리상담사가 치료도우미동물을 활용하여 이루어진다. 따라서 성공적인 동물매개치료를 위해 우수한 치료도우미견이 필요하며, 동물매개심리상담사와 치료도우미견의 호흡이 잘 맞아야 한다.
동물매개치료에 활용되는 개는 상호작용을 전제로 하므로, 동족 또는 사람과의 사회성은 절대적으로 필요하다. 따라서 개의 사회화 발달 시기에 사회성을 향상시키는 것이 필수적이며, 사회성 평가를 통해 동물매개치료에 적합한지 파악해야 한다.

(2) 치료도우미견의 선발을 위한 4대 평가
치료도우미견으로 활용되기 위해서는 수의학적, 공격성, 사회성, 적합성의 4가지 평가 항목을 통과해야 한다. 평가 기준은 한국동물매개심리치료학회 가이드

라인에 따라 각 기준을 통과한 개를 치료도우미견으로 인증하고 있으며, 인증된 견만이 동물매개치료에 활용될 수 있다.

① 수의학적 평가

치료도우미견으로 인증받기 위해서는 필수 검진과 정기적 관리를 받아야 한다. 후보 동물은 피부질환, 내·외부기생충 유무, 인수공통감염병 검사 등의 수의학적 평가를 통과하여야 한다. 치료도우미견은 수의사에 의해 정기적인 검진, 예방접종, 위생관리를 위한 수의학적 진료를 받고 인증 신청 시 확인서를 제출하여야 한다.

모체이행항체가 소실되기 이전인 생후 6주령부터 예방접종을 실시하여 방어항체 수준을 끌어올리기 위해서는 〈표 1-6〉과 같이 프로그램에 따라 백신을 반복 접종해야 한다.

▲ 표 1-6 치료도우미견 인증을 위한 예방접종의 종류와 접종 프로그램

백신종류	예방 목적 질병	접종 프로그램
종합백신 (DHPPL)	개 홍역, 개 간염, 개 감기, 개 파보장염, 렙토스피라	• 생후 6주부터 2~4주 간격으로 5회 접종 • 이후 매년 1회 보강 접종
코로나 장염	Canine corona virus	• 생후 6주부터 2~4주 간격으로 2~3회 접종 • 이후 매년 1회 보강 접종
켄넬코프	Bordetella brochiceptica Parainfluenza virus	• 생후 8주부터 2~4주 간격으로 2~3회 접종 • 이후 매년 1회 보강 접종
광견병	Rabies virus	• 생후 3~4개월령 1회 접종 • 이후 6개월마다 보강 접종

② 공격성 평가

후보 동물은 다른 동물이나 사람에 대한 공격성, 신체적 접촉에 대한 거부반응, 돌발적인 행동에 대한 공격성 평가를 통해 인증을 받아야 한다. 평가 항목은 4개의 구성 요소로 변화에 따른 행동표현에 따라 0점과 1점으로 평가된다. 합격점수는 총 4점 중 4점 이상을 받아야 한다.

③ 사회성 평가

후보 동물은 사회성 부족 행동을 보이지 않아야 한다. 우호적이고 순종적이며, 친화적이고 명랑하며 활동적인 성격을 가져야 한다. 돌발적인 상황에 대한 적응 정도를 평가하여 통과해야 한다. 평가는 '시작/기본', '사교성/정숙성', '반응성' 3개 항목에 7개의 구성 요소로 행동표현에 따라 0점~2점으로 평가된다. 합격점수는 총 14점 중 10점 이상을 받아야 한다.

④ 적합성 평가

치료도우미견으로 적합한지를 평가하는 항목은 후보 동물의 사교성, 훈련에 대한 복종 능력, 상황에 따른 통제 능력이다. 평가는 '치료도우미견 줄을 매고 따라 걷기', '앉아'와 '기다려' 명령 수행, '놀이' 4개 항목에 10개의 구성 요소로 행동표현에 따라 0점~2점으로 평가된다. 합격점수는 총 20점 중 12점 이상을 받아야 한다.

평가 기준은 동물이 신뢰할 수 있는지, 조정 가능한지, 예측할 수 있는지, 그리고 AAA/T과제, 대상자, 일하는 환경에 적합한지를 평가한다. 선발 기준은 동물의 종/품종, 종류, 성별, 나이, 크기, 건강, 적성, 적합성, 역량 등을 고려해야 한다.

3 동물매개치료(AAT) 특징 및 효과 기전

1) 동물매개치료의 특징

(1) 살아있는 생명체를 매개로 한다.

동물매개치료는 살아 움직이는 생명체인 동물을 활용하여 대상자를 치료하는 특수한 심리치료 방법이다. 동물은 생명과 따뜻한 체온을 가지고 있으며, 대상자와의 관계 형성에 중요한 역할을 한다. 동물은 대상자와의 친밀감을 형성할 뿐만 아니라, 치료자와 대상자 간의 관계 형성에도 중요한 역할을 한다.

(2) 감정을 갖고 있어 상호역동적인 작용을 한다.

동물은 생명과 따뜻한 체온을 가지고 있으며, 사람과 같은 감정을 가지고 있다. 동물과의 상호작용을 통해 대상자의 신체적, 정신적, 심리적 효과를 빠르게 나타낼 수 있다. 동물매개치료에서 동물은 대상자에게 친구이자 생활의 동반자 역할을 하며, 동료의식, 생명 존중, 공동체 의식을 촉진시키는 중요한 역할을 한다.

(3) 동물은 대상자를 차별하지 않는다.

동물은 성별, 생활 수준, 외모, 장애 등에 관계없이 비판적이지 않고 무조건 수용한다. 동물은 비교하거나 비판하지 않고 차별하지 않으며, 어떤 사람이나 자신을 대하는 정도에 따라 공평하게 받아들인다. 그러므로 대인관계에 어려움을 겪거나 사회 정서적 문제가 있는 사람들에게 효과적이다.

(4) 다학제적인 전문 분야이다.

동물매개치료는 동물매개심리상담사가 치료도우미동물을 매개로 하여 심리적, 인지적, 정서적, 사회적, 교육적, 신체적 발달과 적응력을 향상시키는 전문 분야이다. 따라서 심리학, 상담학, 복지학, 인간행동, 동물행동학, 동물관리 등 다양한 학문적 지식과 응용 기술이 요구된다. 동물매개심리상담사는 윤리적이고 전문가적 책임을 지며, 학제적인 전문 분야로서 치료를 수행해야 한다.

▲ 그림 1-4 동물매개치료의 다학제적 전문성

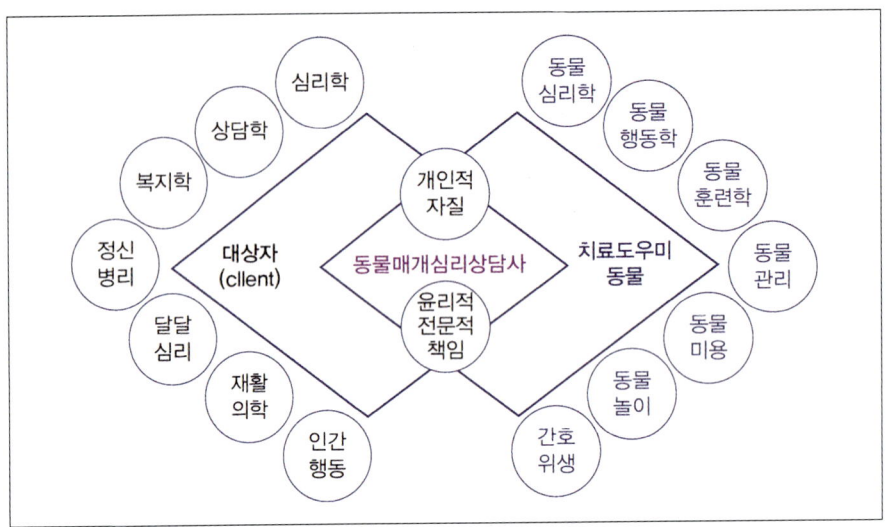

2) 동물매개치료의 효과

동물매개치료는 동물매개심리상담사의 프로그램 운영을 통해 치료도우미동물과 대상자(내담자, Client) 사이의 상호 반응으로 인지적, 정서적, 사회적, 교육적, 신체적 발달과 적응력을 향상함으로써 육체적 재활과 정신적 회복 효과를 얻을 수 있다. 동물매개치료는 단순한 신체 접촉뿐만 아니라 정서적 유대감 형성을 통해 치료 효과를 증대시킨다. 이는 다른 심리치료 방법과의 차별성을 가지며, 특히 정서적 안정과 심리적 지원이 필요한 대상자들에게 효과적이다(신정인 외, 2016).

(1) 동물매개치료의 4대 효과

동물매개치료에 의해 유발되는 효과는 크게 인지적 효과, 정서적 효과, 사회적 효과, 신체적 효과로 나누어 볼 수 있다.

① 인지적 효과

동물과의 상호작용을 통해 대상자의 지적 호기심과 관찰력이 향상되고 상호작용 과정에서 어휘 구사 능력이 개선된다. 동물과의 활동을 통해 기억력과 집중력이 높아지고 문제 해결 능력과 상황 대처 능력이 향상된다. 또한 동물 돌봄을 통해 생명에 대한 존중감을 키울 수 있다.

② **정서적 효과**

동물과의 상호작용은 심리적 안정과 즐거움을 제공하고 스트레스 해소와 기분이 개선된다. 동물과의 상호작용은 혈관 이완을 유도하여 혈압과 심박수를 낮추고 정신적 흥미를 유발하며 여가 시간을 유용하게 보낼 수 있게 해준다.

③ **사회적 효과**

동물과의 상호작용을 통해 타인에 대한 이해심이 높아지고 사회적 지지와 사회화가 촉진된다. 사회적 고립감을 해소하고 사회적 접촉을 확대하는 효과로 사람과의 친화력을 높이고 공동체 생활을 배우게 된다.

동물은 사람과의 유대감이 강해 만지고 쓰다듬기에 좋아 접촉 자극의 이점을 가지고 있으며, 사회적 동반감 촉진, 대상 돌봄 촉진, 사람들을 대하는 방법의 개선, 사회성 향상 및 자존감 향상을 가져올 수 있다.

④ **신체적 효과**

동물과의 활동을 통해 근육운동과 발달이 촉진되고 근육계 및 평형감각과 같은 신체 기능 재활에 도움을 준다. 동물과의 교감은 대상자의 스트레스를 감소시키고 이완반응을 유도하여 나타나는 반응으로 의료적 이점과 심리적 안정감을 얻을 수 있다.

동물은 사람 대상자와의 상호교감을 통하여 대상자의 긴장 완화와 스트레스 감소, 대화의 증가, 신체 활동의 증가를 유발한다. 프로그램 동안에 자신이 사랑과 존중을 받는 존재라는 사실을 자각하게 되며, 신뢰 형성의 경험과 치료도우미동물의 돌봄 활동을 통해 자신이 중요한 존재이며 쓸모 있고 가치 있는 사람이라는 자신감을 가지게 된다. 이는 자존감 향상과 행복감 향상으로 이어져 정신건강이 향상되는 효과를 얻을 수 있다.

이와 같이, 동물매개치료는 인지적, 정서적, 사회적, 신체적 측면에서 다양한 긍정적인 효과를 유발하여 대상자의 전반적인 건강과 삶의 질을 향상시킨다.

(2) 특수 동물 활용 동물매개치료의 효과

① 농장동물 매개치료

농장동물 매개치료는 소, 염소, 양, 돼지, 닭 등 농장 동물을 활용하여 대상자의 심리적, 정서적, 신체적 건강을 증진시키는 치료 활동이다. 이 활동은 주로 자연환경에서 이루어지며, 대상자가 동물과 직접 상호작용하고 돌봄 활동에 참여할 수 있는 기회를 제공한다. 특히 스트레스, 우울증, 불안 장애, 외상 후 스트레스 장애Post-Traumatic Stress Disorder, PTSD 등을 겪고 있는 사람들에게 유용하며, 발달 장애나 사회적 어려움을 겪고 있는 아동과 청소년에게도 효과적이다.

농장동물 매개치료는 대상자가 동물을 돌보는 과정에서 책임감과 자기효능감을 증진시키고, 스트레스와 불안감을 완화하며, 자연과의 교감을 통해 정서적 안정과 행복감을 촉진한다. 또한, 동물과의 상호작용을 통해 사회적 기술과 신체 활동을 장려하며, 전반적인 삶의 질을 향상시키는 긍정적인 효과를 제공한다.

② 돌고래 매개치료

돌고래 매개치료는 돌고래와의 상호작용을 통해 심리적, 정서적, 신체적 치유를 촉진하는 치료 활동으로, 주로 물속에서 이루어진다. 대상자는 돌고래와 교감하고 놀이와 운동을 통해 정서적 안정과 신체적 재활을 경험할 수 있다. 이 활동은 자폐 스펙트럼 장애ASD, 발달 장애, 뇌성마비, 심리적 트라우마를 겪고 있는 아동과 성인에게 특히 유용하며, 물과의 접촉을 통해 편안함을 느끼고자 하는 대상자들에게 효과적이다.

돌고래 매개치료는 돌고래와의 상호작용을 통해 스트레스를 감소시키고 긍정적인 감정을 유도하며, 신체적 운동 기능을 향상시키는 데 도움이 된다. 물속에서의 움직임과 돌고래와의 교감은 자존감 향상, 집중력 증가, 정서적 안정과 같은 심리적 이점을 제공하며, 특히 신체적 장애를 가진 대상자의 운동 재활에도 큰 도움이 된다.

③ 승마치료

승마치료는 말을 이용한 치료 활동으로, 대상자가 말과의 교감을 통해 심리적, 정서적, 신체적 건강을 증진시키는 프로그램이다. 이 활동은 자존감과 자기통제력을 키우고, 신체적 재활을 돕는 데 중점을 두며, 자폐 스펙트럼 장애, 발달 장애, 학습 장애, 뇌성마비, 외상 후 스트레스 장애PTSD, 불안 장애, 우울증 등을 겪고 있는 아동과 성인에게 적합하다.

승마치료는 말을 다루고 타는 과정을 통해 신체적 균형감각과 근육 강화를 촉진하며, 자기통제력과 자존감을 향상시킨다. 말과의 교감은 정서적 안정감을 제공하고, 대상자의 사회적 기술과 문제 해결 능력을 강화하는 데 도움을 준다. 또한, 자연 환경에서의 활동은 스트레스 완화와 심리적 안정에도 긍정적인 영향을 미친다.

또한 승마치료의 경우 지도자, 리더, 사이드 헬퍼, 고지자로 총 대상자에 특성에 따라 4명 또는 5명의 구성원으로 프로그램이 운영된다. 지도자(1)는 프로그램 전체를 관리하며, 리더(2)는 말의 로프를 잡아 안전사고에 대비한다. 사이드 헬퍼(3)는 2명이 대상자의 양옆에서 말에서 떨어지지 않도록 발목과 허벅지를 고정하여 낙상사고가 없도록 하는 역할을 한다. 마지막으로 고지자(4)는 대상자가 시각장애인일 경우 뒤에서 방향성을 알려주는 역할을 한다.

▲ 그림 1-5 승마치료의 구성원

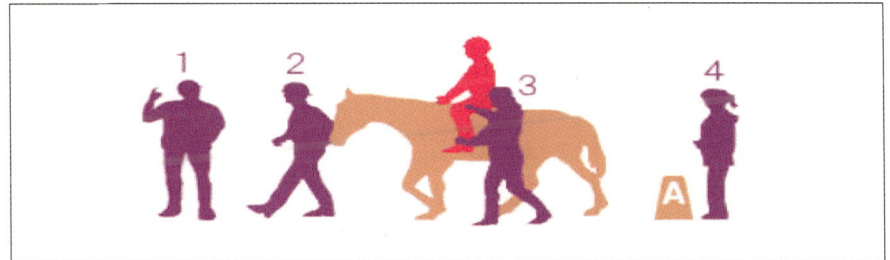

④ 동물원 동물 매개치료

동물원 동물 매개치료는 동물원에서 사육되는 다양한 동물을 활용하여 대상자의 심리적, 정서적, 교육적 발달을 촉진하는 치료 활동이다. 이 활동은 동물원 환경에서 이루어지며, 다양한 동물과의 상호작용을 통해 대상자가 정서적 안정과 학습 동기를 유도할 수 있다. 특히 심리적, 정서적 문제를 겪고 있는 아동과 성인에게 적합하며, 자연과의 연결을 통해 스트레스를 완화하고자 하는 대상자에게도 유용하다.

동물원 동물 매개치료는 대상자가 다양한 동물과 상호작용하면서 호기심과 학습 동기를 자극하고, 정서적 안정감을 증진시킨다. 동물에 대한 돌봄과 관찰을 통해 대상자의 책임감과 공감 능력이 강화되며, 스트레스를 완화하고 긍정적인 감정을 촉진하는 데 도움을 준다. 이러한 상호작용은 사회적 기술 향상과 심리적 안정을 도모하며, 대상자의 전반적인 삶의 질을 향상시키는 데 기여할 수 있다.

3) 동물매개치료의 효과 기전

(1) 동물매개치료 작용원리로서 효과 기전

동물과의 상호작용이 어떤 기제를 통해 인간에게 이로움을 주는지에 관해서는 명료하게 정리된 것은 없지만, 관계 자체 혹은 생리적 차원을 통해 직접 효과를 발생시키는 것으로 보고되고 있다. 동물과의 상호작용은 옥시토신 체계의 활성화, 스트레스 감소, 통증 감소 등의 생리적 변화를 유도하여 심리적 안정과 신체적 건강 증진에 기여한다. 이러한 기전들은 동물매개치료의 다양한 효과를 뒷받침하는 중요한 요소로 작용하고 있다(신정인 외, 2016).

동물매개치료는 다양한 기전에 의해 효과를 유발할 수 있는데, 그중 인지 이론, 애착 이론, 자연 친화설, 학습이론으로 기전을 설명할 수 있다.

① 인지 이론

인지 이론은 동물매개치료가 대상자의 인지적 기능을 향상시키는 과정으로 설명될 수 있다. 동물과의 상호작용을 통해 대상자는 새로운 자극을 경험하게 되고 이는 인지적 활동을 촉진하며, 문제 해결 능력, 기억력, 집중력을 향상시키는 정신 자극에 도움이 된다. 동물과의 긍정적인 경험은 대상자의 인지적 틀을 재구성하여 부정적 사고를 긍정적으로 변화시키는 데 도움을 준다.

② 애착 이론

애착 이론은 동물매개치료가 대상자와 동물 간의 애착 형성을 통해 정서적 안정감을 제공하는 과정으로 설명될 수 있다. 동물과의 지속적인 상호작용은 대상자에게 안전한 애착 관계를 형성하게 하고 이는 정서적 안정감과 심리적 지지를 제공한다. 동물과의 친밀한 유대는 대상자의 정서적 결핍을 채워주고, 스트레스와 불안을 감소시켜 정서적 유대에 도움이 된다.

③ 자연 친화설

자연 친화설은 인간이 자연과 동물에 대해 선천적인 애정을 가지고 있으며, 이를 통해 심리적, 신체적 건강을 증진시키는 과정으로 설명될 수 있다. 동물과의 상호작용은 인간이 자연과 연결되었다는 느낌을 주어 심리적 안정과 행복감을 증진시키고 자연 속에서 동물과 함께하는 시간은 스트레스를 줄이고, 정신적 피로를 해소하는 데 도움을 준다.

④ 학습 이론

학습 이론은 동물매개치료가 대상자의 행동 변화를 촉진하는 과정으로 설명될 수 있다. 동물과의 상호작용을 통해 긍정적인 행동이 강화된다. 예를 들어, 동물을 돌보는 행동이 긍정적인 반응을 얻으면, 그 행동이 지속적으로 강화된다. 동물의 행동을 관찰하고 모방하는 과정을 통해 대상자는 새로운 행동을 학습하게 되는데 이는 사회적 기술과 적응 능력을 향상시킨다.

이와 같이, 동물매개치료는 인지 이론, 애착 이론, 자연 친화설, 학습 이론 등을 통해 다양한 기전으로 대상자의 인지적, 정서적, 사회적, 신체적 건강을 증진시킨다. 이러한 이론들은 동물매개치료의 효과를 설명하는 중요한 기초가 된다〈표 1-7〉.

▲ 표 1-7 이론에 근거한 동물매개치료의 효과 기전

요구 분야	지표 내용
인지 이론	동물과의 접촉 자극 등을 통하여 인지기능 향상 유도 가능함
애착 이론	동물과의 유대 형성 경험을 통하여 건전한 애착 경험을 갖게 하고, 주변 대상자들에 자연스러운 애정 분산 효과를 얻을 수 있으며, 발달된 사회적 유대로 확장할 수 있음
자연 친화설	사람은 자연의 일부이고 동물 또한 자연의 일부라, 양자 간에는 자연스러운 친화에 의한 유대감을 가지고 있음 대상자들은 동물과의 접촉을 통하여 강한 유대감을 얻을 수 있으며 심리적, 정신적 안정감을 유도함
학습이론	대상자는 동물을 돌보는 활동을 통하여 대처능력이 향상되고, 자존감 향상 및 자기효능감 향상과 자기 지지가 높아짐

(2) 대상자에 따른 동물매개치료 효과 기전

① 아동

가. 동물의 존재로부터 얻는 안정감

아동 대상자는 동물이 함께 있다는 것만으로도 안정감을 느끼며, 이를 통해 새로운 감정과 활력을 얻을 수 있다.

나. 감정과 표현의 활성화

아동 대상자들은 치료도우미동물에게 비밀을 지킬 수 있다는 믿음을 갖기 때문에, 자신의 이야기와 감정을 자유롭게 표현할 수 있다. 이러한 상호작용을 통해 아동은 정서적 안정을 얻으며, 치료 효과를 높일 수 있다.

다. 성장기 아동의 또래 친구 역할

발달심리학자인 에릭 에릭슨과 장 피아제에 따르면, 아동은 성장 과정에서 동물과의 상호교감을 통해 대인관계의 개념을 형성하는 데 큰 영향을 받는다. 피아제의 인지론에 따르면, 아동들은 동물을 또래 친구로 인식하고, 동물에게 애정을 가지고 대하며 동물매개치료 프로그램에 더욱 집중하게 된다.

라. 동물에 대한 감정이입에 의한 공감

어린이들은 동물을 또래 친구로 받아들이고, 감정이입을 통해 쉽게 공감하게 된다. 이 과정에서 동물을 가르치려는 행동을 통해 사회성을 키우며, 특히 동물과의 관계 형성을 통해 낯선 사람과의 초기 접촉에서도 대화와 친밀감을 형성하는 능력을 향상시킬 수 있다. 이를 통해 다른 사람들과도 원만한 관계를 맺는 데 도움이 된다.

마. 도움의 제공

아동이 동물에게 목욕이나 먹이 주기 등의 도움을 제공하는 행위는 기쁨을 가져다주며, 이는 아동의 건강 향상과 긍정적인 자아 개념 형성에 기여한다.

바. 교육 과정 참여

아동 대상자는 동물에게 훈련을 가르치거나 책을 읽어주는 등 교육 활동에 참여함으로써 자신의 지식과 사회적 규범을 확립하고 자신감을 키울 수 있다. 이는 학습 동기를 높이고, 전반적인 교육 참여를 촉진한다.

② 노인

가. 우울감 감소

동물매개치료는 노인들에게 정서적 지지를 제공하여 우울감을 감소시키는 데 효과적이다. 동물과의 교감과 상호작용을 통해 노인들은 정서적 안정감을 느끼고, 외로움과 고립감을 덜게 되어 우울한 감정이 완화될 수 있다.

나. 사회성 증가

동물과의 상호작용은 노인들이 사회적 관계를 맺고 유지하는 데 도움이 된다. 동물을 매개로 다른 사람들과의 대화와 교류가 촉진되며, 이를 통해 사회적 고립을 줄이고, 타인과의 긍정적인 관계를 형성할 수 있다.

다. 자아존중감 향상

동물에게 관심과 보살핌을 주는 과정에서 노인들은 자신이 여전히 누군가에게 필요하고 가치 있는 존재라는 느낌을 받게 된다. 이는 자아존중감을 향상시키고, 삶에 대한 긍정적인 태도를 유지하는 데 기여한다.

라. 신체 기능 향상

동물과 함께하는 산책이나 간단한 돌봄 활동은 노인들의 신체 활동을 증가시키고, 근력과 균형 감각을 유지하거나 향상시키는 데 도움이 된다. 이를 통해 노인들의 신체 기능이 향상되고, 전반적인 건강 상태가 개선될 수 있다.

마. 인지 기능 향상

동물과의 상호작용은 노인들의 인지 기능을 자극하고 유지하는 데 기여한다. 동물의 보살핌이나 훈련 과정에서 발생하는 문제 해결, 계획, 기억 등의 활동은 인지 기능을 활성화시키고, 인지 저하를 늦추는 데 도움이 될 수 있다.

③ 자폐 스펙트럼 장애

가. 동물의 Ice-Breaker 및 촉매제로서 역할

동물은 자폐 아동과 다른 사람들 간의 상호작용에서 Ice-Breaker 역할을 하며, 자폐 아동이 새로운 사람들과의 상호작용에 더 쉽게 접근할 수 있도록 돕는다. 동물은 촉매제로서 사회적 상호작용을 촉진하고, 자폐 아동이 더 자연스럽게 타인과 관계를 맺는 데 기여한다.

나. 비밀 보장에 대한 신뢰

자폐 아동은 동물에게 비밀을 유지할 수 있는 신뢰감을 느끼며, 이를 통해 동물에게 자신의 감정과 생각을 표현하게 된다. 이 신뢰감은 아동이 자신의 내면을 더 자유롭게 드러낼 수 있도록 하여 정서적 안정과 심리적 안정을 가져온다.

다. 편안함과 사랑 받는 즐거운 경험 유도

동물과의 상호작용은 자폐 아동에게 편안함과 사랑받는 느낌을 제공한다. 이러한 긍정적인 경험은 아동이 정서적으로 안정감을 느끼고, 즐거움을 통해 치료 과정에서의 스트레스를 완화시키는 데 도움을 준다.

라. 과제 수행을 통한 성취감 획득

자폐 아동이 동물과 함께 수행하는 간단한 과제나 활동은 성취감을 제공한다. 이러한 성취 경험은 자존감을 높이고, 아동이 자기 자신에 대한 긍정적인 평가를 하도록 도와준다.

마. 옥시토신 호르몬 분비 상승 효과

동물과의 교감과 접촉은 자폐 아동의 옥시토신 호르몬 분비를 촉진한다. 옥시토신은 정서적 안정과 사회적 유대감을 강화시키는 호르몬으로, 자폐 아동의 사회적 상호작용 능력을 향상시키고 불안감을 줄이는 데 긍정적인 영향을 미친다.

④ 주의력결핍 과잉행동장애

가. 동물의 존재는 아동의 주의력을 유지시킴

동물은 ADHD 아동의 주의를 끌고 이를 유지시키는 데 도움을 준다. 동물과의 상호작용을 통해 아동은 외부 환경에 대한 집중력을 높일 수 있으며, 주의력 결핍 문제를 완화시키는 역할을 한다.

나. 동물과의 양육 놀이로 공격성 감소 및 긍정적 교류 증가

동물에 대한 애정 어린 양육 놀이 활동은 ADHD 아동의 공격성을 감소시키고, 또래 간의 긍정적인 교류를 촉진한다. 이는 아동이 사회적 관계에서 더 원만하게 적응하고, 긍정적인 대인관계를 형성하는 데 기여한다.

다. 민감성 감소와 반응 연장

동물과의 상호작용은 ADHD 아동의 과도한 민감성을 빠르게 감소시키고, 반응 시간을 연장시키는 효과를 가져온다. 이는 아동이 자극에 대한 과도한 반응을 줄이고, 보다 안정적인 행동 패턴을 유지하도록 돕는다.

라. 외부 환경에 대한 집중력 향상

동물의 존재는 ADHD 아동이 외부 환경에 집중할 수 있도록 도와준다. 동물매개치료를 통해 아동은 동물매개심리상담사와 다른 아동들의 행동에 적절한 관심을 기울이게 되며, 이는 아동의 사회적 상호작용 능력을 향상시킨다.

마. 자아존중감 및 자신감 향상

동물에 대한 두려움을 극복하고 돌봄 활동에 참여함으로써 ADHD 아동

은 자아존중감과 자신감을 향상시킬 수 있다. 이러한 긍정적인 경험은 아동이 자신의 능력을 신뢰하게 만들고 더욱 적극적으로 치료 프로그램에 참여하도록 유도한다.

바. 문제행동 감소

동물들이 가져오는 '완화 효과Relaxing Effect'는 ADHD 아동에게 심리적 안정감을 제공하여 과도한 긴장과 스트레스를 줄이는 데 도움을 준다. 이로 인해 아동의 신체적 긴장이 완화되고, 과잉행동, 충동적 반응, 주의 산만 등의 문제행동이 감소하며, 집중력이 향상된다. 이러한 안정된 상태에서 아동은 보다 효과적으로 치료에 참여할 수 있으며, 전반적인 치료 효과가 증대된다.

⑤ 발달장애

가. 사회성 발달 효과

동물은 비판하지 않고 무조건적인 애정을 제공하기 때문에, 대상자는 동물과의 상호작용을 통해 타인과의 대인관계 기술을 연습하고, 사회적 상호작용에 대한 자신감을 키울 수 있다.

나. 중간 매개체로서의 효과

동물은 발달장애 대상자와 다른 사람들 사이에서 중간 매개체로서 작용하여, 대상자가 더 쉽게 사회적 상호작용을 할 수 있도록 돕는다. 동물은 자연스럽게 대화를 유도하고, 타인과의 상호작용을 촉진함으로써, 대상자가 사회적 환경에 더 잘 적응할 수 있게 한다.

다. 긍정적 행동 증가와 자기몰입 감소 효과

동물과의 긍정적인 상호작용은 발달장애 대상자의 긍정적인 행동을 증가시키고, 자기몰입(자기 중심적 사고나 행동)을 감소시키는 데 도움을 준다. 동물에게 먹이를 주거나 돌보는 등의 활동을 통해 대상자는 책임감을 느끼고, 자아존중감을 높일 수 있으며, 이 과정에서 자기몰입이 줄어들고 긍정적인 행동이 촉진된다.

라. 혈액순환 향상

　동물과의 신체적 상호작용, 예를 들어 산책이나 놀이 활동은 발달장애 대상자의 혈액순환을 촉진시키고 신체 기능을 향상시킬 수 있다. 이러한 신체 활동은 전반적인 건강을 개선하고, 스트레스를 감소시켜 정서적 안정감을 높이는 데 기여한다.

⑥ 치매

가. 인지 기능 유지 및 향상

　동물과 함께하는 활동은 기억력, 주의력, 문제 해결 능력 등을 자극하여 치매의 진행을 늦추는 데 도움이 된다.

나. 정서적 안정감 제공

　동물의 따뜻한 존재감과 무조건적인 애정은 환자에게 위로와 편안함을 주며, 불안감이나 우울증을 완화하는 데 기여한다.

다. 사회적 상호작용 촉진

　동물은 환자에게 대화의 주제가 되거나, 환자가 타인과 더 쉽게 소통할 수 있도록 돕는 매개체 역할을 한다. 이를 통해 환자의 고립감을 줄이고, 사회적 관계를 유지하거나 형성하는 데 도움이 된다.

라. 신체 활동 증가

　동물과의 활동, 예를 들어 산책이나 놀이 등은 치매 환자의 신체 활동을 증가시킨다. 신체 활동은 근육 강화와 혈액순환 촉진에 도움이 되며, 전반적인 신체 건강을 개선하고, 치매의 신체적 증상을 완화하는 데 기여할 수 있다.

마. 삶의 질 향상

　동물과의 긍정적인 상호작용은 환자에게 즐거움과 만족감을 주며, 일상의 의미를 되찾게 한다. 이로 인해 환자는 더 행복하고 안정된 삶을 영위할 수 있게 된다.

4 동물매개치료(AAT) 유의점

1) 동물매개치료 활동 시 유의 사항

(1) 동물매개치료 활동 시 요구 조건

동물매개치료 분야의 활성화를 위해 치유 효과뿐만 아니라 치료도우미동물의 복지에도 주의를 기울여야 한다. 동물매개치료 활동 시 〈표 1-8〉과 같이 동물 복지 측면에서 요구되는 사항들을 충족시키도록 노력해야 하며, 동물매개심리상담사는 기본적인 소양과 자질을 갖추어야 한다. 이와 같이, 동물매개치료 활동이 효과적으로 이루어지기 위해서는 동물복지와 동물매개심리상담사의 자질이 중요하다.

▲ 표 1-8 동물매개치료 활동 시 요구 조건

요구 분야	지표 내용
동물복지	• 공간(활동 공간 및 휴식, 일상생활 공간 등) • 보호관리(건강위생: 피부-피모 관리, 백신 및 구충 등) • 영양관리 • 적절한 놀이와 휴식 안정화 • 기본적인 생리적 욕구와 행동의 자유 해결
동물매개 심리상담사	• 펫파트너 자질과 소양 • 생명윤리와 동물사랑 • 기본예절과 대인 간 소통 능력 • 심리학적 기초 소양 • 동물에 대한 이해와 돌보기 능력

(2) 치료도우미동물을 위한 윤리 지침

동물매개치료 프로그램을 설계하고 운영하는 과정 및 평가를 할 때, 치료도우미동물들이 원하지 않거나 따라 하기 힘든 일이 강요되지 않도록 충분히 고려해야 한다. 이는 동물매개치료 프로그램에서 치료도우미동물의 윤리적 복지가 매우 중요시되어야 한다는 것이다.

이러한 치료도우미동물을 위한 윤리적 환경, 원칙과 윤리적 상황 대처법은 〈표 1-9〉, 〈표 1-10〉 및 〈표 1-11〉의 정리된 내용과 같다.

▲ 표 1-9 치료도우미동물을 위한 윤리적 환경

- 치료도우미동물로 이용되는 모든 동물은 학대, 불편, 질병으로부터 신체적 정신적으로 보호되어야 한다.
- 동물에 대한 적절한 건강관리가 항상 제공되어야 한다.
- 치료도우미동물은 활동하는 장소에서 멀리 떨어진 곳에서 조용한 휴식을 취할 수 있는 장소가 있어야 한다.
- 대상자와의 상호작용으로 치료도우미동물의 역할을 다할 수 있도록 동물의 능력을 유지하도록 해야 한다.
- 치료도우미동물의 학대 또는 심한 스트레스 상황은 특별한 경우를 제외하고는 용납되어서는 안 된다.

▲ 표 1-10 치료도우미동물에 대한 윤리적인 원칙

상 황	내 용
인간 요구의 확인	• 대상자가 치료도우미동물에게 요구하는 것 • 대상자가 동물과 함께하는 시간 • 동물과 보내는 접촉하는 시간의 본질
동물의 기본적인 요구 확인	• 적절한 관리, 애정, 조용한 휴식 시간
인간과 동물의 요구 비교	• 가장 저항하기 어려운 인간의 요구(예를 들어, 심각한 정신적 또는 신체적 상해)는 동물의 기본적인 요구들보다 우선시되어야 한다.

▲ 표 1-11 치료도우미동물에 대한 윤리적인 상황 대처법

상황	대처법
심한 스트레스	만약 대상자가 치료도우미동물에게 과도하게 스트레스를 준다면 동물매개심리상담사는 그 세션이나 상호작용을 일시 중지시켜야 한다.
휴식시간	치료도우미동물을 이용하는 동물매개심리상담사들은 동물에게 하루에 여러 번씩 '휴식 시간'을 제공해야 한다.
노령화와 스트레스	나이 든 동물들과 엄청난 스트레스에 직면한 동물들은 그들의 서비스 규모를 줄이거나 은퇴를 시켜 휴식을 취하도록 해야 한다.
치료도우미동물에 대한 학대	의도적이든 부주의에 의한 것이든 대상자가 치료도우미동물을 학대의 대상으로 삼는 환경에서 비록 그것이 그 동물과 대상자와의 관계 단절을 의미한다고 하더라도 동물의 기본적인 복지 요구들은 존중되어야 한다.
	동물매개심리상담사가 보기에 대상자가 동물을 학대할 가능성이 있다고 의심되는 경우라면 동물의 복지와 권리를 보호하도록 예방책을 취해야 한다.
	스트레스나 학대의 어떤 증거이든 명확해졌을 때 동물매개심리상담사는 동물과 대상자와의 관계를 종료시켜야 한다.

2) 치료도우미동물 복지 향상을 위한 권장 사항

치료도우미동물과 같이 장애를 가진 사람들을 돕기 위해 훈련과 사회화된 동물들의 사용은 동물과 사람의 상호 이익이 되는 파트너십의 극대화라 할 수 있다. 그러나 종종 이러한 활동이 사람 대상자에 이익을 주는 것이 분명하지만, 치료도우미동물들에게는 이익이 제공되는지가 불분명한 경우가 발생한다(Serpell et al., 2006).

동물매개치료 과정에서 치료도우미동물은 중요한 부분이다. 치료자에 따라서 치료동물Therapy animal이 공동치료자Co-Therapist의 역할을 하기도 하고, 치료촉진자Facilitator의 역할을 하기도 한다. 치료동물의 역할과 책임을 명확히 정의하고, 이에 대한 적절한 보상과 지원이 이루어져야 한다. 따라서 치료도우미동물의 건강과 복지를 보장하기 위한 규정과 지침이 준수되어야 한다.

치료도우미동물 복지 향상을 위한 권장 사항으로 충분한 휴식과 정기적인 수의학적 검진을 통한 건강관리, 스트레스를 받지 않도록 환경을 조성해야 한다. 활동 중 치료도우미동물이 불안해하거나 스트레스를 받는 경우 즉시 중단하고 휴

식을 취하게 하는 등 심리적 안정을 취하도록 해야 한다. 치료도우미동물이 활동에 적합하도록 점진적 훈련을 제공하고 긍정적인 강화 방법을 사용하여 프로그램에 즐겁게 참여할 수 있도록 해야 한다. 또한 활동 중에는 동물의 안전을 최우선으로 고려하고 위험 요소를 사전에 제거해야 하며 동물의 신호와 반응을 주의 깊게 관찰하면서 대상자와 긍정적인 상호작용을 할 수 있도록 해야 한다. 이러한 권장 사항을 통해 동물매개치료 과정에서 치료도우미동물의 복지를 향상시킬 수 있으며, 동물과 사람 모두에게 긍정적인 경험을 제공할 수 있다. 동물매개치료 과정에서 동물복지를 향상하기 위한 권장 사항으로 〈표 1-12〉 내용들을 고려할 수 있다.

▲ 표 1-12 동물매개치료 과정에서 동물복지를 향상하기 위한 권장 사항

- 치료도우미동물을 선택하고 육성하는 과정에서 변화된 환경에 적응하고 극복하는데 스트레스를 받지 않도록 배려가 필요하며, 잘 계획된 교육을 제공하여야 한다.
- 치료도우미동물을 양육하고 훈련하는 과정에 훈련소에 보내는 것과 같이 낯선 환경에 보내지게 됨에 따라 느끼게 되는 사회적 유대감의 붕괴를 예측하고 이러한 스트레스를 경감시킬 수 있는 사전 배려가 있어야 한다.
- 야생동물 재활프로그램과 같은 예외적 상황이 아니라면 길들여지지 않은 동물들은 동물매개치료 프로그램 활동에 활용하지 않는다.
- 치료도우미동물은 임무를 수행하도록 적절히 준비될 수 있도록 발육단계에서부터 환경과 교육에 주의를 기울여야만 한다.
- 치료도우미동물의 교육을 위해 단시간적 훈련 방법이 아닌 동물복지 관점에서의 방법이 개발되어 적용되어야 한다.
- 동물매개치료 프로그램에 동물 친화적 장비와 시설이 계획되고 구축되어야 한다.
- 치료도우미동물의 최종 사용자인 동물매개심리상담사와 대상자에게 동물복지 관점에서 동물의 돌보기와 대하기에 대한 지속적인 교육 프로그램이 확산되어야 한다.

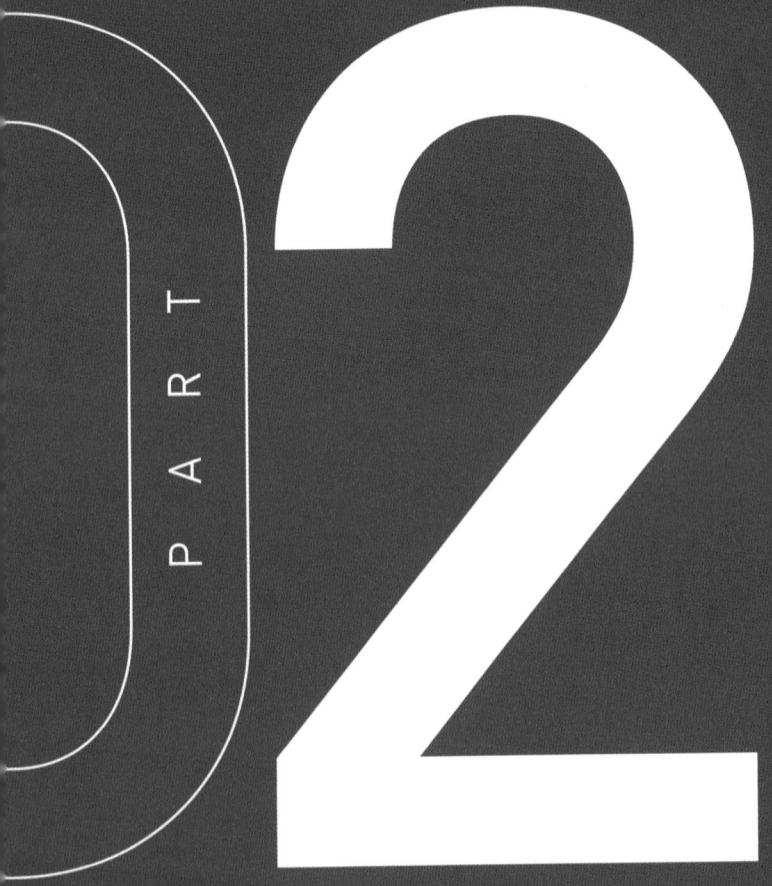

집단상담

집단상담 이해
집단상담의 정의
집단의 유형
집단의 형태
대상별 상담
집단상담 장점 및 한계점
집단상담사의 자질과 윤리

집단상담 과정
집단상담 계획
초기 단계
중기 단계
종결 단계
추수 단계

집단상담 효과 증진을 위한 기술 및 활동
집단변화 촉진
집단과정 기술
집단내용 기술

PART 02 집단상담

집단상담은 집단상담사가 집단역동에 근거하여 집단원들을 돕는 촉진적 집단의 과정으로 전문적 훈련을 받은 상담사가 집단에 참여한 구성원들의 문제를 예방하거나 해결을 돕는 집단과정이다.

집단상담이라는 용어는 1983년 앨런Allen이 고등학교에서 집단생활지도 과정이란 제목의 논문에서 집단생활지도라는 의미로 사용한 것이 처음이다. 지금은 집단심리치료와 집단상담이라는 용어가 개인들의 적응을 돕는 데 다소 중복적으로 사용되지만 집단심리치료가 증상을 치료하는 기능이 있다면, 집단상담은 치료와 교육의 기능이 있다. 대체로 개인상담과 치료에 비해 집단작업에서 집단상담사와 집단원들과의 관계는 훨씬 더 복잡한 양상으로 발달한다.

집단심리치료는 집단원들이 가진 심리적 문제를 치료하는 데 중점을 두어 사용되지만 집단상담은 예방, 발달과 성장, 치료를 모두 포괄하는 의미로 사용된다.

1 집단상담 이해

1) 집단상담의 정의

집단상담은 두 명 이상으로 구성된 모임에서 상호작용과 새로운 관계를 경험하고 이를 통해 자신을 되돌아보며 궁극적으로 더 나은 삶을 향해 노력하는 상담의 형태이다.

집단상담은 의식적 사고와 행동, 그리고 허용적 현실에 초점을 둔 정화, 상호신뢰, 돌봄, 이해, 수용 및 지지 등의 치료적 기능을 포함하는 하나의 역동적 대인간의 과정이다.

집단상담의 대상은 비교적 정상적 수준에 속하는 사람들이며 여기에서 주로 취급하는 문제는 성격 구조의 변화나 심한 정서적 문제가 아니라 개인의 정상적인 발달과업의 문제들 그리고 정상인의 태도와 행동 변화에 관한 것들이다.

집단상담의 상담사는 훈련받은 전문가이며 개인상담에서의 성공적 경험, 성격

이론에 대한 광범위한 이해, 집단역할에 대한 올바른 이해, 타인과의 의사소통 및 인간관계 형성 발전의 능력을 갖춘 사람이어야 한다. 또한 집단상담이란 태도와 행동을 변화시키려는 의도에서 그들 스스로와 그들의 조건들을 탐구, 조사하는 한 사람의 상담사와 몇 사람의 집단원들이 관련되는 하나의 대인 간의 과정으로 정의한다.

집단상담은 생활과정의 문제를 해결하고 보다 바람직한 성장 발달을 위해 전문적으로 훈련된 상담사의 지도와 집단원들과의 역동적인 상호교류를 통해 각자의 감정, 태도, 생가 및 행동양식 등을 남색, 이해하고 보다 성숙된 수준으로 향상시키는 과정이라고 정의되고 있다.

집단에 소속된 개인 사이에서 끊임없이 역동적인 상호교류를 하는 것이 특징이며, 이를 통해 집단상담은 각자의 대인 관계적인 감정과 반응 양식이 집중적으로 탐색, 명료화, 수정되고 그 결과가 확인되는 계속적인 절차와 과정으로 진행된다.

집단상담은 주로 집단원이 자의로 문제를 제기하고 다루며, 집단상담사는 이러한 분위기와 과정을 촉진하는 역할을 담당하면서 상담사에 의한 지도나 해석은 최대한 줄이는 것이 효율적이다. 집단상담의 주된 강조점은 치료보다는 성장과 적응에 주어지므로 이를 촉진하기 위해 상담집단의 분위기는 신뢰할 만하고 수용적이어야 한다.

즉, 의미 있는 성장과 행동 변화를 이루기 위해 집단원의 개별 속성에 상관없이 하나의 존엄성을 가진 인간으로 받아들이고 집단원 간에는 반드시 무조건적 상담을 해야 한다. 집단상담사가 집단상담을 효과적으로 운영하기 위해서는 인간의 성격과 변화에 대한 전반적 이해 및 집단역동에 관한 광범위한 이해, 그리고 타인과의 정확한 의사 및 감정 소통의 능력이 필요하므로 전문적인 훈련을 거쳐야 한다.

2) 집단의 유형

집단은 목표, 집단원들의 관심사, 상담사의 기법과 역할, 상담 주제 등에 따라 다양하게 나뉜다. 집단유형의 결정은 집단목적 설정이 선행되어야 한다(ASGW, 2000).

(1) 교육집단(educational group)

다양한 주제에 관한 정보제공을 통한 학습을 목적으로 제공되는 집단으로 주로 심리적 주제 또는 정신건강 관련 주제를 다룬다고 해서 심리교육집단psycho-educational groups으로도 불린다. 이 집단은 정서적으로나 인지적으로 크게 타격을 받지 않은 정신적인 관점에서 건강한 사람들로 구성되므로 혹시 모를 미래의 교육적·심리적 동요를 예방하는 목적을 가지고 상담을 진행한다.

교육집단의 집단상담사는 특별하게 교육자와 촉진자의 역할을 수행하여 집단원들에게 필요한 정보를 주고 그들 사이의 상호작용을 촉진한다. 교육집단의 회기 수나 회기 시간의 길이에 대해서도 일정한 공식이 없으며 교육집단은 특성상 학교수업과 유사한 형식으로 진행된다는 점에서 아동·청소년들이 적응하기 쉽다는 이점이 있다Greenberg, 2003.

(2) 성장집단(growth group)

성장집단은 비교적 짧은 기간에 다양한 집단체험을 원하거나, 자신에 대해 좀 더 알기를 원하거나, 잠재력 개발에 관심이 있는 사람들의 성장·발달을 촉진하기 위해 구성되는 집단이다.

성장집단의 목적은 집단원들이 잠재력을 개발하여 원하는 삶을 영위하고, 인간적 성장을 실현할 수 있도록 돕는 것이다. 성장집단의 참여자들은 안전한 분위기에서 집단의 치료적 힘을 체험하고, 자신을 정직하게 평가하여 참모습을 깨닫는 한편, 사고·감정·행동 변화를 통해 자존감 향상과 자기실현을 도모한다. 성장집단은 다양한 집단형태(예 T집단, 참만남집단, 인간관계훈련집단, 감수성훈련집단, 개인성장집단, 인간잠재력개발집단, 감각자각집단, 경험/체험집단 등)를 아우르는 명칭이다.

T집단

- 비교적 짧은 기간에 이루어지는 강력한 대인 상호작용을 통해 집단역동, 자기인식, 그리고 타인에 대한 민감성을 증진하는 소규모(8~20명)의 자기분석적 집단이다. T집단은 1946년 독일 출신 미국 사회심리학자 커트 르윈(Kurt Lewin, 1890~1947)이 장이론(Field theory)에 기초하여 로날드 리피트(Ronald Lippit)와 함께 창안했다. T집단은 T그룹 T-group 또는 훈련집단으로도 불리는데, 여기서 T는 'training in human relations', 즉 '인간관계훈련'의 약자다. T집단은 체험 중심의 집단활동과 과정을 통해 대인관계에서 감수성 또는 민감성을 높이는 한편, 효과적인 의사소통, 대인관계 증진과 능력 개발, 인간적 성장에 초점을 맞춘다. 이 집단의 참여자는 자신의 대인관계 유형, 남에게 보이는 자신의 반응과 자신에게 보이는 타인의 반응, 그리고 일반적인 집단행동에 관해 배우게 된다. 이 집단의 형태는 주로 조직사회에서 성공적으로 기능하는 데 필요한 대인관계기술을 강조한다.

참만남집단

- 1960년대 초 칼 로저스(Carl Roger, 1902~1987)를 중심으로 T집단 리더들이 창안한 것으로, 모든 장면에서 성장 기회를 제공하기 위한 훈련형태에서 발전된 집단이다. 참만남집단은 주로 소집단(8~18명) 형식의 비구조화 집단으로 진행되고, 지금 여기의 상호작용과 집단역동을 중시한다는 점에서 체험집단으로도 불린다. 이 집단은 솔직하고 의미 있는 만남이 강조되고, 대인관계에서 자기개방, 솔직성, 자각, 책임감, 감정표현에 가치를 둔다는 특징이 있다. 참만남집단의 목표는 집단원들의 사회적 기술 개발이 아니라, 일치성과 진정성 증진을 통해 자각 확장과 잠재력을 극대화하여 인간적 성장과 자기실현을 이루는 것이다. 감수성과 민감성을 기반으로 자신들의 생각과 감정을 솔직하게 표현함으로써 내면을 개방하고, 자신과 타인의 반응에 대한 깊은 알아차림과 통찰을 얻도록 격려된다. 이에 집단상담자는 치료자보다는 촉진자로서 집단원들 간의 상호작용을 촉진하는 역할을 담당한다.

(3) 상담집단(counseling group)

개인적, 교육적, 사회적, 직업적 문제에 초점을 맞추고 치료적인 목표 외에도 예방과 교육적인 목표를 설정하여 실천하는 유형이다. 상담집단에서 다뤄지는 주제로는 성 문제, 이혼과 재혼, 직업, 학습, 종교, 부모 역할, 인간 내면의 심리적 특성 등 다양한 것들이다.

상담집단은 보통 4~12명 정도로 구성되며, 대인관계와 문제해결 방법을 찾는 데 중점을 둔다. 또한 개개인의 잠재 능력을 발견하고, 성장하는 데 걸림돌이 되는 것들을 지혜롭게 이겨내는 방향을 찾는 데 초점을 맞춘다. 이러한 활동을 통해 집단상담사로부터 '지금-여기'에 초점을 맞추고 개인적인 목표를 설정할 수 있도록 도움을 받는다.

상담집단의 큰 장점 중 하나는 자기 자신을 그대로 인정받는 경험을 할 수 있다는 것이다. 공감과 지지를 받으며 자신을 인정받고 더 나아가 다른 이를 인정하는 체험을 할 수 있다.

(4) 치료집단(therapy group)

심각한 정서·행동 문제나 정신 장애를 치료하기 위한 목적으로 구성되어 입원이나 통원의 형태로 이루어진다. 상담집단과 치료집단의 차이를 설명하는 데 많은 논의가 끊이지 않고 있으나 통념적으로 집단 회기의 길이와 다루는 내용, 집단원들의 정신건강 수준에 따라 구분한다.

치료집단에서는 무의식적 요소와 과거사, 성격의 재구성에 중점을 둔다. 이런 심오하고 깊은 차원의 것을 주제로 삼아 상담기간이 다른 집단에 비해 길다. 이 집단에 주로 참여하는 구성원은 알코올 중독자, 심각한 정신장애자, 비행 청소년, 교도소에 수감된 사람, 섭식 장애자 등이다. 이들 또한 상담집단과 마찬가지로 인정과 격려, 지지를 받으면서 새로운 관계를 형성해 가고, 그 안에서 도움을 받아 더 나은 자신의 삶을 만들어 가는 데 도움을 받을 수 있다.

(5) 자조집단(self-help group)

스스로 돕는 집단으로 정신건강 전문가의 도움을 원하지 않거나 전문가들이 돕기에 한계가 있는 문제를 지닌 사람들을 위한 집단이다. 이러한 특성으로 인해 정신건강 전문가보다는 특정 문제를 이미 겪었거나 극복한 사람 또는 집단원들이 돌아가면서 집단의 리더 역할을 한다.

예를 들면, 지지집단의 원조인 알코올 중독자 익명집단Alcoholics Anonymous(AA)은 대부분 전문가 훈련을 받지 않은 리더가 이끌며, 자신의 단주경험을 공유하면서 역할을 분담한다. 집단원들은 얼마 전까지만 해도 자신들과 같은 처지에 있다가 온전한 삶을 영위하고 있는 사람을 만나 대화를 나누게 되면서 자신도 회복될 수 있다는 희망을 갖게 된다.

이처럼 자조집단의 치료적 요인에는 경험자의 증언이 중요한 기능을 한다. 이외에도 마약 중독, 성 중독, 섭식 문제, 체중 조절 등 특정 문제를 중심으로 조직되며, 공통된 사안으로 이루어진 공동체이므로 응집력이 높은 집단으로 발전하기 쉽다. 집단원들은 자신의 이야기를 솔직하게 꺼내놓고 나눔으로써 지지와 격려를 받으며 변화된 삶을 꿈꾼다.

3) 집단의 형태

집단의 구조와 형태에 따라 구소화, 비구조화/개방집단과 폐쇄집단/동질집단과 이질집단으로 나눌 수 있다.

(1) 구조화 집단, 비구조화 집단

집단상담은 그 과정을 촉진하기 위해 구조화되고 정형화된 프로그램이 사용되었는지의 여부에 따라 구조화 집단과 비구조화 집단으로 나눌 수 있다.

① 구조화 집단(structured group)

어떤 특정한 주제와 목표를 가지고 집단상담사가 주도적으로 이끌어 가는 형태로 집단의 목표, 과정, 내용, 절차 등을 체계적으로 구성되고 집단리더가 정해진 계획과 절차에 따라 진행하는 집단의 형태이다.

구조화 집단은 구조적 집단으로도 불린다. 구조화 집단은 초·중·고등학교에서는 물론 대학의 학생상담소 또는 시도 청소년 상담실에서도 널리 활용된다. 이 집단의 회기는 집단원의 연령에 따라 그 길이가 다르다. 중·고등학생 이상을 대상으로 하는 집단의 경우, 대체로 짧게는 4주에서 길게는 15주에 걸쳐 주당 2시간 정도의 회기를 갖는다. 반면, 초등학교 아동이나 주의집중 시간이 짧은 사람들로 구성된 집단은 회기당 30~45분 정도로 조정한다Jacobs et al., 2016.

② 비구조화 집단(unstructured group)

특정 주제를 갖기보다 집단구성원들이 자연스럽게 떠오르는 감정과 기억에 대해 솔직하게 나누어가는 과정중심 집단으로 사전에 정해진 활동은 없으며,

집단원 개개인의 경험과 관심을 토대로 상호작용함으로써 집단의 치료적 효과를 얻고자 하는 집단의 형태이다.

사전에 이미 활동 내용이 정해져 있는 구조화 집단에 비해 훨씬 폭넓은 자기 탐색에 효과적이며 T-집단, 참만남집단 등이 있다. 반면, 집단원들의 상호작용과 자기 탐색을 원활하게 촉진할 수 있는 능력과 임상경험을 겸비한 리더가 요구된다는 한계가 있다.

(2) 개방집단과 폐쇄집단

집단은 진행 과정에서 새로운 구성원들에게 개방되는지에 따라 개방집단과 폐쇄집단으로 나눌 수 있다.

① 개방집단

집단 회기가 진행되는 동안 기존의 집단원이 집단을 떠나거나 결원이 생기는 등 일정 규모의 인원변동이 생기는 경우 새로운 집단원을 충원하는 집단의 형태이다.

새로운 집단원의 아이디어나 자원을 활용할 수 있으며 다른 관점에서 피드백을 받을 수 있는 장점이 있다. 새로운 집단원의 참여로 집단 전체의 분위기를 조성할 수 있다. 그러나 집단의 분위기가 흐트러지기 쉽고, 집단원 간에 발달단계의 차이를 보이기 때문에 갈등을 초래하기 쉬워 응집력이 약해질 수 있다.

새로운 집단원이 들어오는 경우 집단에 제대로 참여하는 방법을 배울 수 있도록 오리엔테이션을 제공해야 하며 한 회기 내에 다룰 수 있는 문제에 초점을 맞추고 회기마다 회기 종결에 대한 느낌을 탐색할 수 있는 시간을 충분히 확보하도록 한다. 개방집단은 유치원 유아나 초등학교 저학년 집단 또는 장기적으로 운영되는 치료집단에 적합하다.

② 폐쇄집단

집단상담이 시작될 때의 참여자들로만 끝까지 운영되며 같은 집단원의 지속적인 유지로 인해 결속력이 매우 높다. 구성원의 결석이나 탈락이 집단의 부정적인 영향(새로운 집단원이 집단에 참여하게 되면, 집단상담사는 새로운 행동 패턴과 다소 다른 태도를 보여야 하는 상황, 기존의 집단원들과 신입 집단원 사이에 균형을 맞추기가 그리 쉽지 않음)을 미칠 수 있다.

새로운 정보의 유입이 이루어지지 않으므로 효율성이 떨어질 수 있으며 소수 의견이 집단의 논리에 의해 무시될 수 있는 단점이 있다.

폐쇄집단은 6개월 또는 그 이하의 기간 동안 모임을 지속하는 일종의 단기집단이 대부분이다. 집단기간을 6개월 이하로 제한하는 이유는 집단원 관리가 어렵기 때문이다. 즉, 집단원 중에는 중도 포기, 이사, 전근 등의 예상치 못한 일로 참여가 어려워지는 사람이 생기기 때문이다. 폐쇄집단을 장기적으로 운영할 수 있는 경우는 정신병원, 군부대 등에서 가능하다.

(3) 동질집단과 이질집단

집단은 구성원들의 인구통계학적 배경에 따라 동질집단과 이질집단으로 나뉜다.

① 동질집단

동질적인 사람들로 구성되거나 집단원들의 배경이 비슷하므로 결속, 응집력이 높다. 집단원들의 인구통계학적 배경(예 성별, 연령, 인종, 민족, 종교, 성장배경, 출신지역, 교육수준, 사회경제적 지위, 직업 등)이 유사하거나 특정한 목적(예 여성 직장인, 취업 준비 중인 대학생, 사회성이 부족한 청소년 등) 또는 변화 목표(예 체중 감소, 자아존중감 향상 등)가 있는 사람들로 구성된 집단을 말한다.

이질집단과 비교할 때, 동질집단은 더 넓은 범위에서 삶의 어려움(예 배우자 또는 자녀 상실 등), 임상적 상태(예 우울, PTSD 등)를 공유하려는 사람들로 구성되기도 한다. 이러한 이유에서 동질집단은 집단응집력이 조기에 높아지고, 비교적 즉각적으로 지지하게 되며, 참석률이 높은 편이고, 갈등이 적으며, 증상 완화가 조기에 이루어진다.

반면, 집단의 깊이가 다소 피상적이고 표면적인 수준에 머무르는 경향이 있어서 성격 재구성 같은 목표로 구성되는 집단치료에는 그리 효과적이지 않다.

② 이질집단

개인적, 경험적 배경, 학력, 연령 등 서로 배경이 다른 집단원들로 구성된 집단의 형태이다. 집단원들의 인구통계학적 배경과 특성이 서로 다른 사람들로 구성된 집단을 말한다.

이질집단은 구성원들의 서로 다른 배경과 특성으로 인해 갈등유발 가능성이 높고, 촉진작업이 더 어려울 수 있다. 이러한 이유로 집단원들 간의 공통분모를 끌어내고 다양한 배경과 어려움이 있는 집단원들을 연결하기 위한 추가적인 노력이 필요하다. 그러나 다른 한편으로 집단원들 간의 갈등은 집단역동을 강하게 불러일으켜서 역동적 상호작용을 촉진하는 효과가 있다.

이러한 점에서 이질집단은 갈등 해소를 통해 개인적 성장과 문제해결력을 증진할 수 있다는 이점이 있다. 집단원들이 서로의 유사성을 인식하는 것이 중요하다는 점을 고려할 때, 표면적인 차이가 있음에도 더 깊은 연관성을 찾게 하는 이질집단은 집단원들에게는 매우 강력한 경험이 될 수 있다.

4) 대상별 상담

각 연령 단계에 따른 사회, 정서, 인지, 신체에 대한 특징을 고려하여 집단상담을 진행하는 것이 중요하다. 아동, 청소년, 노인 대상별 상담으로 구분할 수 있으며 각 대상별 상담시 고려할 사항에 대해 설명하였다

(1) 아동 집단상담

아동들은 연령에 따라 집중시간이 다르기 때문에 나이가 어릴수록 집단의 크기가 작고 시간도 짧다. 장소는 다치거나 위험한 요인이 있는지 살펴보아야 한다. 촉진자보다는 지도자로서 집단을 이끌어야 한다.

아동은 어떠한 주제에 대한 토론할 준비가 되지 않은 채 집단에 참여하기 때문에 집단상담사는 아동의 수준(사회, 정서, 인지, 신체 등)에 맞는 자료를 충분히 수집하고 아동 전문가들에게 조언을 구하여 아동에게 알맞은 맞춤형 활동을 준비하여야 한다. 집단의 형식을 다양하고 다감각적으로 접근해야 한다. 놀이 및 활동, 짧고 구체적인 이야기, 인형 사용, 그림, 다양한 소품들을 활용하여 아동의 수준에 적합한 분위기를 조성하면서 접근하여야 한다.

더불어 비언어적 측면을 살펴보아야 한다. 언어적으로 표현이 미성숙한 아동들

에게는 비언어적 행동이 더욱 빈번하게 일어날 수 있다. 때문에 집단상담사는 집단원의 내면세계에서 일어나고 있는 비언어적 측면, 즉 신체 언어에 집중하며 살펴야 한다.

(2) 청소년 집단상담

청소년기의 집단은 성장과 발달을 돕는 활동이다. 이들은 아동기에서 성인기로 옮겨가는 과도기 상태로 불안정과 불균형으로 인한 심한 긴장과 혼란을 경험하게 된다. 특히, 이들은 교우관계, 외모와 자기상, 학업, 진로 및 진학, 자기존중감 등과 같이 주로 다른 또래 학생들과 관계되는 것으로 또래의 영향을 많이 받는다.

집단상담사는 청소년에 대해 호감을 가지고 정서적, 신체적, 관계적인 면에서 이해하고 접근하려는 노력과 그들의 가치를 받아들이고 존중하는 태도가 필요하다. 예를 들어 집단상담사가 자신의 생각과 의도를 어른처럼 명령하거나 주입하는 것이 아니라 솔직하게 표현하고 그 사실을 직면하는 태도를 보여 청소년 집단원도 자신을 솔직하게 개방하고 자신에게 당면한 문제에 직면하도록 돕는다. 집단상담사가 주도권을 가지고 집단을 이끌어야 한다. 청소년의 가치와 생각을 존중해 주는 범위 내에서 집단 운영의 주도권을 잡아야 한다. 집단의 주제에 맞는 활동, 소감 나누기, 과제 부여하기 등 진행 내용을 구조화하는 것이 필요하다. 그렇지 않으면 사소한 잡담으로 인해 활동이 진행되지 않을 수 있다. 재미있게 집단을 이끌어야 한다. 집단상담사의 열정, 유머 등으로 집단을 이끌어가야 한다. 또한, 다양한 도구와 매체를 적절하게 활용하여 청소년 집단원의 흥미를 끌 수 있어야 한다. 이들은 자발적이기보다 비자발적으로 집단상담에 참여하는 경우가 많기 때문이다.

(3) 노인 집단상담

노인이 되면서 개인적, 사회적으로 힘, 영향력이 줄어들고 이로 인해 낮은 자아존중감, 소외감, 고립감, 우울 등 부정적 정서를 경험할 가능성이 높으며 신체적, 정신적으로도 많이 약해져 있다. 따라서 직면보다는 격려와 지지가 더욱 필요하다. 이야기를 경청하며 수용과 존중감을 느낄 수 있도록 해야 한다.

집단구성은 운영 목적에 선발 기준이 달라질 수 있다. 노인의 연령이 높은 만큼 다양한 경력과 능력을 가지고 있어 새로운 학습, 경험, 심리적 어려움 등에 따라 대상의 선발에 주의를 기울여야 한다.

노인의 집단 크기는 보통 12명 정도가 적당하나 살아온 삶을 인정받고 싶어하는 경험의 양이 많기 때문에 회기의 길이도 60~90분 정도가 적절하다. 집단상담사는 긍정적이고 열정적인 에너지를 가져야 한다.

노인은 사회적 소외, 고립감, 과거에 대한 후회, 다가올 죽음 등으로 인해 에너지가 낮을 가능성이 많으므로 긍정적이고 낙천적인 태도로 대하는 것이 필요하다. 지나치게 죽음, 애도 등에 초점을 맞추기보다 행복, 건강 삶의 의미 등 노인의 다양한 욕구를 충족시킬 수 있는 주제를 찾는 것이 필요하다.

5) 집단상담 장점 및 한계점

(1) 장점

인간은 사회적인 동물로 사회적 관계를 끊임없이 맺어가고 다른 이들과의 상호작용이 지속적으로 이루어지는 인간의 삶을 볼 때 집단상담의 가치는 더욱 빛이 난다. 집단상담의 장점은 다음과 같다.

첫째, 집단상담은 경제적이고 효율적이다. 짧은 시간 안에 많은 이들이 상담 장면에 노출됨으로써 상담사의 시간과 노력이 절약되고 구성원도 짧은 시간과 적은 비용으로 큰 효과를 볼 수 있다. 특히, 학교 및 기업 등에서 폭넓게 활용할 수 있어서 실용적이다. 질적인 측면에서 살펴보면 집단상담은 여러 사람들과의 상호작용이 이루어짐으로써 서로의 사고, 행동, 생활양식을 탐색하고 그 안에서 인간적 성장의 틀을 만들 수 있는 여러 자원을 얻게 된다.

개인상담에서는 집단원가 일대일 상담을 하는 것이 부담스러울 수도 있으나 나와 비슷한 여러 사람과 함께 비슷한 주제로 대화를 나누면 마음을 더 쉽게 열 수 있고, 자신과 타인을 더 잘 이해할 수 있다. 이런 경험을 통해 소속감과 동료의식도 발전시킬 수 있다. 이것은 성인에게도 해당하지만 청소년들이 경험하면 상호작용하는 능력이 개발되어 발달성장에 큰 도움이 된다.

둘째, 집단상담은 실생활을 축소한 것과 같은 효과가 있다. 가족이 사회생활을 시작하기 위한 실험실이라면, 집단도 마찬가지이다. 밖에서 경험하는 것을 이곳에서도 경험함으로써 긍정적인 감정과 부정적인 감정을 다 느낄 수 있고, 새롭고 융통적이며 실생활에 필요한 대인관계 능력을 습득할 수 있다. 다른 구성원들과 상담사로부터 미래의 계획에 대한 격려와 지지를 받을 수 있고, 실천한 것에 대하여 여러 사람으로부터 평가와 조언을 받을 수 있기 때문이다.

셋째, 집단응집력을 통한 지지와 이해를 통한 격려이다. 아들러Alfred Adler(1870~1937)는 사회적 존재인 인간은 집단 속에서 서로에게 사회적 관심을 가져야 함을 강조하였다. 이처럼 집단상담사는 지지와 이해를 통해 격려하는 집단분위기를 유지하여 자신의 문제를 기꺼이 탐색할 수 있으며 지지적 집단분위기에서 새로운 행동을 실험해 볼 수도 있다. 집단원들은 격려를 바탕으로 그들이 획득한 통찰을 실생활에서 적용할 방법을 배울 수 있다.

넷째, 집단상담에 참여한 집단원들은 각자 독립된 주체로서 서로에게 다양한 자원과 관점의 원천으로 작동한다. 이에 집단원들은 정보를 공유하고 문제를 해결하고 개인적 가치를 탐구하고 공감대를 형성하는 과정에서 더 많은 관점과 자원을 제공할 수 있다. 또한, 집단원들이 격려적인 집단분위기에서 자신의 의견을 스스럼없이 표현하며 흥미롭고 가치 있는 경험을 할 수 있다.

(2) 한계점

집단상담과 치료는 그 특유의 혜택과 이점에도 불구하고, 누구에게나 최상의 선택이 아닐 수 있으며 다음과 같은 한계를 살펴볼 수 있다.

첫째, 비밀 보장에 대한 한계이다. 집단원들이 다른 곳에 가서 어떤 이의 개인적인 내용을 누설할 수 있기 때문이다. 상담에서는 비밀 보장이 중요하기 때문에 집단상담사는 지속적으로 비밀유지의 중요성을 강조해야 한다.

둘째, 한 개인 집단원에 대한 문제가 충분히 다뤄지지 않을 수도 있다. 여러 구성원과 함께 진행하다 보니 완벽하게 다루지 못하고 넘어가는 경우가 생긴다. 더욱이 지나치게 소극적이거나 내성적인 사람은 말을 한 마디도 못 하고 회기를 마치는 경우도 생길 수 있다. 이런 집단원은 집단상담보다는 개인 상담이 더 적절할 것이다.

셋째, 집단 압력을 받을 수 있다. 다른 이들이 말을 하면 자신도 무언가 말을 해야만 할 것 같은 압력을 받거나, 자신의 내면을 제대로 돌아보지 않은 상태에서 다른 구성원들의 피드백을 전적으로 받아들여 극단적인 선택을 하는 경우가 있을 수 있다.

6) 집단상담사의 자질과 윤리

집단상담사는 질 높은 상담서비스를 제공하는 과정에서 핵심적 지도력 즉, 역할과 잠재하는 윤리상의 문제들을 예상하고 실제적인 윤리 문제들에 효과적으로 대처해야 한다.

이 장에서는 집단상담사의 자질과 윤리 요소에 대해 종합적으로 이해하고 이를 체계적으로 인식할 수 있도록 집단상담사의 자질과 윤리에 대해 정리하였다.

(1) 집단상담사의 자질

① 전문적 자질

상담사가 상담 분야의 이론을 체계적으로 학습하고 훈련하여 자기 자신의 이론적 위치를 다져야 한다. 상담사에게 있어서 전문적 자질을 향상하는 길은 먼저 상담에 관한 자신의 이론적 틀을 개발하는 것이다.

상담에 대한 전문지식은 상담사가 집단원들이 겪고 있는 심리적 문제에 대하여 전체적으로 조망하는 능력을 키우고 이들에 대한 효과적인 개인 전략과 방법을 구사할 수 있게 한다. 이러한 전문지식과 인간에 대한 조망 능력은 집단상담사가 갖추어야 할 필수적인 지식과 능력이다. 또한, 집단상담사는 집단을 구성하는 능력과 더불어 집단의 목적을 제대로 달성하는 데 전문성을 발휘하여야 한다.

이를 위해서는 상담사가 먼저 개인상담과 집단상담에서 집단원 경험을 통하여 자신의 부족한 면을 통찰하고 성장하는 과정을 겪어야 한다. 따라서 집단상담사도 꾸준한 교육과 훈련을 통한 성장 과정을 거쳐야 한다.

② 인간적 자질

상담에 관한 이론적 지식과 실제적 기술만 지녔다고 하여 상담사의 자질을 모두 갖춘 것은 아니다. 효과적인 상담 관계의 발전에는 상담사의 사람됨이 크게 작용하기 때문에 상담사들은 바람직한 인간적 자질을 갖추어야 한다. 집단상담과 관련된 상담사의 인간적 자질을 ① 인간에 대한 선의와 관심 ② 자신에 대한 각성 ③ 용기 ④ 창조적 태도 ⑤ 끈기 ⑥ 유머감으로 요약하였다(이형득 외, 2002)

- 인간에 대한 선의와 관심: 상담사는 사람을 존경하고 신뢰하며, 그 나름으로의 가치를 인정해 줄 수 있어야 한다. 크게 상심하거나 절망에 빠진 집단원일수록 상담사의 온정과 관심은 더욱 더 필요하다.
- 자신에 대한 각성: 상담사는 자기 자신의 목표, 정체, 동기, 요구, 가치관, 느낌, 장점과 단점 등에 대하여 객관적으로 지각하고 있어야 한다. 상담사는 항상 새로운 삶의 경험과 여러 가지 삶의 방식에 대하여 개방적인 태도를 가짐으로써 자신에 대한 각성을 촉진시켜야 한다.
- 용기: 상담사는 실수나 실패의 가능성에도 불구하고 새로운 행동을 모험적으로 시도해 보는 용기 있는 사람이어야 한다. 때로는 옳은지 그른지 확실치 않은 일이라도 신념과 육감대로 감행해 볼 수 있어야 한다. 또한 상담사는 실수했거나 실패했을 때, 그리고 자신의 지각이나 육감이 부정확하다고 판명되었을 때 그것을 솔직히 인정하고 수정할 수 있는 용기를 가져야 한다.
- 창조적 태도: 상담사는 항상 참신한 정신과 태도로 집단원을 상대해야 한다. 끊임없이 새롭고 효과적인 방법을 고안하기 위하여 기존의 방법에 의문을 제기하고, 가능한 한 새로운 경험에 개방적이 되도록 힘써야 한다. 집단원의 부정적인 반응에 지나치게 민감할 필요가 없으며 어떠한 반응에도 한 차원 높은 입장에서 이를 수용한 후 생산적으로 이끌 수 있는 능력을 길러야 한다.
- 끈기: 상담 활동은 보람되고 즐거울 수도 있으나, 때로는 힘이 들고 고달프기도 하다. 상담사는 이와 같은 어려움을 능히 극복할 수 있는 심신의 힘을 길러야 한다.
- 유머감: 상담은 엄숙하고 힘든 경험이기도 하지만, 다른 한편 유머적 차원을 필요로 한다. 상담사는 상담 관계에서 단순히 고조된 긴장을 해소하기 위해서 가끔 웃음과 유머를 활용해야 한다. 장시간 심각한 문제를 다룬 후에 유머를 통하여 심신의 이완을 도모하는 것은 진정한 의미의 치료에 도움을 준다.

이상과 같이 상담에 있어서 상담사의 자질은 매우 중요한 위치를 차지하며 상담의 성공과 실패에 큰 영향을 줄 수 있다. 그러므로 바람직한 상담사가 되기를 바라는 사람은 이를 위하여 전문적 능력과 인간적 자질을 준비하여야 한다.

(2) 윤리

집단상담의 윤리는 집단상담사와 집단원과의 관계 속에서 지켜야 하는 질서나 규범, 관계에서 보여야 할 품행이나 행위의 기준 또는 규율, 집단원이 집단에 참여하면서 지켜야 할 규준, 집단을 구성하고 집단 진행 과정에서 지켜져야 할 규칙이다.

① 집단원을 위한 윤리

- 기본 권리: 집단에 참여하기 전에 알아야 할 정보로는 집단의 목적, 이론적 토대, 활동 내용, 규칙과 한계, 비용과 시간, 상담사의 자격, 집단 참여를 통해 얻을 수 있는 효과 등이 있다. 사전 면접이나 오리엔테이션에서 이러한 내용을 충분히 설명해서 집단에 대한 신뢰와 기대를 가지고 집단원 스스로 참여를 결정하게 하여 집단에 대한 책임감을 가지게 한다.

  집단원의 권리뿐만 아니라 집단 참여에서 지켜야 할 의무에 대해서도 알려야 할 필요가 있다. 집단원의 의무는 정기적인 집단 참석, 적극적인 자기개방, 피드백하기, 집단 참여의 목적 정하기, 집단과 집단원에 대한 비밀유지 등이 포함된다.

- 집단을 떠날 권리: 집단원은 집단의 목적이 사전 공지된 사실과 같지 않거나 기타 개인적인 이유로 집단을 떠날 수 있는 자유가 있다. 그러나 집단원의 특별한 이유 없이 중도에 집단에서 탈퇴하게 되면 집단응집력과 신뢰 형성에 어려움이 생길 수 있다. 따라서 사전에 중도 탈퇴의 과정에 대해 논의되어야 하고, 중도 탈퇴하는 집단원은 논의된 방법에 따라 다른 집단원과 집단상담사에게 해명할 수 있다.

- 집단의 압력으로부터 자유로울 권리: 집단원은 집단에서 존중받아야 하며 자기개방과 참여 등에 대한 과도한 강요나 압력을 받아서는 안 된다. 적절한 강요나 압력은 치료적인 요소로 작용할 수 있으나 감당하기 힘들 정도의

행동과 생각의 시도, 지나친 자기개방에 대한 강요, 부적절한 감정 노출, 반응과 정보 공유에 대한 압력을 받아서는 안 된다.
- 비밀유지에 관한 윤리: 비밀유지는 효율적인 집단상담을 위한 필수적인 핵심 윤리이다. 집단상담사는 사전 면접과 오리엔테이션에서 집단원들과 비밀누설의 위험성에 대해 충분히 논의하고 비밀유지의 중요성을 사전동의를 통해 알려 주어야 하며, 집단 진행 중에서도 이 문제를 가볍게 여기지 않도록 수시로 비밀유지의 중요성에 대해 강조할 책임이 있다.

  만약 집단원에 대한 비밀이 누설되어 발생할 수 있는 문제와 집단원이 겪게 될 괴로움과 피해를 최소화하기 위해 사전 면접에서부터 마지막 회기까지 집단상담사는 집단원의 비밀을 지키는 것에 책임감을 가지고 강조해야 한다.
- 집단 참여에 관한 윤리: 집단원은 집단 참여가 자신의 권리일 뿐 아니라 다소의 책임도 따른다는 사실을 알아야 한다. 이러한 책임들은 집단에 규칙적으로 참석하고, 자극받고, 위기를 가지고, 기꺼이 자신에 관해 이야기하고, 다른 사람들에게 피드백을 제공하고, 비밀을 유지하고, 자신이 필요로 하는 것이 무엇인지에 대해 요구하는 것 등이다.

② 집단상담사에 관한 윤리

윤리적인 집단상담사가 되는 것은 전문적인 윤리 규정을 알고 따르는 것이며 윤리적인 태도로 실무를 처리하는 것이다. 상담사는 상담을 시작하면서 자신의 전문기관의 윤리 지침을 해석하는 것과 그것을 특정한 상황에 적용하는 데는 최상의 윤리적 민감성이 요구된다는 것을 알게 될 것이다.
- 집단상담사의 윤리적 책임: 집단상담사의 윤리적 책임은 크게 집단원 보호에 대한 책임, 관계 경계 설정의 책임, 심리검사에 대한 책임, 훈련과 교육, 슈퍼비전에 대한 책임으로 나눌 수 있다.
- 집단상담사의 전문성: 집단상담사는 집단원들의 문제를 이해하고 해결하며, 집단원들의 성장과 발달을 돕기 위해 질적으로 높은 역량을 갖추는 것은 선행되어야 하는 필수사항이다. 여러 명을 한 집단 안에서 다루는 집단상담사가 상담 과정 중에 복잡한 세부 사항을 단순하게 생각하거나, 문제를 해결하고 이끌어 갈 적절한 역량을 갖추지 않으면 윤리적으로 심각한 문제를 일으킬 수 있기 때문이다.

2 집단상담 과정

집단상담은 집단원들이 원하는 목표를 달성하기 위해 집단상담사와 집단원들이 공동으로 노력하는 집과정이다. 집단상담사는 바람직한 방향으로 집단에서 집단원들을 변화시키기 위한 집단상담 목표를 설정하고 달성하기 위해 집단상담 과정에 참여한다. 학자들은 집단과정에서 일어나는 현상을 이해하고 효과적으로 발달시키기 위해 집단상담의 발달단계를 다양하게 제시해 왔다. 예를 들면 Napier와 Gershenfeld(1973)은 시작 단계, 맞닥뜨림을 향한 움직임의 단계, 정서와 과제의 연합을 통한 재평가 단계, 해결과 재순환의 단계로 구분하고 있으며, Corey, Corey, & Corey(2019)의 경우 초기 단계, 과도기 단계, 작업 단계, 종결 단계 등 네 단계로 구분하고 있다. 로저스Rogers(1970)는 참만남집단의 과정을 혼돈과 무질서, 사적 자기노출의 저항, 과거 느낌의 진술, 부정적 느낌의 표현, 개인에게 의미 있는 자료의 노출과 탐색, 집단 내에서의 즉시적 표현, 집단 내에서의 치료적 능력의 발달, 자기수용 및 변화의 시작, 가면의 파괴, 피드백 주고받기, 맞닥뜨림, 집단 밖에서의 조력 관계의 발달, 참만남, 긍정적 느낌과 친근감의 표현, 집단 내에서의 행동 변화라는 15단계로 나누고 있다.

본 장에서는 집단상담 과정에서 보편적으로 활용되어지는 집단상담 계획, 초기 단계, 중기 단계(과도적 단계, 작업 단계), 종결 단계 4단계로 나누어 설명하고 마지막으로 추수 상담에 대해 소개하였다.

1) 집단상담 계획

(1) 집단상담 계획

집단상담의 계획 단계에서는 집단상담의 목적과 목표를 수립하고 집단상담 운영 및 구체적인 활동들을 계획하며 이를 구체화시켜 명시한 계획서를 작성해야 한다. 집단을 성공적으로 이끌기 위해서 집단상담 시작 전에 이루어지는 것으로 시간을 투자하여 집단상담의 원리, 적용되는 상담이론, 실제적 고려(집단 회기, 시간, 모임 장소, 집단구성 인원, 선발방법 등)해야 할 것들에 대해 철저한 점검이 필요하다. 그리고 집단상담 실시에 앞서 집단원을 모집하기 위한 홍보와 집단원 선발, 사전 모임 등이 이루어진다.

① 집단상담의 목적과 목표 설정

집단상담을 계획하기 위해 상담사는 다양한 상담이론에 대한 지식을 바탕으로 집단을 통해서 달성하고자 하는 목적과 목표에 따라 적절한 이론과 기법을 선택해야 한다. 집단에 참여하는 개인은 서로 다른 목적이나 목표를 가지고 집단에 참여할 수 있기 때문에 집단의 목적을 분명히 밝히는 것이 집단의 성과에 효과적이다.

이때 목적은 집단상담을 통해 무엇을 이루고자 하는지에 가깝고, 목표는 목적 달성을 위해 세부적으로 해야 할 내용에 해당된다. 목적은 결과적으로 추구하는 것이며 목표는 목적을 달성하기 위한 세부적인 과정이다. 또한 집단의 목적을 분명하게 하는 것은 집단의 크기, 집단원의 자격, 회기 시간과 회기 횟수 등과 같은 세부적인 사항들을 더 쉽게 결정할 수 있다.

집단상담의 목표는 구체적이고 평가 가능하며 정해진 시간에 달성할 수 있는 것이어야 한다. 집단상담을 계획할 때 집단상담사는 집단원들이 집단상담에서 무엇을 가장 원하는지, 이를 달성하기 위해 어떻게 해야 하는지, 이 집단에서는 어떠한 주제를 다룰 것인지를 구체적이고 명확하게 다루는 것이 필요하다.

② 집단상담 운영 계획

집단상담 계획 시 집단 운영을 위해 구체적으로 집단상담의 실시 기간 및 회기 수, 회기 시간, 집단원의 수, 자격규정, 집단원 선발 기준 및 절차, 집단상담사의 자격이나, 누가 지도자가 될 것인가, 단독인가 공동인가, 집단이 시작된 뒤 신입 집단원을 받아들일 것인가, 집단원들은 집단상담을 위해 준비해야 할 사항은 없는가, 어떤 기본 규칙들을 어떤 방법으로 설정할 것인가 등의 여러 가지 사항을 고려하여 체계적으로 계획해야 한다.

- 회기의 길이와 빈도, 모임 시간: 집단상담사는 집단상담 소요시간, 회기, 즉 집단상담의 길이와 빈도, 횟수를 사전에 계획하는 것이 중요하다. 이상적인 집단 회기 시간은 집단유형과 집단원들의 흥미에 따라 달라질 수 있다. 집단 회기 시간이 너무 짧으면 집단에서 개인적인 문제를 다루기가 어려워지는 반면, 집단 회기 시간이 너무 길어지면 집단상담의 효율성이 떨어진다.

연령이 낮을수록 집단 회기 시간이 길면 상담의 효과가 떨어질 수 있다. 아동과 청소년은 짧은 기간 동안 자주 만나게 하는 것이 이들이 주의를 집중하기에 좋다. 기능 수준이 양호한 성인의 경우 매주 1회기 90~120분 정도가 적당하며 보통 12시간, 24시간, 48시간 동안 계속되기도 하며 정해진 기간동안 함께 지내며, 전적인 자기표출, 집약적인 상호 직면, 정서적인 몰입과 참여를 하기도 한다.

회기의 수는 학기의 기간, 집단상담사의 유용성, 집단원들의 욕구, 교육 정보의 양과 같은 것에 의해 정해진다. 문제의 심각성이나 목표에 따라 회기의 수가 증가할 수 있으며 때로는 불가피한 주위 여건 때문에 일정이 변경될 수도 있다.

- 집단의 크기: 상담집단의 크기를 결정하기 위해 집단의 목표와 집단원들에게 기대하는 몰입 정도를 고려해야 한다. 대체로 5~8명의 집단원이 바람직한 것으로 여겨지고 있으며 Yalom(2001)은 상호역동적인 치료집단을 위해 적절한 구성원의 수를 7~8명으로 제안하였다.

집단의 크기가 너무 적으면 집단원들의 상호교류 및 행동의 범위가 좁아져 집단 안에서 역동이 충분히 활용될 수 없다. 이와 반대로 집단의 크기가 너무 크면 집단상담사가 집단원 개개인에게 충분한 주의를 기울이지 못하게 될 수도 있으며 오히려 집단원들 간의 상호작용이 줄어들게 될 수 있다. 집단의 크기는 집단원들의 연령, 집단의 경험, 집단의 형태, 탐색될 문제 등에 의해 달라진다. 원만한 상호작용을 위해서 초등학교 저학년의 경우에는 4~5명 이하의 적은 수가 적당하지만, 성인의 경우에는 집단원 간의 상호작용이 활발히 일어나기에 충분할 정도로 많아야 한다.

- 상담 장소: 물리적 환경은 매우 중요하며, 활동에 집중할 수 있는 적당한 크기의 정돈된 장소가 좋다. 특히 사생활 보호가 필수적이므로 집단의 대화 내용이 들리지 않는 장소가 적합하다.

효과적인 작업이 이루어지기 위해서는 집단원이 원형으로 둥글게 앉을 수 있고 서로를 바라볼 수 있고, 자유로이 움직이며 자발적으로 신체적인 접촉을 할 수 있는 장소가 좋다.

- 집단의 구성: 집단의 구성은 집단의 목적과 목표에 의해 동질집단으로 구

성할지, 이질집단으로 구성할지 결정할 수 있다.

동질집단의 경우 집단 내의 친밀감이나 응집력, 목표 달성 등에서 효과를 나타낼 수 있다. 그러나 다양한 경험을 나누고 현실 검증의 기회를 가진다는 집단상담의 이점을 고려해 볼 때는 이질집단이 효과적일 수 있다. 이유로는 다양한 집단원으로의 구성은 일상의 현실을 반영하는 환경에서 다양한 사람에게 주어지는 피드백을 받을 수 있고, 이를 통해 새로운 행동을 실험하거나 대인관계 기술을 개발할 수 있기 때문이다. 하지만 일반적으로 어떤 특정한 욕구가 있는 특정 대상의 경우에는 이질적인 집단원보다 그 대상에 속하는 사람으로만 집단을 구성하는 것이 더 적절하다.

예를 들어, 사회성이 부족한 아동으로 구성된 집단의 경우, 외로움, 소외, 의미 거부, 자신감, 관계향상 등과 같이 이들의 발달단계에 맞는 문제에 초점을 둘 수 있다. 이러한 집단의 동질성은 집단응집력을 높이고, 이러한 응집력은 이들이 자신 삶의 위기에 대해 개방적이고 집중적으로 탐색하는 것을 가능하게 한다. 집단원들은 개인적인 부분으로 감춰 왔던 자신의 감정을 표현할 수 있게 되고, 자신이 처한 삶의 상황에서 다른 사람들과 연대감을 가질 수 있게 된다.

- 집단의 개방성 및 구조화: 집단을 폐쇄집단 또는 개방집단으로 할 것인가를 결정하는 것 또한 중요하다. 두 집단 모두 장단점이 있으므로 집단의 목적 및 목표 그리고 결과의 효율성에 맞춰 결정해야 한다.

집단의 구조화는 일반적으로 집단상담사가 통제하는 구조화 집단과 집단원들이 중심이 되는 비구조화 집단으로 나눌 수 있다. 집단원이 중심인 집단은 비조직적인 형태를 띠고, 집단상담사가 중심인 집단에서는 집단상담사가 사전에 정한 절차에 따라 지시적으로 진행되므로 고도의 조직성을 띤다. 비구조화 집단은 집단의 역동과 과정을 강조하고, 구조화 집단은 집단원이 당면한 과제나 어려움을 효과적으로 감소시키기 위한 구체적이고 제한된 목적에 초점을 맞춘다.

집단의 구조화는 집단의 목적과 대상에 따라 내용과 형식의 구조화 정도를 선택할 수 있다. 구조화 집단상담은 활동 내용의 선택과 실시방법 등에서 구체적인 계획이 필요하다.

- 평가 계획: 집단상담사는 집단상담을 계획할 때부터 집단상담을 통한 수립된 목표의 달성 및 집단상담의 효과성을 평가하기 위한 평가 계획을 수립해야만 한다. 무엇을 평가할 것인지, 누가 평가할 것인지, 언제 평가할 것인지, 어떠한 방법으로 평가할 것인지, 평가 결과는 어떻게 처리할 것인지에 대한 구체적인 계획이 필요하며, 이는 집단활동의 개선에 도움이 된다.

2) 초기 단계

보통 집단의 2~3회기를 말하며 방향설정, 관계 형성 및 탐색하기 단계라고 볼 수 있다. 이 단계에서는 상담집단에 대한 오리엔테이션, 집단응집력을 높이기 위한 관계 형성, 집단상담사 및 집단원들의 탐색이 이루어지는 시기이다.

(1) 목표 설정

집단의 초기 단계에서 전체적인 집단의 목적을 구조화하여 집단상담사는 집단원들이 열중하도록 의미 있는 목표를 발전시키고, 확인하고, 분명히 하도록 도와주어야 한다. 집단의 목표에는 과정적 목표와 개인적 목표가 있으며 과정적 목표는 집단원들이 그들 개인의 목표를 성취하기 위하여 상호작용하는 데 도움이 되는 목표이다. 즉, 집단원들이 어떻게 행동하면 집단이 활성화되고 신뢰 관계가 형성되어 깊이 있게 발달하겠는가에 관련된 것이다. 예를 들면, 지금-여기에 초점을 두기, 자신을 집단에 노출하기, 피드백 주고받기 등 집단 내에서나 밖에서 새로운 행동을 적용해 보는 것들이다.

(2) 집단상담사의 역할

집단상담사는 집단원을 조력하기 위해 그에게 전적으로 관심을 기울이고 있다는 것이 전달될 수 있도록 노력해야 하며 신뢰에 기초한 집단응집력 형성을 위해 개방적이며 정직한 태도로 임해야 한다. 집단원들이 호소하는 문제를 잘 경청해야 하며 집단원이 자신의 문제에 대해 이야기할 수 있도록 개방형 질문을 사용하여 문제 내용의 표현 및 심각성을 확인하여야 한다. 비판단적 자세로 집단원의 행동을 잘 관찰하고 경청하며 수용적인 태도, 집단구성원에게 관심을 기울이는 태도를 가져야 한다.

(3) 초기 단계의 촉진 전략

초기 단계의 촉진 전략으로 집단상담사에 의한 모델링, 탐색하기, 집단응집력 형성의 활용 등이 있다.

① 모델링

초기 단계에서 저항을 극복하는 가장 좋은 기법으로 집단상담사에 의한 모델링을 들 수 있다. 집단상담사는 자신의 감정을 솔직하게 말하거나 집단원들에 대한 깊은 관심을 표현함으로써 집단에 대한 진지한 태도와 집단원들에 대한 깊은 관심을 전달하여 모델이 될 수 있다. 집단원으로부터 저항을 경험하고 있을 때에 그들을 비난하지 않고 반응함으로써 집단원들에게 모범을 보일 수 있다. 또한 집단상담사는 저항이 집단상담사에게 어떤 영향을 미치는가에 대해 말할 수 있으며 집단원으로 하여금 현재 그들이 경험하고 있는 것을 말하도록 권유할 수 있다. 모델링은 집단의 상호작용 과정에서 자신의 감정을 표현하는 방법과 적절하게 반응하는 방법을 학습시키는 집단 초기에 유용한 방법이다.

② 탐색하기

집단상담사는 탐색하기를 통해 집단원의 동기 목적 및 문제파악에 힘써야 한다. 집단상담사와 집단원들의 신뢰 관계를 바탕으로 집단원들 각자가 지닌 문제의 본질을 정확하게 파악하도록 탐색하게 한다. 집단상담사는 내용의 재진술이나 바꾸어 말하기, 감정의 반영, 내용과 감정에 함께 반응하기 등을 통해 집단원의 마음을 읽어 줄 수 있어야 한다. 또한 집단원의 자기노출의 노력을 격려하여 한다. 이러한 과정을 통해 집단구성원은 자신의 현재 문제와 비합리적 생각, 부적절한 정서, 자기 파괴적 행동의 관계 형성 등을 자각할 수 있게 된다.

③ 집단 응집성의 형성

지속적인 집단의 발달을 위해서 신뢰감의 형성은 매우 중요한데 집단 응집성은 집단원들이 집단에 남아 있도록 하는 모든 힘의 합 또는 집단원들이 느끼는 집단의 매력이다. 초기 단계에서는 서로 어색하고 낯설기 때문에 어느 정도만 자기를 개방한다. 그래서 진정한 의미의 응집성은 대체로 갈등을 경험하고 고통을 함께 나눈 뒤에 형성된다.

초기 단계의 집단 응집성은 시간의 흐름에 따라 저절로 형성되는 것이 아니라 자발적 참여, 시간 엄수, 상호 신뢰나 보살핌을 위한 노력 등을 통해 차츰 형성된다. 집단원들은 집단에서 따뜻함이나 편안함, 소속감을 느끼고 집단을 가치 있게 여기며, 다른 집단원들로부터 자신의 가치를 인정받고 무조건적 수용과 지지를 받는다. 집단 응집력은 집단원들이 피할 수 없는 위험을 감수할 수 있게 하고, 정화가 일어나도록 하며, 개인 내적 및 대인 관계상의 문제를 탐구할 수 있게 해 주는 치료적 환경과 힘을 제공한다.

초기단계에서 이루어져야 하는 내용(Weiner, 1984)

- 걱정 다루기
  상담을 시작하는 집단상담사나 집단원들은 앞으로 자신에게 전개될 것들에 대해 불안해하거나 걱정하기 마련이며 집단구성원들의 걱정을 잘 파악하여 대처할 수 있도록 한다.
- 집단원들의 목표와 계약 검토하기
  각자 자신이 원하는 목표를 달성하고자 계약을 맺고 집단에 참여하게 된다. 첫 집단 회기에서 집단상담의 목표를 재진술해서 집단원들이 원하는 목표와 부합하는지를 확인하도록 하는 게 필요하다.
- 집단규칙을 보다 명료하게 구체화하기
  집단 첫 회기에 구성원들이 지켜야 할 집단규칙을 함께 논의할 수 있다. 집단상담사는 집단상담의 목표를 달성하기 위해 상담집단이 어떻게 진행되는지에 대한 전반적인 계획과 함께 그러한 목표 달성을 위해 집단상담의 주체인 집단상담사와 집단원들이 함께 따라야 할 규칙이 있음을 알려야 한다. 집단의 규칙은 가능하면 명료하고 구체적이며 긍정적 방식으로 진술하는 것이 효과적이며 집단규칙은 대체적으로 비밀 보장, 집단을 떠날 권리, 집단원의 자신의 문제를 다룰 권리, 집단에서는 해서는 안 될 행동(예 흡연, 신체적, 언어적 폭력 등), 서로에 대한 배려 및 존중 등이 있을 수 있다.
- 한계 설정하기
  상담집단이 운영되는 가운데 집단원들은 자유롭게 표현할 수 있는 허용의 기회를 주었다면 반드시 집단의 규칙과 함께 집단구성원이 자신의 권리를 유지하고 주장하기 위한 전제조건으로 일정한 한계 내에서 행동할 것을 규정하는 경계선을 설정하는 것이 필요하다. 예를 들어 집단의 규칙을 3회 이상 지키지 않았을 경우 집단에 참여할 수 없다 등이 있을 수 있다.

- 집단원들 간의 긍정적 교류 촉진
  성공적인 집단을 운영하기 위해서는 초기 단계에서 집단원들 간의 신뢰로운 분위기가 필요하며 긍정적 교류가 촉진되어져 개방적으로 서로를 공유하는 집단 응집력의 형성이 중요하다.

3) 중기 단계

(1) 과도적 단계

이 단계에서는 작업 단계로 진행되기 전 과도기를 경험하게 된다. 집단원들은 자신의 불안, 방어, 갈등, 집단 참여에 대한 양가적 감정을 드러내고 다루게 된다. 초기 단계에서 신뢰감과 응집성이 형성되고 난 후에 과도기를 맞이하면 집단원들은 서로 간의 신뢰가 바탕이 되어 이전에 표현하기 어려웠던 감정, 생각, 행동들의 표현이 가능하다. 불안과 저항으로 인해 집단원들 사이에 갈등이 일어나고, 때로는 집단원과 집단상담사 간에 갈등이 일어난다. 이때 집단상담사는 집단원의 말과 행동을 신뢰하고 수용하여 격려해 주는 태도와 반응 보여야 하며 집단원들의 부정적 감정을 표현하는 방법과 갈등 상황을 정확하게 인식하고 직면하여 해결하는 것을 습득하도록 도와야 한다.

과도적 단계 특징

- 불안
  과도기에는 집단원들이 불안 수준이 매우 높은 때이다. 불안의 근원은 개인 내부에서 비롯될 수도 있고 집단과정에서 비롯될 수도 있다. 어떤 집단의 경우 집단과정에서 발생하는 일들이 내적 긴장을 증가시키면서 불안 수준이 높아지기도 하며 다른 사람의 경우 집단원들과 관계가 가까워지면서 다른 사람에게 자신이 어떻게 보일지, 거절당하지는 않을까 등에 대한 생각들이 불안을 야기시킬 수 있다. 하지만 이런 불안은 집단원들이 다른 참여자나 상담사에 대해 충분히 신뢰감을 느끼면서 자신을 개방하는 데에 대한 불안을 감소시킬 수 있다.
- 방어와 저항 표출
  집단원들은 저항에 대해 표출할 수 있다. 집단원들은 부담감과 불안감을 경험하게 되어 자신을 방어하고, 예상되는 상처를 피하기 위해 저항을 표출하게 되는데 이러한 저항은 침묵이나 어색한 웃음 등 방어기제를 사용하거나 자기개방을 주저하고 안전한 문제나 집단 밖의 이야기를 함으로써 자신은 도움을 받을 문제가 없는 것처럼 행동하는 것으로 나타난다. 이러한 저항은 자신이나 다른 사람들이 개인적인 문제나 고통스러운 감정을 탐색하지 못하게 방해하는 행동으로 볼 수 있다. 저항을 다루는 방법은 일단 저항을 존중하며 저항적인 집단원에게 제재를 가하기보다 저항의 근원을 탐색하도록 해야 한다.

- 갈등

집단원들은 상담집단에 익숙해지면 일종의 가면을 벗고 본래의 모습을 드러내며, 집단상담사에게 도전하거나 집단원들을 판단하고 비난하며 경쟁적이고 갈등적인 모습을 보이기도 한다. 하지만 집단 내에서 갈등이 발생할 때 상담사나 집단원들은 그 갈등을 해결하기 위해 충분한 시간을 가지기보다 그것을 피하고 싶어한다. 갈등이란 집단을 포함한 모든 관계에서 피할 수 없는 것이고 오히려 그것을 피하려는 태도 자체가 잘못된 결과를 초래하는 경우가 많다. 갈등이 충분히 탐색되지 않았을 때 집단원들은 방어적 행동, 적개심, 우회적으로 말하기, 신뢰감의 결여와 같은 반응을 보인다. 만약 갈등이 표현되었을 때 집단상담사는 이러한 표현을 가로막지 말고 그것을 통해서 집단원들이 마음속에 가진 생각과 감정을 좀 더 직접적으로 표현하도록 도울 수 있다. 집단상담사와 집단원들이 공동작업에 의해 갈등을 해결하게 되면 집단 응집성이 강해지는 효과를 볼 수 있다.

- 전이와 역전이 다루기

집단상담사가 스스로 해결되지 않은 문제를 가졌을 때 집단원들의 문제행동을 초래할 수 있다. 이러한 상호작용은 전이와 역전이로 표현되며 집단상담사, 집단원들의 과거에 경험한 대인관계에서 비롯된다. 집단상황에서는 잠재적으로 많은 전이들이 존재한다. 집단원들은 집단상담사 뿐 아니라 다른 집단원에게 자신의 감정을 투사할 수 있다. 이런 감정이 생산적으로 탐색되면 집단원들은 자신이 얼마나 과거의 관계 패턴을 고수해 왔는지 자각할 수 있게 된다.

- 집단상담사에 대한 도전

어떤 집단원들은 이 시기에 집단상담사의 권위와 능력을 도전을 통해 시험한다. 집단상담자가 역할을 제대로 하지 않는다. 너무 권위적이다, 리더십이 없다 등의 이유를 들며 집단상담사에게 실망감을 표현하고 공격하고 집단의 목적과 효과에 대해 의문을 제기하기도 한다. 이때 집단상담사는 불쾌감이나 분노를 경험할 수 있다. 특히 초심자의 경우에는 자신이 집단에서 유능함을 나타내고 필요한 인물이어야 한다는 생각 때문에 집단원들의 도전에 방어적인 태도를 보일 수 있다. 또 자신의 불안을 억제하고 부정적인 감정을 다루지 못한 채 집단에서 위축되거나 분노를 다른 집단원들에게 돌리며 전이 반응을 할 가능성도 있다. 이러한 상황에서 집단상담사는 방어적인 태도를 지양하고 집단원이 도전하고 불만을 표현하는 것을 허용하고 직접 다루어서 집단원의 비판에 개방적인 태도와 반응의 모범을 보이고 생산적으로 처리하는 기회로 삼아야 한다.

① 목표

과도기 단계의 가장 큰 집단 발달목표는 저항과 갈등을 잘 처리하는 것이다. 이를 통해 집단원들은 안전과 능력에 대한 신뢰감을 확보하고 보다 고차원적인 응집성을 형성하도록 도와야 한다.

② 집단상담사의 역할

집단상담사는 이 단계에서 집단원의 자기 탐색을 통해 자신의 문제에 대한 본질에 대한 통찰 및 이해로 이끌어야 하며 그렇게 하기 위해서는 집단원이 문제의 원인이 된 자신의 생각, 행동, 감정의 책임이 자신에게 있고 이것을 변화시킬 책임도 자신에게 있다는 것을 깨닫도록 도와야 한다.

이를 촉진하기 위해서는 공감, 직면, 해석 등의 기법을 활용하여 집단원이 경험을 통해 이해할 수 있도록 과거나 미래의 미해결된 일에 대해 현재에서 다루어지게 하여야 한다.

③ 과도기 단계의 촉진 전략

과도기 단계의 촉진 전략으로는 저항의 처리, 자연스러운 갈등 촉진, 집단원들의 모험 시도를 독려하고, 적절한 해석을 사용하며 통제를 유지하고 비언어 행동에도 적극적으로 반응하는 것 등이 있다. 다음은 과도기 단계의 촉진 전략에 대한 설명이다.

- 저항의 처리: 저항은 자연스러운 반응으로 이해되고 존중되어야 하며 집단상담사는 집단원의 저항의 이면에 포함된 그 사람의 방어기제, 불안, 자신의 신념이나 과거 경험이 존재하기 때문에 저항을 다루는 것은 이면의 깊은 곳을 다룰 수 있는 중요한 기회가 될 수 있다. 이에 집단원이 자신의 저항을 인정하고 처리할 수 있는 격려와 집단의 개방적인 분위기를 조성해야 한다.

  저항을 처리할 때는 지금-여기에서 일어나고 있는 저항 행동 및 상호작용을 허용하고 촉진하며 객관적으로 인식하게 돕는다. 직접적으로 감정을 표현하고 새롭게 알게 된 것을 나눌 기회를 갖고 대안 행동 및 긍정적 상호작용이 증진되도록 한다.

  저항을 치료적으로 다룰 수 있는 가장 좋은 방법은 집단원의 저항적 행동에서 집단상담사가 관찰하고 있는 바를 그에게 그대로 기술하고 집단원의 저항적 행동 때문에 집단상담사가 어떠한 영향을 받고 있는지 알려 주는 것이다. 이런 방식을 사용함으로써 집단상담사는 집단원의 행동이 원래 그가 성취하려고 했던 원래의 목적을 달성하고 있는지 깨닫게 하는 기회를 줄 수 있다.

- 갈등 촉진: 집단상담 과정에서 일어나는 갈등은 순기능적 갈등과 역기능적 갈등으로 나눌 수 있다. 순기능적 갈등은 잘 다루면 집단 발달에 도움을 주기 때문에 자유롭게 표현되도록 촉진해야 하고, 역기능적 갈등은 집단 발달을 저해하는 요인으로 최대한 억제되어야 한다.

 집단원의 본래 모습이 드러나면서 개인적 성격 특성이나 고유의 상호작용 양식, 방어기제 등이 표현되어 갈등을 야기하는 것은 순기능적 갈등이라고 할 수 있다. 이것은 치료적으로 의미 있는 사건이며 이에 대한 촉진이 잘 될 경우에 자기 자각, 자기 이해, 행동의 선택, 감정의 조절 등이 이루어지고 행동 양식을 변화시킬 기회가 된다. 반면, 집단원 간에 힘겨루기도 의미 있는 사건인데, 이를 통해 집단원간 갈등과 역기능적 상호작용들을 점검하고 대안적 경험을 하거나 행동을 배울 수 있는 계기가 된다.

 역기능적 갈등이란 상담사의 부적절한 프로그램 구성, 사전 준비 부족, 역기능적 개입, 사후 관리 부족 등으로 인해 겪게 되는 것들을 의미한다. 역기능적 개입에는 지나친 통제나 방임, 폐쇄 질문, 이중 질문, 지나친 자기 노출이나 자기 과시, 투사적 공감, 무식함, 이른 해석, 비난, 경멸, 위협적 언어, 차별, 비윤리성, 둔감성, 불안 행동 등이 있다. 이들은 최대한 억제되어야 하나 이미 생겼다면 터놓고 불편함을 충분히 표현하게 하여 해결해야 한다. 갈등이 건설적으로 다루어지면 집단원들 그들 간의 관계가 강력해져서 서로 솔직한 상호작용이 오갈 수 있다.

- 집단원들의 모험 시도 독려: 적극적인 모험 시도는 깊은 수준의 자기 탐색으로 이어지고 새로운 행동을 시도해 볼 수 있는 기회를 제공하기 때문에 집단의 발달에 긍정적인 영향을 미칠 수 있다. 분노 감정을 표현하지 못하는 집단원이 적절하게 분노를 표현하는 모험을 시도하고 수용되는 경험을 한다면 적절한 분노 감정을 표현하는 것이 위험하거나 파괴적이지 않다는

점을 배울 것이다.
- 갈등의 중재: 집단상담사는 집단에서 일어난 갈등을 중재할 때 갈등에 관련된 집단원 각자의 입장에서 심정을 반영하고, 의사소통 내용을 재진술, 명료화하며 서로 공통적이거나 일치하는 부분은 연결시켜 주어야 한다. 갈등이 외부로 표출되었을 때 집단상담사는 이런 집단원이 가진 생각과 감정을 좀 더 직접적으로 표현하도록 돕는 것이 필요하다.

(2) 작업 단계

집단을 위해 계획했던 개인 및 집단의 목표 달성을 위해 가장 많은 시간을 보내는 단계이다. 집단원들의 집단의 상호 간 신뢰를 바탕으로 생산적인 활동이 이루어지는 단계로 가장 많은 통찰과 행동의 변화가 시도된다. 작업 단계에서는 집단원들이 자기의 감정을 개방하여 충분히 이해받고 수용받는 경험을 하면서 감정의 정화가 일어난다.

비효과적인 행동 패턴에 대해서는 효과적인 피드백과 직면이 필요하며 바람직한 대안 행동이 탐색되고 시도되어야 한다. 집단상담사는 집단원의 문제를 지금-여기에서의 문제로 전환하여 피드백을 활성화하고 문제행동에 대해서 적극적으로 직면시킬 필요가 있다.

① 목표

불안정한 초기 단계와 저항과 갈등의 과도기 단계를 거친 후 작업 단계에 이르면 집단원들은 상담시간에 자신이 꺼내 놓는 중요한 문제들을 집중적으로 탐색하며 집단내의 역동성에 주의를 기울여야 한다.

② 집단상담사의 역할

작업 단계의 핵심은 문제해결을 위한 실행이다. 집단 응집력과 신뢰로운 집단분위기 속에서 집단원들 간의 긍정적이고 생산적인 피드백이 이루어지도록 한다. 집단원이 집단 회기에서 현재 느끼고 행동하는 것에 대해 직접적으로 서로에게 피드백을 주고받는다. 집단원이 시도한 행동결과의 성패보다는 시도에 초점을 두고 끊임없이 그를 격려해 주는 것이 필요하다.

작업 단계의 특징

- 높은 응집성

  집단원들에게 응집성 경험은 점차 집단원 내부로 통합되면서 내재화되어 집단으로부터 받은 지지 경험은 세상에 대한 신뢰감과 자기존중감의 일부로 통합되어 나간다. 작업 단계에서의 집단원들은 집단 초기부터 집단원들 사이에 형성되어 온 깊은 신뢰감을 바탕으로 서로에 대해 지지와 격려를 아끼지 않게 되며 집단원들은 실제로도 다른 사람들로부터 진정으로 지지받고 있음을 느끼게 된다. 이러한 신뢰감은 집단원들이 자기 자신을 있는 그대로 수용할 수 있게 하는 한편, 자신을 기꺼이 개방하게 하는 원동력이 되어 문제행동 변화를 촉진한다.

- 높은 생산성

  작업 단계는 집단원 모두가 집단 목적을 달성하기 위해 책임을 공유하며, 집단에 적극적으로 참여한다는 특징을 갖고 있다. 집단 목표를 성취하기 위해 집단 규범을 적극적으로 실천한다. 작업 단계를 지나면서 집단원들이나 집단상담사 사이의 갈등이 인식되고, 논의를 통해 이를 해결하는 경험을 가진 집단원들은 여러 집단원과의 상호작용에 익숙해지면서 갈등을 다루는 법을 터득하게 된다. 집단원들은 서로 다른 생각과 견해를 가질 수 있다는 점을 인정하는 동시에 이로써 발생하는 갈등을 직면을 통해 적극적으로 해결하려고 노력한다. 집단에서 습득한 새로운 행동을 실생활에 적용해 보는 한편, 변화와 성장의 가능성을 깨닫게 됨으로써 집단원들의 희망은 자연스럽게 고조되는 특징이 있다.

③ 작업 단계의 촉진 전략

본 단계에서 집단상담사는 집단원이 자신을 더 깊이 탐색하고 특정 행동의 원인을 이해할 수 있도록 적절한 때에 해석해 주며, 피드백을 활성화하여 집단원들을 변화시키기 위한 노력을 해야 한다.

명료하게 정리하고, 적절하고 생산적인 직면을 통해 집단원들의 자기 탐색의 깊이와 강도를 높이고, 집단원들이 바라는 목표에 초점을 맞추도록 도와야 한다. 또한 새로운 행동을 습득하고자 기꺼이 모험하고자 하는 집단원들을 위해 지지와 격려를 보냄으로써 집단에서 습득한 새로운 행동을 일상생활에서도 실천할 수 있게 해야 한다.

- 피드백의 활성화: 작업 단계에서 집단원들은 자발적인 자기개방을 통해 다른 사람의 피드백을 받고 싶어 한다. 피드백은 즉시성, 즉 지금-여기에 초점을 두고 직접적인 상호작용 방식을 기초로 이루어진다.

효과적으로 피드백하기 위해서는 분명하고 직접적인 태도로 구체적 행동에 대해 비판적이지 않은 방식으로 말해야 한다. 집단 내의 통제, 권위, 상호 간 갈등이 주요 소재가 되며 깊은 수준까지 탐색할 수 있는 단서를 제공한다. 효과적인 피드백을 위해 분명하고 직접적인 태도로 말하는 간결한 피드백, 집단원이 자신에게 어떤 영향을 미치는지에 대해 알려주는 피드백, 집단에서 나타나는 특정한 행동에 대한 피드백, 적절한 시기에 비판적이지 않은 방식의 피드백이 제공되어야 한다.

따라서 작업 단계에서 집단상담사는 적질한 피드백의 모델을 제공하고 집단원늘 상호 간의 피드백을 격려하고 강화하여 활성화해야 한다.

- 문제행동에 대한 직면: 효과적인 직면은 활발한 집단활동의 기본 요소다. 신중한 직면은 집단원들이 자신의 말과 행동의 차이를 알게 하고, 자신의 자원 및 잠재력을 인식하게 하며 깨달음을 행동으로 옮기는 방법을 터득하게 한다. 그리고 집단상담에서 배운 것을 일상생활의 문제에 적용하는 데 도움이 되게 한다.

- 자기개방과 감정의 정화: 자기개방은 목표와 욕심, 기대와 두려움, 즐거움과 고통, 강함과 약함, 개인적 경험, 고민하는 문제들을 드러내는 것을 수반한다. 집단원들은 자기개방을 통해 보다 깊은 자아 인식을 하게 된다. 자기개방을 한 집단원은 보다 상세하고 통합된 자아상을 발전시키며 자신이 남들에게 미치는 영향력을 인식한다. 일반적으로 집단원들 간에 보편적인 주제에 대해 이야기를 나누면 집단 응집력이 증가한다. 예를 들면, 한 집단원이 버림받는 것에 대한 두려운 감정을 개방하여 비슷한 경험을 한 집단원들 사이에서 보편적인 경험으로 수용받게 되면 집단의 응집성이 커진다. 더불어 집단원 개인은 자신의 부정적인 감정에서 자유로워지는 치료 효과를 얻게 된다.

이처럼 표출되지 못했던 감정이 집단에서 표출되어 다루어지고 공감을 얻으면서 감정을 억누르는 데 쓰였던 에너지를 분출하여 감정의 정화catharsis가 일어나고 신체적·정신적 해방감을 느끼게 된다. 하지만 주의해야 할 것으로 집단원들의 과잉 노출이나 개방, 과잉 주장, 과잉 도전 등 나중에 후회할 수 있는 자기개방과 지나친 도전은 원하지 않는 정신적 피해

나 심각한 갈등을 유발할 수도 있으므로 준비되지 않은 상태에서 압력에 의해 자기개방을 하지 않도록 해야 한다.
- 의미의 해석: 정화 후에는 그러한 감정 또는 경험이 갖는 의미를 인지적으로 이해하는 작업이 뒤따라야 한다.
- 역기능적인 행동 패턴의 탐색과 수용: 집단원은 문제를 만들어 내는 역기능적인 행동 패턴에 대해서 탐색해야 한다. 주로 타인이나 환경을 탓해 왔다면 문제의 초점을 자기 쪽으로 돌려서 스스로의 행동을 탐색해 보아야 한다. 이때 효과적인 피드백이나 직면이 역기능적인 행동 패턴을 탐색하는 것에 도움이 된다.

사람들은 자신의 변화를 원하고 더 나아지기를 원하면서도 누군가로부터 자신의 문제행동에 대해 지적받거나 평가받는 것을 두려워하고 회피한다. 따라서 집단상담사는 문제행동에 대한 피드백을 지지적인 분위기 속에서 진실한 관심의 표현으로 받아들일 수 있도록 해야 한다. 그러기 위해 집단원이 피드백을 할 때 다른 집단원의 행동을 관찰한 것에 대한 자신의 느낌과 반응으로 표현할 수 있도록 도와야 한다.

4) 종결 단계

집단의 종결 단계는 집단경험을 통해 변화되고 학습한 것들을 총체적으로 정리하고, 공고히 하며, 일상생활에 보다 효율적으로 적용할 수 있도록 돕는다는 점에서 매우 중요한 시기다. 또한, 이제까지 배운 것들을 종합해서 통합적으로 일상생활에 연결하고 확장하는 방법을 다루게 된다.

(1) 종결 단계 목표

집단상담 과정을 마무리하는 것으로 집단상담사와 집단원들이 설정한 계획에 따라 상담목표가 만족스럽게 달성되었는지에 대해 상호 동의가 이루어지는 단계이다.

집단경험 검토 및 요약하기, 집단원들의 성장과 변화 평가하기, 미해결 과제 처리하기, 일상생활에 변화 적용하기, 피드백 제공하기, 이별 다루기, 계속된 문제해결을 위해 계획하기 등의 목표를 가질 수 있다(Jasobs, Masson, & Harvill, 2009).

(2) 집단상담사의 역할

집단의 목표가 달성되었는지를 확인하는 것과 미해결과제를 해결할 수 있도록 조력하며 집단구성원의 변화된 상태에 대한 피드백을 제공해야 한다. 집단원의 특성을 고려하여 세심한 배려를 바탕으로 종결을 준비해야 한다.

종결 단계의 특징

- 복합적 감정
  집단원들이 집단을 떠나야 하는 데서 오는 분리감 또는 상실감을 경험하는 시기로 분리감이나 상실감을 완전히 완화시킬 수는 없을지라도, 감정에 초점을 맞추고 이를 확인·탐색해야 한다. 분리감이나 상실감 외에도 집단원들은 전형적으로 집단에서 습득한 새로운 행동을 실생활에 잘 적용할 수 있을 것인가에 대한 의구심과 두려움을 가질 수 있다. 집단경험을 통해 얻은 것에 대한 성취감과 새로운 삶에 대한 기대감 등과 긍정적인 감정과 부정적인 감정이 뒤섞이면서 집단원들은 혼란을 경험한다. 집단상담사는 집단원들이 집단에서 성취한 인식과 사고의 변화, 그리고 새로운 행동을 실생활에 적용하는 데 용기를 잃지 않도록 지지와 격려를 아끼지 않아야 한다.

(3) 종결 단계의 촉진 전략

집단원들이 집단에서 그동안 배웠던 것들을 일상생활에 적용할 수 있는 방법들을 생각해 보고, 아직 완결되지 않은 작업들이 무엇인지 검토하고, 이별과 관련된 느낌을 토로하는 것 등이 중요하다. 또한 추수 면담을 통해 새로운 신념과 행동을 스스로 강화해 나갈수 있는 방법을 모색하도록 해야 한다.

① 행동 변화의 실습 및 배운 것에 대한 실천

집단상담을 통해 새로운 행동을 실습하고, 집단 밖에서도 그리고 종결 후에도 그런 작업을 계속하도록 격려한다.

집단상담은 집단원에게 개인적 변화의 시작이므로 집단상담사의 가장 중요한 역할 중 하나는 집단원으로 하여금 배운 것을 행동으로 옮기도록 도와 주어야 한다.

② 피드백 주고받기

집단상담 내내 집단원들은 피드백을 주고받는데 그것은 타인에 대한 자신의 실험적 행동을 평가하는 데 도움이 된다. 집단을 통해 배운 것, 분리에 대한 감정, 중요한 핵심 갈등, 작업 결과 변화의 방향, 각 집단원에 대한 느낌과 생각을 묻고 피드백을 준다. 긍정적 피드백뿐 아니라 걱정 등과 같은 부정적 감정 또한 표현하게 한다. 그리고 상담 후반기의 피드백은 유익해야 하며 마무리 지을 기회를 주어야 한다.

종결 단계는 집단을 마무리하는 단계이므로 긍정적인 것에 초점을 맞추어 집단과정에서 성취한 것에 대해 구체적인 것에 대해 피드백하는 것이 도움이 된다.

③ 이별 감정과 미해결 과제 다루기

집단원들은 분리에 대한 불안이나 두려움을 느낄 수 있고 집단 내에서 느꼈던 신뢰감이나 편안함을 바깥에서는 느끼지 못할 것이라고 느낄 수도 있다. 이 시기에 상담사가 해야 할 중요한 일은 현재 느끼는 감정은 집단상담에 열심히 참여한 결과임을 확인시키는 것이 필요하다.

이별의 아쉬움을 공유하는 한편, 종결은 집단 안에서 학습한 대안 행동을 집단 밖에서 실행하는 새로운 시작이라는 점을 일깨워서 새로이 시도할 행동에 대한 희망을 가지게 하는 것이 필요하다. 또한 집단원 상호 간에 부정적인 감정을 가지고 있는지 개인적인 문제해결을 마무리하지 못해서 아쉬운 사람이 없는지 확인하여 미해결 과제를 효과적으로 취급하여 집단원이 홀가분하게 집단을 떠날 수 있도록 도와야 한다.

5) 추수 단계

상담이 끝나고 약 3개월에서 6개월 후에 갖는 추수 모임은 매우 중요한 의미를 갖는다. 추수 상담 시간에는 상담이 끝난 후로 그들이 계속 직면했던 어려움을 이야기하고 아울러 상담하는 동안 겪었던 가장 긍정적 경험을 잊지 않기 위해 어떻게 했는지에 대해 다룰 수 있다. 또한 집단상담에서의 경험과 관련된 생각 및 감정을 표현하고 작업할 기회를 갖는다. 자신에 대한 새로운 깨달음을 외부 세계와의 관계에도 적용했는지, 했다면 어떻게 했는지도 이야기한다.

물론 추수 상담이 늘 가능한 것은 아니다. 추수 상담을 못 할 경우, 집단에 대한 집단원들의 생각과 집단상담이 그들의 삶에 미친 영향력을 평가하는 간단한 설문지를 보낸다. 또는 개인적으로 추후 면담을 가질 수도 있다. 추수 상담은 집단원이나 집단상담사 모두에게 도움이 된다. 집단원에게는 상담이 끝난 후 다시 작업할 기회를 주고 집단상담사에게는 자신이 이끈 집단이 얼마나 효과적이었는지 평가할 수 있는 귀중한 정보를 준다.

3 집단상담 효과 증진을 위한 기술 및 활동

집단상담사는 상담집단의 목표 달성을 위해 집단원들이 원하는 변화에 대한 믿음을 바탕으로 유연성을 갖고 적절한 집단상담 기술 즉, 집단변화 촉진, 집단과정 기술, 집단내용 기술을 시기적절하게 사용해야 한다.

1) 집단변화 촉진

집단상담을 통해 집단원의 심리적 안녕과 긍정적 방향으로의 변화를 촉진하기 위한 집단상담자의 기술로 집단의 생산적 변화를 촉진하는 분위기를 조성할 수 있다. 집단변화 촉진을 위한 기술을 집단상담자가 사용함으로써 집단원들이 배우고 활용하여 집단상담의 변화를 적극적으로 촉진시킬 수 있다.

(1) 적극적 경청

경청이란 여러 가지 단서들에 주의를 기울이며 열심히 듣고 이해하고 노력하고 있음을 표현하는 것이다. 적극적 경청은 부드러운 시선 접촉, 말하는 사람을 향해 기울인 자세, 고개를 끄덕이는 것과 같은 적절한 동적 반응, 미소와 같은 얼굴표정 등을 포함한다.

이는 소통하는 사람과의 따뜻한 관계를 더욱 조장하고 이 사람과 무언가 통하고 있다는 느낌을 갖게한다. 방어적 태도를 완화시키고 진솔하게 자신의 의사를 표현할 수 있게 해준다.

집단상담에서 경청방법을 사용하면 집단원은 비판받거나 무시당할 거라는 두려움을 느끼지 않게 되어 자기 생각을 솔직히 표현할 수 있게 되고 나아가서는 자기가 이야기하는 것이 무척 가치 있는 일이라고 느끼게 된다.

적극적 경청의 단계
- 1단계: 주의를 끄는 단계
  표정, 목소리, 어투를 통해 경청할 준비가 되어있음을 보여줌
- 2단계: 경청의 단계
  - 듣고, 관찰하고 격려하고 기억하기

- 언어적 요소와 비언어적 요소를 동시에 사용
  예 네 그렇군요 → 언어적, 고개를 끄덕이거나 눈을 맞추거나 상대방 쪽으로 몸 기울이기 → 비언어적
- 3단계: 반응하는 단계
  - 상대방이 말한 것을 이해하고 있다는 것을 보여줌
  - 반영하기(친구가 너의 마음을 몰라줘서 화가 났구나), 요약하기

(2) 공감적 반응과 이해

공감은 타인의 정서를 경험하고 함께 느끼는 것이며 공감을 통해 도움을 받은 상대방이 느끼는 기쁨, 행복과 같은 긍정적 정서를 함께 느낄 수 있게 한다. 아주 어린 아기도 다른 아이가 울면 따라 우는 것에서 볼 수 있듯이 공감은 인간이 생물학적으로 가지고 태어난 속성 중 하나로 보기도 한다. 자신이 직접 경험하지 않고도 다른 사람의 감정을 거의 같은 내용과 수준으로 이해하는 것으로 상대방의 관점에서 세상을 바라보는 것을 말한다.

상대방을 공감적으로 이해하기 위해서는 자신의 선입견이나 편견을 버리고 상대방을 바라볼 수 있어야 한다. 이처럼 공감적으로 이해한다는 것은 상대방이 말하는 바의 의미를 정확하게 이해하는 것이다. 또한 집단원을 공감적으로 이해하고 있음이 전달되면 집단원은 자신이 이해받고 있다는 느낌을 갖게 되며 집단상담자를 보다 신뢰하게 되어 자신을 깊이 드러내 보이게 된다.

공감적 이해는 집단원의 언어와 미묘한 비언어적 메시지를 종합해서 집단원의 입장에서 생각해 본 후, 집단원의 생각이나 느낌을 가장 잘 나타내는 단어를 선택하여 그 단어로 이야기한 후 이에 대한 느낌을 말하는 것이다.

"~라고 느끼는군요." "당신의 느낌은 ~하겠군요." 등으로 말해 준다. 공감적 반응은 집단원들에게 수용적인 느낌과 신뢰로운 느낌을 주고 이해받고 있다는 안도감, 편안함 속에서 더 깊은 자기 탐색과 자기 노출의 용기를 가지도록 하며 다른 집단원들의 피드백을 쉽게 수용할 수 있게 한다. 또한 서로 다른 의견으로 인해 감정적인 충돌이 일어나거나 상처를 주고받을 때 집단상담사는 각자의 입장을 충분히 고려하고 이해하는 태도를 보여야 한다.

(3) 초점 맞추기

집단에서 집단원의 표현이 혼돈되거나 산만하고 내용이 모호할 때 집단에서 논의되고 있는 대화의 주제에 초점을 맞추는 것이다.

초점 맞추기 종류에는 초점 유지, 초점 이동, 초점 심화 등으로 구분할 수 있는데 집단상담 과정에서 초점이 흐려졌을 때 적절하게 사용할 수 있다. 예를 들어 설명하면 다음과 같다. 집단상담사는 "○○가 자신의 이야기를 끝낼 때까지 계속 진행할까요?, 새로운 이야기를 하기 전에 이 주제를 마무리 해 봅시다(초점 유지), 이제 새로운 주제로 옮겨 가겠습니다(초점 이동)," "여러분, 지금 이야기하는 내용에 대해 곰곰이 생각해 보세요. 여러분이 친구들과 다투는 상황에서 어떠한 패턴이 있는지 좀 더 살펴보며 이야기 나누어 볼까요?(초점 심화)"

(4) 지지와 격려하기

집단과정에서 지지와 격려는 집단원이 새로운 환경에 적응하도록 그의 의견에 힘을 실어 주거나 용기나 의욕이 솟아나도록 북돋워 주는 기술을 말한다.

새로운 환경을 접하게 되는 집단원들이 불안하여 표현을 억제하거나 자신의 행동에 자신감을 느끼지 못할 때 집단상담사는 지지와 격려를 통해 편안하고 안전한 분위기를 조성한다.

집단원들이 개인적인 고민의 개방을 검토하면서 저항 및 방어 태도를 보이거나 스스로 바람직하지 못한 행동을 제거해 보려고 노력할 때 지지와 격려가 필요하다. 하지만 지나치게 빠른 지지와 격려가 이루어진 경우 집단원이 자신의 감정과 내면에 대한 탐색을 중단할 수 있으므로 주의가 필요하다. 예를 들어 설명하면 집단상담원이 "○○님은 자신과 관련된 모든 일들에 대해 책임을 자신이 가져야 하는 것이 많이 힘들고 이런 자신을 못 마땅해 하는 것처럼 보이네요. 이야기 중간중간 ○○님의 두려움이 느껴지네요. 하지만 우리는 비판하지 않고 ○○님의 이야기를 듣고 있어요. 걱정하지 말고 원하는 대로 이야기하면 좋겠네요."

(5) 적극적 참여 유도하기

적극적 참여 유도하기는 집단원이 원하는 목적을 달성할 수 있도록 집단에 적극적으로 참여하도록 유도하는 것을 말한다.

집단원들 간의 의사소통의 장애 요소를 제거하며 집단원들이 더 개방적인 자세로 자신을 표현하도록 유도한다. 안전하고 수용적이며 신뢰적인 분위기를 조성하는데 힘쓰며 초청 혹은 도전을 통해 가능한 많은 집단원을 참여시킨다. 예를 들어 순서대로 돌아가기, 상대방 초대하기, 손들기 등의 비언어적인 방법 등을 사용할 수 있다. "○○님을 중심으로 시계 방향으로 돌아가며 이야기를 나눠 볼까요?", 또는 "경험에 대해 먼저 이야기하고 싶은 사람이 있으면 손을 들어주세요."

2) 집단과정 기술

집단의 진행과정에 대한 반응과 지금-여기의 상호작용을 촉진하기 위해 사용되는 언어적·비언어적 행동을 말하며 집단상담자는 연결하기, 차단하기, 피드백 등의 기술을 토대로 지금-여기의 상호작용을 촉진시킬 수 있다.

(1) 질문

질문은 집단원으로부터 필요한 정보를 얻기 위한 목적과 집단원의 마음을 탐색하기 위한 질문, 집단원의 말을 정확하게 이해하기 위한 질문, 대화의 실마리를 풀기 위한 질문 그리고 치료 개입수단으로써 질문의 목적이 있다.

특히 '왜'라는 질문은 따지거나 추궁하는 느낌을 줄 수 있어 부담감 및 거부감을 줄 수 있다. 따라서 목적과 의도에 맞는 질문을 하는 것이 필요하다.

> **질문의 여러 가지 기술(김계현, 2002; 천성문 외, 2019)**
> - 개방형 질문과 폐쇄형 질문
>   개방형 질문이란 자유롭게 응답할 수 있는 질문의 형태로 응답의 범위가 다양하게 나올 수 있다. 폐쇄형 질문은 응답이 비교적 제한된 질문의 형태이다. 따라서 응답의 범위가 좁고 제한된 응답이 나올 수 있다.
>   예를 들어 "오늘 시험이 끝나니 기분이 어떠니?"(개방형 질문), "시험이 끝나니 기분이 홀가분하니?"(패쇄형 질문) 어떤 유형이 좋다고 말할 수는 없지만 개병형 질문이 좀 더 폭 넓고 다양한 응답을 얻을 수 있다.

- 왜라는 질문과 대안적 질문
  '왜'라는 질문은 상담에서 논란이 되고 있다. 이유는 이러한 질문이 책임 추궁이나 비난, 비판의 의미로도 사용되기 때문이다. "왜 그렇게 생각하나요?"(왜라는 질문), "그렇게 생각하는 이유가 있나요?"(대안적 질문) 대안적 질문(무엇을, 어떻게)으로 활용하여 집단원이 거부감 없이 편안하게 이야기할 수 있도록 한다.
- 이중 질문
  두 가지 질문을 동시에 하는 경우이다. 이중 질문은 집단원로 하여금 양자택일하게 함으로써 반응의 범위를 극히 제한하고 어떤 경우에는 두 질문 중 어느 쪽에 답변해야 할지 모르게 만든다. "대학 진학을 할거니?, 취업을 할거니?", "공부 할거야? 아님 잘거야?"
- 척도로 하는 질문
  숫자의 마력을 이용하여 집단원에게 자신의 문제, 문제의 우선순위, 성공에 대한 태도, 정서적 친밀도, 자아존중감, 치료에 대한 확신, 변화를 위해 투자할 수 있는 노력, 진행에 관한 평가 등의 수준을 수치로 표현하도록 하는 방법이다. 이러한 척도질문을 통하여 상담사는 집단원의 문제해결에 대한 태도를 보다 정확하게 알아볼 수 있으며 집단원의 변화과정을 격려하고 강화해 주는 구체적인 정보를 얻을 수 있을 뿐 아니라 복잡한 문제를 명료화 할 수 있다. "불안(우울, 스트레스 등)함의 정도는 어느 정도일까요? 숫자로 말해 보세요. 불안함의 정도가 크면 10점 그렇지 않으면 0점이라고 한다면 당신의 불안한 마음은 몇 점이나 될까요?"라고 질문할 수 있다.

(2) 침묵개입

침묵 이면에 숨겨진 의미를 탐색할 수 있도록 촉진한다. 집단상담사가 집단원의 침묵 행동을 조장할 수도 있으므로 집단상담사 자신을 탐색해 본다. 다른 집단원이 침묵하는 집단원에 대해 비난하거나 공격적인 태도를 취하지 않도록 개입한다.

(3) 집단원과 연결하기

연결하기는 한 집단원의 말과 행동을 다른 집단원의 관심과 관련지어 주는 통찰력에 관한 기술이다. 집단원들이 제기하는 여러 가지 문제와 관련된 정보나 자료들을 서로 연결시키며 집단원 간의 상호작용과 응집력을 촉진한다. 집단원이 자신의 문제를 다른 각도에서 보게 하여 문제의 진정한 원인이나 해결책을 찾는 데 도움을 줄 수 있다. 이때 "집단에서 ~처럼 느끼는 사람이 있습니까?" 같은 질문을 통해 연결 짓기를 촉진할 수도 있다.

(4) 문제행동 차단하기

집단원이 집단의 목적에 도움이 되지 않고 바람직하지 못한 행동을 할 때(공격, 비난 등), 집단상담사가 집단원의 바람직하지 못한 행동을 제한하기 위해서 사용하는 기술을 말한다. 이때 집단원의 인격 자체를 비난하거나 공격하지 않고 그의 비생산적인 행동만을 제한해야 한다. 집단상담사의 솔직한 심정을 밝히고 때때로 과감한 직면은 이들이 성장할 수 있는 계기를 마련할 수 있도록 돕는다. 집단원의 제한되어야 할 행동으로는 '지나치게 질문만 계속하는 경우, 제 3자에 대해 비난하는 경우, 집단 외부의 이야기를 길게 늘어 놓는 경우, 다른 집단원의 사적인 비밀에 대해 알아내고자 지나치게 강요할 때' 등이 있다. 예를 들어 설명하면 집단상담사가 "A님 지금 이렇게 다른 사람이 이야기를 하는데 갑자기 주제를 다른 쪽으로 바꾸시네요. B님의 이야기가 아직 안 끝났고 아직 감정을 다 이야기 하지 못했는데 주제를 다른 쪽으로 돌리면 B님의 마음이 살펴지네요. B님의 이야기를 좀 더 듣고 A님의 이야기를 들을게요."

(5) 피드백하기

집단상담 과정에서 집단원의 행동에 대해 집단상담사가 그들의 강점 또는 비생산적인 사고나 문제행동을 밖으로 드러내어 언어적 혹은 비언어적 행동으로 솔직히 되돌려 주는 것이다.

집단상담사가 이 방법을 잘 사용하게 되면, 집단원의 특정 행동의 변화에 도움을 줄 뿐만 아니라, 어떻게 피드백을 주고받는지에 대한 모델링 역할도 할 수 있게 된다.

피드백을 효과적으로 활용하기 위해서는 구체적으로 관찰 가능한 행동에 대하여 그 행동이 일어난 직후에 주어져야 하며 변화 가능한 행동에 대해서만, 그리고 집단원이 받아들일 준비가 되어 있어야 한다. 한 사람에게서 온 피드백보다 여러 사람에게서 온 피드백이 더욱 의미 있으므로 다른 집단원이 동참할 수 있도록 해야 한다.

3) 집단내용 기술

집단상담 시 집단원들이 가지고 있는 갈등의 심층에 깔려있는 원인을 발견하고 이러한 것들을 집단상담자가 기술적으로 표면화시킴으로써 집단원들이 가능한 해결책을 모색할 수 있도록 도울 수 있다. 집단 안에서 이루어지는 의사소통 내용을 의미 있게 다루기 위해 집단상담자는 전문적인 기술을 적절하게 사용하여 집단원의 성장과 발달을 촉진시킬 수 있다.

(1) 명료화하기

명료화는 집단원의 모호하거나 불분명한 진술을 그 집단원 스스로 좀 더 인식할 수 있도록 도우며 혼란스럽고 갈등이 되는 느낌을 가려내어 분명히 해주는 기술이다. 이때는 질문, 재질문, 다른 집단원들을 활용하여 명료화하는 방법 등의 기법을 이용할 수 있다. "~라고 말한 것은 구체적으로 무엇을 뜻하나요?", "~에 대해서 좀 더 자세하게 말해 줄 수 있을까요?", 방금 언급한 감정이 구체적으로 무엇을 의미하는 것이죠?" 등의 질문을 통해 명료화를 도울 수 있다.

재진술은 집단원이 진술한 내용을 집단상담사가 다른 동일한 말로 바꾸어 명료화하는 것으로 주로 집단원에 관한 정보를 함축적으로 되돌려 줌으로써 집단원이 자신이 한 말의 내용에 주의를 기울이도록 한다. 집단원이 얘기한 내용 중 핵심 사항을 집단상담사의 말로 바꾸어 "~상황이시군요." " ~일이 있으셨군요." " ~생각을 하고 계시는군요." 등의 반응을 보이는 것이다. 이때 집단상담사는 집단원이 말한 것을 그대로 되풀이하는 것이 아닌 말의 내용 뒤에 숨어 있는 느낌을 함께 이해하고 있다는 사실을 알려 줘야 한다.

(2) 감정 반영하기

감정 반영은 집단원의 감정을 읽어 주는 것으로 집단원이 전달하고자 하는 메시지의 본질을 스스로 인식할 수 있게 반응하는 기술을 말한다. 집단상담사는 감정 반영을 통해 집단원의 말 이면에 숨어 있는 감정이나 느낌을 알 수 있도록 하고, 말하고 있는 집단원의 감정을 이해하며 그 사람과 의사소통을 꾀한다. 반영은 주의력, 관심, 이해, 존중에 영향을 받는다. 감정 반영을 통해 집단원은 자신의 내적 경험에 접촉하게 되고 막혀 있던 감정이 점차 흐르면서 정서적인 카타르시스가 일어난다. 예를 들어 "○○님은 지난밤 꿈으로 인해 정말 많이 놀랐나 보군요.", "남편이 아이를 돌보지 않아 많이 화가 나셨나 보군요." "친한 친구가 하나도 없어 많이 외롭구나", "지금 어머니 이야기를 하면서 화가 났었나 봐요." 집단원의 감정접촉을 독려하기 위한 핵심적인 상담의 기술이다.

(3) 요약하기

집단상담사가 집단원의 생각이나 감정을 그가 한 이야기 등을 전체적으로 묶어 간략하게 정리하는 것이다. 집단원들은 이야기의 핵심을 제대로 파악하지 못하거나 전체적인 집단과정에서 방향을 제대로 잡지 못하고 방황할 때 집단상담사는 요약의 기술을 사용하여 집단의 과정을 도울 수 있다. 다른 주제로 넘어가기 전에 앞의 주제에 대한 요약이 이루어지면 주제의 연결이 원활하며 집단원들의 이해도를 높일 수 있다. 한 회기의 집단상담이 끝날 때 마지막으로 그날 집단의 전체활동 내용이나 과정을 요약할 수 있다. "집단상담을 마치기 전에 오늘 여러분이 경험한 것에 대해 이야기를 나눠 보죠."

(4) 직면하기

집단원이 이전에 한 말과 지금 하는 말이 불일치할 때, 말과 행동이 불일치할 때, 스스로가 자신에 대해 인식하는 것과 다른 사람이 인식하는 것이 불일치할 때, 말과 정서적 반응에 차이가 있을 때, 집단 전체가 서로의 변화를 촉진하기보다 방관하고 있을 때 직면하기를 활용할 수 있다.

직면은 어떠한 일이나 사물을 직접 당하거나 접하는 것을 말하는데 집단과정에서 직면 기술은 집단원 스스로 자기 자신에 대해 정직하게 볼 수 있도록 집단원들을 독려하는 기술을 말하며 집단원의 불일치한 행동이나 모순을 직면시킴으로써 자기 이해를 돕고 문제의 원인을 찾도록 할 수 있다. 예를 들어 언행불일치에 대한 직면 "지난 상담에 A는 B에게 돈을 빌렸고 C한테는 대신 숙제를 해 달라고 한적이 있었는데 오늘은 남에게 누가 되는 일은 하지 못하는 성격이라고 말을 하네요. 전에 한 행동과 지금 한 말 간에 좀 거리가 있는 것 같네요." 화제회피에 대한 직면 "오랫동안 지겹게 부부싸움을 하시던 아버지와 어머니가 이혼하게 되었는데 거기에 대해 아무말이 없네요. 무슨 생각이 있을 것 같은데요."

(5) 해석하기

해석은 집단원이 표면적으로 표현하거나 인식한 것 이면에 숨겨진 문제를 제대로 파악할 수 있도록 행동, 사고, 감정에 대해 새로운 의미를 부여하거나 새롭게 설명하는 것을 말한다.

해석의 목적은 통찰을 촉진하고 집단원의 감정을 확인하고 경험하는 것이다. 자기통제력을 향상시켜 집단원이 자신의 행위에 대해 책임을 지도록 한다.

적절한 해석을 위해서는 먼저, 집단원을 충분히 공감·반영함으로써 신뢰감을 형성하고 그의 비언어적인 반응을 관찰하여 진정으로 자신의 행동이나 문제를 이해하고 숨은 동기나 원인을 알고 싶어 하는지, 해석을 받아들일 준비가 되었는지 확인해야 한다.

memo

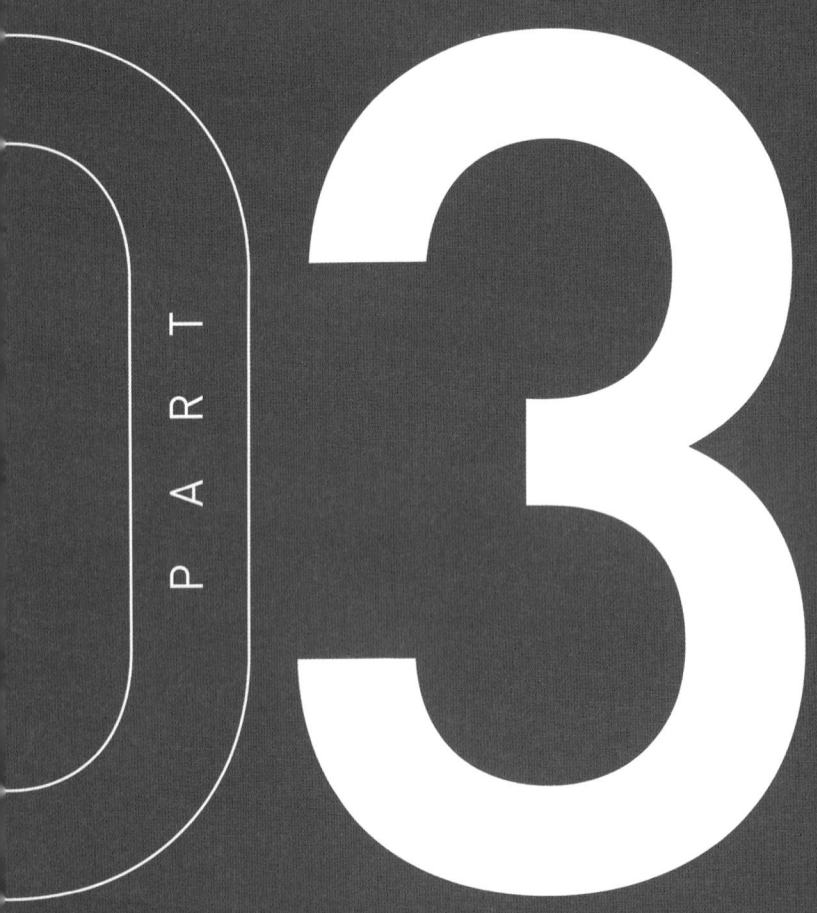

집단상담에 따른 상담이론

정신역동적 집단상담(Psychodynamic Counseling)
주요 개념
집단상담 목표
집단상담사의 역할
집단상담 단계

개인심리학적 집단상담(Individual Psychology Counseling)
주요 개념
집단상담 목표
집단상담자 역할
집단상담 단계

인지행동 집단상담(Cognitive Behavioral Therapy: CBT)
주요 개념
집단상담목표
집단상담자의 역할
집단상담의 단계

인지·정서·행동적 집단상담(Rational – Emotive Behavior Therapy: REBT)
주요 개념
집단상담 목표
집단상담자 역할
집단상담의 단계

PART 03 집단상담에 따른 상담이론

1 정신역동적 집단상담(Psychodynamic Counseling)

정신역동적은 프로이트Freud, 1856~1939의 발견들을 토대로 한 심리학이다. 정신역동적은 원래 특정한 정신 신경증적 장애를 치료하기 위한 방법으로 고안되었으나, 점차 심리학의 일반적 이론의 기초가 되어왔다. 인간 행동을 결정하는 역동적 힘의 근원은 무의식에 있으며 무의식적 갈등이 부적응, 신경증, 신경 질환의 근원이 된다고 보고 있다. 프로이드의 정신역동적이론은 성격발달의 모델로 인간 본성에 대한 철학으로 정신치료의 한 방법으로 알려져 있다. 이 이론은 무의식, 심리적 방어 기제, 심리성적 발달 단계 등을 중심으로 구성되어 있다.

1) 주요 개념

(1) 무의식(Unconscious)

무의식은 인간의 행동과 감정에 영향을 미치는 심리적 과정으로, 의식적으로 인식되지 않는 억압된 욕구, 감정, 기억 등을 포함한다. 무의식적 갈등은 이러한 억압된 감정이나 욕구가 무의식에서 계속 활동하며 개인의 행동과 감정에 영향을 미친다. 집단 내 상호작용을 통해 개인의 무의식적인 갈등과 방어기제를 인식하고 탐구함으로써, 무의식적 충동과 갈등이 집단 역동성 속에서 드러날 수 있다.

(2) 의식 구조

프로이트는 인간의 자각 수준을 의식, 전의식, 무의식으로 구분하였다. 마음을 빙산에 비유하여 빙산의 꼭대기는 의식, 물을 통해 볼 수 있는 물에 잠긴 부분은 전의식, 그리고 빙산의 대부분을 차지하는 가장 큰 부분은 볼 수 없는 무의식으로 나누었다.

① 의식

개인이 각성하고 있는 순간의 기억, 감정 공상, 경험 연상 등을 아는 것을 말한다. 즉, 현재 자각하고 있는 생각을 말하는데, 프로이트는 우리가 자각하고 있는 의식은 빙산의 일각에 불과하고, 우리가 자각하지 못한 부분이 훨씬 더 많다는 것을 강조하였다.

② 전의식

특정한 순간에는 인식하지 못하나 조금만 주의를 기울이면 기억되는 것으로 현재는 의식 밖에 있지만 노력하면 쉽게 의식으로 가져올 수 있는 부분이다. 바로 그 순간에는 의식되지 않지만 조금만 노력을 기울이면 의식될 수 있는 경험을 말한다.

③ 무의식

무의식은 인간 정신의 잠재된 부분으로 전혀 의식되지 않지만 인간의 행동을 결정하는 데 지대한 영향력을 미친다. 개인 내에는 무의식이 의식되거나 행동으로 직접 표현되는 것을 막는 강한 저항이 존재한다.

(3) 성격구조

인간의 성격 구조는 원초아id, 자아ego, 초자아superego에 의해 작동되며, 이는 개별적으로 작동되는 것이 아니라 원초아는 생물학적 구성 요소로, 자아는 심리적 구성 요소로 그리고 초자아는 사회적 구성 요소로 전체적으로 기능한다.

① 원초아(id)

가장 원초적인 부분으로 쾌락원리에 의해 지배된다. 신생아 때부터 존재하는 정신에너지의 저장고이며, 성욕과 공격성을 관장한다. 성적 추동과 기아나 갈증 같은 생존과 직결된 충동뿐 아니라 공격적이고 파괴적인 힘도 가지고 있다. 현실을 고려하지 못하고 욕구를 충족시키려 하기 때문에 일차적 사고 과정이라고 한다.

② 자아(ego)

출생 후 2년 동안 원초아로부터 나오는 것으로 현실을 고려하여 합리적인 방법으로 욕구를 충족시키도록 기능을 발휘한다. 원초아가 욕구나 긴장, 충동 등에 관여하는 반면, 자아는 이러한 즉각적인 충동을 연기시키고 현실을 고려하도록 하는 대리자이다. 현실적으로 합당한 상황 여건을 고려하기 때문에 이차적 사고과정이라 한다.

③ 초자아(superego)

3~6세 사이 발달하기 시작하는 '도덕성'이 저장된 곳으로, 즉 부모나 주위 사람들로부터 물려받은 사회의 가치와 도덕이 내면화된 표상으로 자신의 행동이 윤리적으로 옳은지 그른지 판단하게 해준다. 따라서 초자아는 도덕에 위배되는 원초아의 충동을 억제하며 자아의 현실적 목표를 도덕적이고 이상적인 목표로 유도하려고 한다. 즉, 초자아는 도덕적이고 규범적인 기준에 맞추도록 요구한다.

(4) 전이(Transference)와 역전이(Countertransference)

전이는 집단원이 과거의 중요한 인물에 대한 반응에서 비롯된 긍정적이거나 부정적인 감정, 태도 환상을 무의식적으로 집단상담사 또는 집단원에게 옮기는 것을 의미한다. 집단원이 집단 내 다른 사람들에게 자신의 무의식적 감정을 투사하는 과정으로 전이를 인식하고 분석함으로써, 개인의 감정과 관계의 패턴을 파악할 수 있다. 역전이는 집단상담사가 집단원에게 느끼는 전이 감정으로 집단원에 대한 집단상담사의 무의식적 정서반응으로 집단원의 행동을 잘못 지각하고 집단원들을 집단상담사 자신의 가족인 것처럼 여기는 것이다. 집단상담사가 가진 미해결 감정과 억압된 욕구는 집단과정을 심각하게 방해할 수 있으며, 집단상담사라는 위치를 남용하는 결과를 초래할 수 있으므로 집단상담사는 반드시 그러한 감정을 인식하고 치료적으로 처리해야한다Corey, 1999.

2) 집단상담 목표

집단상담의 주요 목표는 개인이 무의식적인 갈등을 인식하고 해결할 수 있도록 돕는 것이다. 또한, 집단 내 상호작용을 통해 개인의 심리적 성장과 변화를 촉진하는 것을 목표로 한다. 따라서, 무의식적 갈등을 의식화하는 작업을 통해 집단원의 특성과 성격 체계를 재구조화하기, 집단원의 과거 무의식에 있는 감정들이 현재 다른 사람과의 관계를 어떻게 왜곡시키고, 왜곡된 대인관계가 현재 어떤 문제(갈등)를 유발하는지 관련성 탐색하기, 집단원이 집단원들 또는 집단상담사에게 나타내는 반응을 통해 원가족 내의 중요한 인물과의 관계 알아보기, 집단 내에서 원가족을 재구성함으로써 집단원들의 미해결된 과제를 수정하고 변화하는 과정 연습하기, 집단원들과 집단에서 건강한 대인관계를 형성하고 유지하는 경험을 통해 자신의 미숙했던 대인관계를 통찰하고 현재 당면한 문제 교정하기를 목적으로 한다. 정신역동적 이론에 기반한 집단상담에서 집단원들은 과거에 해결하지 못한 무의식에 있는 감정들이 현재 다른 사람과의 관계에 있어서 어떻게 왜곡되고 왜곡된 관계가 현재 또 다른 문제를 발생시키는지 대해 탐색하며 집단원과의 긍정적인 정서적 재경험 도와야 한다. 이러한 교정적 재경험은 다른 사람과의 건강한 관계를 증진시키는 데 도움이 된다.

3) 집단상담사의 역할

정신역동적 집단상담사는 개인과 집단의 무의식적 과정과 역동성을 탐구하고, 이를 통해 집단원들이 자기 이해와 변화를 이루도록 돕는다. 집단상담사는 집단원들의 무의식적 생각, 감정, 갈등을 탐구하도록 돕고 이를 위해 자유연상, 꿈 해석, 전이와 역전이 분석 등을 활용한다.

(1) 확장 및 촉진적 역할

집단원들이 사용하는 다양한 방어기제를 식별하며 그것이 어떻게 그들의 행동과 관계에 영향을 미치는지 이해하도록 돕는다. 집단 내에서 일어나는 상호작용과 역동을 관찰하고 해석하여 집단원들이 자신과 타인과의 관계를 보다 깊이 이해하도록 지원한다. 집단원들이 자신의 행동, 감정, 사고 패턴을 인식하고 통찰을 얻을 수 있도록 돕는다.

(2) 해석적 역할

집단원들의 말이나 행동에서 드러나는 무의식적 내용을 해석하고 피드백을 제공한다. 집단원들이 집단상담사나 다른 집단원에게 무의식적으로 투사하는 감정이나 태도(전이와 역전이 현상)를 분석하고 이를 통해 치료적 작업을 수행한다. 집단상담사는 자유연상이나 꿈, 저항, 전이 등을 분석하고 그 속에 담긴 행동상의 의미를 집단원들에게 해석해 줌으로써 집단원들이 미처 자각하지 못했던 의식 자료들을 성찰할 수 있도록 돕는다.

(3) 지지의 역할

집단원들이 명백한 목적이나 결론이 없는 표현과 반응을 할 때, 집단상담사는 그들이 다루려고 애쓰고 있으나 잘 드러나지 않은 주제들을 확인하고 명료화를 해 주고, 그 주제에 초점을 맞추도록 도와준다.

집단원들이 자신의 내면을 성찰하고, 그 과정에서 얻게 되는 통찰을 바탕으로 변화를 추구하도록 돕는다.

4) 집단상담 단계

정신역동적 집단상담은 집단원들의 상호작용이나 그들의 직접적인 표출행동의 내용뿐만 아니라, 그 이면의 잠재적인 의미에도 관심을 가지며 어린시절 형성된 무의식적 동기와 갈등의 근거를 의식화함으로써 집단원들의 통찰을 가져오게 한다.

(1) 초기 단계

집단 초기 집단원들은 낯설고 불확실한 상황에서 불안과 혼란을 느끼기도 하며, 집단의 규범이나 자신의 역할에 대해서 명확히 알지 못해 침묵하거나 저항하는 등 참여에 어려움을 보이기도 한다. 이러한 집단원들의 긴장감이나 두려움을 완화시키고 서로의 친밀감과 신뢰감을 형성해야 하는 단계이다. 따라서 흔히 나타나는 불안과 저항을 인식하고 다루어 집단 참여를 촉진해야 한다. 또한 자신의 현재 어려움이나 갈등의 근원들을 탐색할 수 있도록 하며 이를 통해 자신을 이해하고 수용할 수 있도록 도와야 한다.

(2) 과도기 단계

초기 단계에 신뢰감이 형성되었음에도 불구하고 집단에서 자신을 솔직하게 드러내는 것은 어렵다. 여러 가지 이유로 불안, 방어, 저항, 갈등 및 집단상담사에 대해 도전하는 모습을 보일 수 있다. 이러한 도진적인 모습이나 저항 및 갈등이 주가 되는 단계이기 때문에 '갈등 단계'라고 부르기도 한다. 이에, 이 단계에서는 집단원들이 자유롭게 이야기할 수 있도록 꿈이나 자유연상 등을 토대로 욕구나 갈등, 소망과 두려움 등 억압되었던 경험을 자유롭게 표현할 수 있도록 도와야 한다.

(3) 작업 단계

작업 단계의 주된 특징은 집단응집력이 발달하여 집단원끼리 친밀감이 깊어지고 집단구원들은 상호 관계의 깊은 수준에서 마음을 열고 아픈 경험을 기꺼이 드러내며, 깊이 있고 의미 있는 개인적인 경험과 어려움을 솔직하게 나누는 작업을 하기도 한다. 이 과정에서 집단원들은 다른 집단원에게서 자신의 모습을 보고 동일시를 경험할 수 있다.

또한 이 단계에서는 집단원들이 다른 집단원과 집단상담사에게 자신의 부모나 형제 및 다른 중요한 인물과의 관계적 특성을 투사하는 전이 현상과 집단상담사의 역전이 현상이 분석되어지고 다루어져 개인적 통찰을 촉진하도록 한다. 집단 내에서 일어나는 상호작용과 역동을 분석하고, 이를 통해 집단원들이 자신의 대인관계 패턴을 이해하도록 노력한다.

(4) 종결 단계

상담 과정에서 얻은 통찰과 변화를 통한 집단 경험을 종합하고 미래의 과제와 지속적 성장을 위한 계획을 수립하는 단계이다. 참여하면서 획득한 통찰에 따라 실생활에서의 검증과 적절한 행동 변화를 시도해야 하는 힘든 단계이다. 현재 여러 대인관계 기술 및 사회적 능력들을 검토하고 확인해야 하며, 다른 사람들과 관계를 맺을 수 있는 정도, 현실 대처능력 및 긴장이나 스트레스를 적절히 대처할 수 있는지를 탐색해 보면서 새로운 인간관계의 재교육 및 사회적 통합을 이룰 수 있게 해 주어야한다.

2 개인심리학적 집단상담(Individual Psychology Counseling)

개인심리학으로도 불리는 아들러Adler의 심리학 이론은 인간을 전체적으로 보아야 한다는 입장을 강조하여 자신의 이론을 개인의 분리 불가능성indivisibility, 즉 나눌 수 없는in-divide 전인이라는 의미를 넣어 '개인심리학Individual Psychology'이라고 명명하였다. 여기서 개인이란 대상자 한 사람에 초점을 맞춘다는 뜻이 아니라 따로 나눌 수 없는 전체성을 의미한다. 인간의 몸과 마음이 하나이고, 마음먹은 대로 행동할 수 있는 상호 의존적 존재로 보고 있다. 전체적 존재(사람의 행동, 사고, 감정을 하나의 일관된 전체로 봄), 사회적 존재(인간이 본질적으로 사회적 존재이며, 사람의 행동은 사회적 충동에 의해서 동기화되므로 인간의 행동을 이해하려면 사회적 맥락 속에서 해석해야 한다고 봄), 목표 지향적·창조적 존재(목표, 계획), 이상, 자기결정 등이 인간행동에서 매우 실제적인 힘이 된다고 주장하였다. 더 나아가 목표를 지향하는 인간은 자신의 삶을 창조할 수 있고 선택할 수 있으며 자기결정을 내릴 수 있는 존재로 보았다.

1) 주요 개념

(1) 열등감과 보상

Adler에 따르면 신체적 결함과 같은 객관적인 사실인 기본적인 열등감이 있고, 이에 대해 주관적으로 인식하는 열등감이 있는데, 이는 그 자체로 문제가 되는 것은 아니다. 그러나 열등감에 고착화되어 자기 혁신적인 왜곡된 행동을 유발시킬 수 있는 열등감 콤플렉스는 거짓된 우월감과 자기비하를 야기시킨다. 우리가 보통 열등감이라 말하는 것은 열등감이라기보다는 열등감 컴플렉스라고 볼 수 있다. 개인이 자신의 열등감을 자기완성에 도달하기 위한 우월성 추구에 사용하면 바람직한 생활양식을 갖게 되어 심리적으로 건강하게 된다. 그러나 열등감으로 인해 건강하지 못한 우월성 추구에 집착하면 파괴적인 생활양식을 갖게 되어 열등 콤플렉스에 빠져버리게 된다. 주어진 삶의 과제에 대한 책임을 회피하고 부정적인 결과를 초래하는 병리적 열등감, 요컨대 열등 콤플렉스inferiority complex의 원인으로는 신체기관의 열등감, 부모의 과잉보호로 인한 응석받이 열등감, 부모의 양육태만으로 인한 자존감 결여와 자기비하를 들 수 있다. 인간은 삶의 완전성을 추구하는 데서 이러한 열등감을 보상하는 방향으로 행동하게 되고, 보상은 사회적 관심 정도에 따라 건강한 보상과 병리적인 보상으로 나뉠 수 있다. 무엇보다도 개인적인 목표를 사회 내 공동체의식 속에서 정립하고 노력할 때 병리적이지 않은 보상이 실현될 수 있다.

(2) 우월추구

우월추구는 인간행동의 동기와 긴장을 감소하고 쾌락을 추구한다는 프로이트와는 달리 아들러는 열등의 감정을 극복 또는 보상하여 우월해지고, 위로 상승하고자 하는 목표, 완전에의 추구라는 더 많은 에너지와 노력을 요구하며 긴장을 증가시키는 것을 인간행동의 동기로 본다는 것이다.

(3) 생활양식

인간은 유아기를 지나 4~5세경에 자아개념과 가치 및 태도 등을 포함한 자신의 독특성을 형성하는데, 아동기까지 열등감과 보상을 기초로 발달하며 그 후로는 저절로 변하는 일은 거의 일어나지 않는 것으로 보았다.

(4) 공동체감과 사회적 관심

열등감을 극복하고 사회적 동물인 인간이 건강하게 살아가기 위해서, 그리고 인간의 문화와 정신을 발달시키기 위해서 가장 필요한 것이라고 보았다.

(5) 가족구도와 출생순위

가족 내의 출생순위가 성격 형성에 큰 영향을 주고, 개인의 생활양식을 형성하는 요인이 된다는 것이다. 가족구도는 가족집단의 사회심리학적인 배치를 설명한다. 가족구성원의 성격특성, 가족구성원간의 감정적 유대, 출생순위, 다양한 구성원들 간의 서열과 복종, 나이 차이, 성 차이, 그리고 가족의 크기는 모두 가족구도의 요인이 된다. 가족구도 안에서 집단원의 위치는 장기간에 걸쳐 아동의 성격발달에 큰 영향을 미친다. 그러므로 집단상담사는 집단원의 역동성을 탐색하기 위해 출생순위와 함께 가족 내 집단원의 위치를 파악해야 한다. 집단원은 가족 내에서 자신의 위치를 찾으려고 노력한다. 이것은 가족구성원이 서로 친밀한가 혹은 거리가 먼가, 누가 언제 태어났는가, 형제들이 출생순위에서 자신의 위치를 어떻게 인식하는가, 누가 우두머리인가 또는 적어도 누가 우두머리처럼 보이는가 하는 것 등과 관계가 있다.

가족 내에서 개인의 독특한 생활양식을 형성하는 출생순위는 첫째 아이, 중간 아이, 막내, 그리고 독자로 구분하여 설명된다. 여기서 유의할 점은 출생순위 자체보다는 출생순위에 수반되는 상황에 대한 지각이 중요하다는 것이다.

(6) 삶의 과제

모든 사람이 직면하는 세 가지 중요한 과제가 있는데, 이를 직업, 타인과의 관계, 이성적 사랑이라고 본 것이다. 이 과제는 서로서로 연결되어 있으며 사회적 의미를 내포하고 있다. 또한 이 과제를 해결해 나가는 방식은 개인의 생활양식에 달려 있으며, 개인의 부적절한 생활양식은 문제를 야기한다고 하였다.

(7) 목표 지향성

아들러는 허구적 최종 목표를 사람들이 이상적인 목표나 가치를 추구하면서 행동한다고 주장했다. 이러한 목표는 현실적일 수도 비현실적일 수도 있지만, 개인의 행동을 이끄는 중요한 동기가 된다. 개인의 행동과 동기는 그가 설정한 인생 목표에 의해 크게 영향을 받는다. 이러한 목표는 주로 무의식적으로 설정되며, 개인의 생활양식과 밀접하게 관련된다.

2) 집단상담 목표

개인심리학 상담 모델은 의료모델이 아니라 성장모델이다. 아들러는 사람이 지닌 문제는 사람과 분리된 것이 아니기 때문에 심리상담은 전인격의 치료가 필요하다고 보았으며 대상자를 병든 존재나 치료받아야 할 존재로 보지 않기 때문에 상담의 목표도 증상 제거보다는 열등감을 극복하고, 잘못된 생의 목표와 생활양식을 수정하고, 사회에서 다른 사람과 상호작용할 수 있도록 타인과 동등한 감정을 갖고 공동체감을 증진시키는 것으로 설정하였다Dreikurs, 1967; Mosak, 1987. 즉 행동의 패턴을 제거하는 일보다는 인생 목적, 자아개념, 사고방식을 바꾸고 부적응 행동은 병적 열등감과 관계가 있기 때문에 집단원으로 하여금 잘못된 발달을 재구성해 주고 그로 하여금 자신의 생활양식과 사회적 상황을 이해하도록 돕는 것을 목표로 하였다.

개인이 자신의 열등감을 이해하고, 보상 메커니즘을 통해 긍정적인 변화를 추구하도록 돕는 데 중점을 둔다. 집단상담사는 집단원 자신의 생활양식을 탐색하고, 사회적 관심과 공동체감을 증진시키는 방향으로 나아가도록 돕는 것을 목표로 둔다.

3) 집단상담사의 역할

(1) 평등한 관계를 유지

집단상담사는 자신의 지식과 경험을 적극적으로 활용하여 집단원을 돕지만 집단구성원의 문제해결 능력은 존중한다. 집단상담사는 집단원의 친구나 다름없이 진실하고 비소유적 관심을 보이면서도 자기를 우월적으로 과시하려고 하지 않는다.

(2) 자기 이해와 자기 수용 촉진자 역할

집단상담사는 집단원이 자기 자신을 이해하고, 집단원이 지닌 생각과 가치의 주요 실수(불신, 이기심, 비현실적인 야망, 자신감 부족)가 무엇인지 알도록 돕는다. 자신의 단점이나 약점보다는 장점이나 강점을 자각하도록 도우며 이를 통해 집단원이 자신의 행동을 변화시키고 긍정적인 방향으로 성장할 수 있도록 지원하는 역할을 한다. 또한 허용적이고 온화한 분위기 속에서 집단원은 자신이 수용되고 있다는 것을 느끼게 하며 자신의 열등감을 공개할 수 있도록 돕는다.

(3) 가족관계 탐색 및 이해의 역할

가족 구도, 형제 서열, 생활양식, 초기기억에 대한 정보를 통해 집단원의 주된 성공과 실패 영역, 집단원이 어떠한 방식으로 삶의 목표를 추구했는지, 집단원 현재의 역할이 버거운지, 무리 없이 잘 진행되는지 등 심리 사회적인 관점에서 탐색하고 이해하도록 돕는다. 개인이 원하는 생활양식을 선택하고, 인생의 새로운 조망을 얻도록 돕는다.

(4) 지지자 및 격려자 역할

인생의 문제를 적극적으로 직면할 수 있도록 용기를 주고, 건강한 삶을 살기 위한 신념과 소망을 가질 수 있도록 격려한다.

4) 집단상담 단계

개인심리학의 상담과정은 관계 형성, 생활양식 탐색, 해석 및 통찰, 재정향 돕기 4단계로 진행된다.

(1) 관계 형성 단계

집단상담사와 집단원이 인격적으로 평등하고 서로 존중하는 관계를 맺는 것이다. 집단원이 집단상담사를 신뢰하게 되는 라포rapport가 잘 형성되어야 한다. 이 단계에서 집단상담사는 집단원에게 상호 존중의 태도를 보이고 주의 깊고 진실하게 '들음'으로써 집단상담사가 그를 가치있게 여긴다고 느끼도록 해야 한다.

(2) 생활양식 탐색 단계

집단원의 생활양식과 그 생활양식이 인생 과제에 어떠한 영향을 미치고 있는지 탐색한다. 생활양식을 탐색하기 위한 면접은 주로 구조화된 질문을 사용하여 가족 구성원들의 특수한 사회적 위치를 조사한다. 이는 집단원이 문제를 어떻게 인식하고 있는지를 이해하는 데 도움을 준다. 집단원의 가족관계, 사회적 환경 그리고 그들이 경험한 중요 사건을 조사하여 문제의 배경과 영향을 분석한다. 특히 가족집단이나 어린시절의 회상을 조사한다. 예를 들어, 가족집단: 출생순위, 형제에 대한 진술, 형제 속성에 대한 평가. 형제들의 상호 관계, 부모에 대한 진술이 포함된다. 어린 시절의 회상: 집단원이 가지고 있는 '기본적 오류' 어린 시절에 있었던 일에 대하여 회상하게 하여 해당 나이에 따라 그 내용을 기록한다. 초기 회상을 통해 자신을 어떻게 보고 느끼는가를 이해하도록 해준다. 어떻게 세상을 보고 있으며 삶의 목적은 무엇이고 동기가 무엇이며, 우리가 믿는 것이 무엇이며 무엇을 가치 있게 생각하는지 이해할 수 있다.

(3) 해석 및 통찰 단계

집단과정을 통해 집단원은 가족 내에서 자신의 위치와 초기기억, 꿈, 삶의 우선순위 등에 대한 자료를 탐색하고 각 영역을 요약할 수 있다. 통찰을 획득하면 자기 파괴적 행동 패턴을 알아 재교육을 통해 수정할 수 있다. 통찰을 획득하게 하기 위한 가장 주요한 방법이 해석이다. 이 단계에서 집단상담사는 집단원의 생활양식, 현재의 심리적 문제, 잘못된 신념, 자기 파괴적 행동을 깨닫게 하여 그것이 어떻게 집단원에게 문제가 되는지 해석해 준다. 해석을 통해 집단원 자신의 대처할 방식을 볼수 있도록 해주는 것이며 동시에 집단원의 언행 불일치, 이상과 현실 간의 불일치 등에 직면시켜 자신에 대하여 통찰을 얻을 수 있다. 이를 통해 그동안 자신에 대한 관점, 세상에 대한 관점, 그리고 인생 과제를 어떻게 수행할지 등에 대한 몇 가지 가설을 만들어보는 시간을 가진다.

(4) 재정향 돕기 단계

재정향 돕기는 해석을 통해 알게 된 개인의 통찰이 실제 행동으로 전환되게 하는 단계이다. 집단원은 과거의 잘못된 신념이나 행동, 태도를 버리고 새로운 생활양식을 갖도록 돕는다. 집단원들은 집단과정을 통해 소속감, 가치 있다는 느낌, 타인의 복지에 관한 관심, 불완전함의 인정, 신뢰, 유머감, 친밀감을 통하여 생활을 변화시킬 수 있는 용기를 가지도록 자기와 타인을 격려하고 독려하여 사회적 관심을 갖게 하는 데 주력한다. 집단상담사는 집단원에게 사회적 접촉을 시범 보이고 집단원이 다른 집단원에게 실시해 보도록 격려한다. 집단상담사는 집단원을 무조건 격려함으로써 집단원의 열등감을 감소시킬뿐 아니라 사회적 관심을 일깨워 준다.

3 인지행동 집단상담(Cognitive Behavioral Therapy: CBT)

CBT 모델은 행동심리학과 인지심리학의 기본 원리를 조합한 것으로 인지행동주의적 접근을 맥락으로 하는 치료이다. 인지행동적 접근은 지금과 여기here and now를 강조하고 다양한 방법을 통해 인지의 변화를 촉진하는, 목표 지향적이고 해결중심적인 치료이다. 정신 건강을 향상시키는 데 가장 널리 사용되는 증거 기반 학습인 심리 사회적 개입이다. 또한 인지행동상담을 통해 왜곡된 생각을 찾아내는 기술, 행동을 변화시키는 기술, 부정적 믿음을 수정하는 기술, 감정을 조절하는 기술, 사람들과 관계 맺는 기술 등을 배울 수 있다.

1) 주요 개념

인지치료는 정신과 의사인 아론 백Aaron Beck이 창시한 이론적 접근으로, 집단상담자는 집단구성원이 겪는 정서적 고통이나 부적절한 행동에 영향을 미치고 집단구성원이 인식하지 못하는 생각인 부정적 자동적 사고나 비합리적 신념체계를 찾아서 변화시키는 데 초점을 둔 치료 방법이다.

(1) 자동적 사고

인지행동치료 이론의 핵심 개념으로, 사람들이 스트레스 사건을 경험했을 때 선택이나 노력과 상관없이 자동적으로 떠오르는 부정적인 내용의 생각들로 인해 직접적으로 심리적 문제가 발생한다는 것을 의미한다. 벡은 주요한 스트레스 사건, 사소한 스트레스 사건, 사회적 지지의 부족 등 다양한 환경적 자극이 심리적 문제를 일으키고 이를 지속시키는 데 영향을 미치지만, 이러한 환경적 자극을 어떻게 받아들이고 해석하느냐에 따라 감정 및 행동의 심리적 반응이 달라진다고 주장했다. 예를 들어, 우울 증상을 경험하는 사람들의 자동적 사고는 자신에 대한 비관적인 생각, 앞날에 대한 염세주의적 생각, 세상에 대한 부정적인 생각과 같은 내용을 갖고 있으며, 이러한 사고 패턴을 가진 사람이 부정적인 사건을 경험했을 때 우울증이라는 심리적 문제를 경험하게 된다고 보았다.

(2) 역기능적 인지도식

인지도식은 세상을 살아가는 과정에서 삶에 대한 이해의 틀을 형성한 마음속에 있는 인지구조로 정보처리와 행동의 수행을 안내하는 비교적 안정적인 인지적 틀로서, 일정한 행동패턴을 만들어 낸다. 이러한 개인의 인지도식 내용이 부정적일 때 역기능적 인지도식이라고 하며, 이는 심리적 문제를 초래하는 근원적 역할을 한다. 역기능적 인지도식을 가진 사람이 생활 스트레스에 맞닥트리면 부정적 내용의 자동적 사고와 흑백논리 같은 인지적 오류를 떠올리게 되고, 그 결과로 심리적 문제가 초래된다.

(3) 인지적 오류

인지적 오류는 역기능적 인지 도식과 관련되어 있으며, 역기능적인 사고 패턴으로 이어지는 심리적인 오류를 의미한다. 잘못된 사고, 부적절한 정보에 근거한 추론 등으로부터 오는 부적절한 가정 혹은 개념을 말한다.

벡의 인지적 오류란 현실을 제대로 지각하지 못하거나 사실이나 그 의미를 왜곡하여 받아들이는 것을 말하며 다음과 같다.

① 이분법적 사고(흑백논리)

생활 사건의 의미를 이분법적 범주 중 하나로 해석하는 것이다(예 어떤 일의 성과를 성공이나 실패냐 이분법으로 나누어 평가).

② 과잉 일반화

특수한 상황이 경험으로부터 일반적 결론을 내리고 그와 무관한 상황에도 그 결론을 적용시키는 것이다(예 한두 번의 실연으로 또 실연당할 것을 예상하여 더 이상 연애를 하지 않는 경우).

③ 선택적 추상(정신적 여과)

특정한 사건과 관련된 일부 정보만 선택적으로 받아들여 마치 전체를 의미하는 것으로 잘못 해석하는 것이다(예 시험을 보고 맞춘 것보다 틀린 것에 선택적으로 주의를 기울여 실패했다고 단정하는 경우).

④ 의미확대와 의미축소(과소평가/과대평가)

어떤 사건의 의미와 중요성을 실제보다 지나치게 확대하거나 축소하는 것이다(예 한번 면접에서 떨어지고는 인생이 끝난 것처럼 낙담하거나 1등을 하고도 어쩌다 운이 좋아서 그렇게 됐겠지 라고 생각하는 경우).

⑤ 임의적 추론

어떤 결론을 내리기에 충분한 근거가 없는데도 최종적인 결론을 성급히 내려 버리는 것이다(예 전화를 걸어도 상대방이 받지 않을 때 사신을 멀리 한다고 결론 내리고 마음이 상하는 경우).

⑥ 개인화

자신과 무관한 사건을 자신과 관련된 것으로 잘못 해석하는 것이다(예 자신이 시험을 망쳤기 때문에 여자친구와 헤어졌다고 판단하는 경우).

⑦ 재앙화(파국화)

미래에 대하여 좀 더 현실적인 다른 고려도 없이 부정적으로 예상하는 것이다(예 길을 걷다가 개에게 물린 사람이 곧 광견병으로 목숨을 잃게 될 것이라 생각하는 경우)

⑧ 잘못된 명명의 오류

사람의 특성이나 행위를 기술할 때 과장되고 부적절하게 명명하는 오류이다(예 한 차례 지각을 한 학생에게 지각 대장이라는 이름표를 붙이는 경우)

⑨ 독심술적 오류

충분한 근거 없이 다른 사람들의 마음을 추측하고 단정하는 오류이다(예 궁예의 관심법)

⑩ 예언자적 오류

충분한 근거 없이 미래에 일어날 일을 단정하고 확신하는 오류를 말한다(예 미팅에서 호감가는 이성과 짝이 되지 않거나 호감 가는 이성에게 거부당할 것이 분명하다고 믿는 경우).

(4) 인지 삼제

우울한 사람의 생각에서 특징적으로 나타나는 부정적 사고에 대한 3가지로 한 개 혹은 둘보다 오히려 세 개 영역 모두에서 부정적인 사고를 가지고 있다. 자신에 관한 부정적 사고(나는 쓸모없는 인간이야), 세상과 환경에 관한 부정적 사고(인생은 불공평해), 미래에 관한 부정적 사고(미래에는 더 나아지지 않을 거야).

2) 집단상담 목표

자동적 사고는 스트레스 사건과 관련된 부정적인 사고들이 선택이나 노력과 상관없이 자동적으로 떠오르는 것을 의미하며, 역기능적 인지 도식은 부정적인 신념체계를 둘러싼 인지 구조를 나타낸다. 이러한 도식과 관련하여 인지적 오류가 발생하고, 이는 심리적인 문제를 유발할 수 있다. 따라서 자동적 사고의 변화, 인지도식 재구성으로 새로운 사고를 하도록 하고 인지적 오류를 제거하는 것이 목표이다.

3) 집단상담사의 역할

집단상담사는 상담기법을 효율적으로 사용할 수 있는 숙련된 전문가이면서, 동시에 신뢰롭고 편안한 분위기를 이끌 수 있는 인간적 자질도 지녀야 한다.

(1) 교사의 역할

집단상담사는 집단에서 적극적이고 직접적으로 가르치고 문제를 해결하기 위해 행동 원리에 대한 지식과 기술을 적용한다. 또한 집단상담사는 기술을 가르칠 때는 집단 내에서 자신의 행동을 통해 집단원들에게 적극적인 참여와 협력의 모델을 보여 준다. 집단원들의 특정 문제와 관련 있는 상황이나 변화를 일으킬 수 있는 상황을 파악하기 위해 행동을 주의 깊게 관찰하고 평가해야 한다. 반두라 Bandura, 1986에 의하면, 집단상담사가 제공하는 모방, 즉 사회적 본보기는 집단원이 새로운 행동을 학습하는 기본 과정 중의 하나로 작용한다고 한다고 하였다. 따라서 집단상담사는 자신의 가치관, 태도, 행동이 집단원들에게 미치는 영향에 대해 항상 염두에 두어야 한다.

(2) 집단원의 문제에 대해 지속적인 평가자

초기 면접, 검사와 기록, 집단 결정과 같은 절차를 통해 구성원의 특성, 장점, 흥미, 성공 등의 유용한 정보를 파악하며, 집단원들이 목표 행동을 구체화하도록 돕는다. 집단원들의 특정 문제와 관련 있는 상황이나 변화를 일으킬 수 있는 상황을 파악하기 위해 행동을 주의 깊게 관찰하고 평가해야 한다. 그리고 그들이 정한 목표를 성취할 수 있도록 다양한 기법을 활용한다.

(3) 적절한 행동과 가치관을 가진 하나의 본보기 역할

개인이 특정 상황에서 어떻게 반응하는지, 서로 역할놀이를 해 봄으로써 모델이 되어 집단 내에서 실험해 보는 경험을 제공한다. 또한 집단 내에서 성공적인 경험을 통해 일상생활에서 실천해 보고 노력을 독려함으로써 적응 행동을 넓히도록 돕는다. 이때 집단상담사는 집단원들이 새로운 행동과 기술에 대한 개발을 강화할 수 있도록 함으로써 작은 성취라도 의미가 있다는 것을 확인시켜 준다. 집단원들이 자신의 반응을 논의하고, 학습한 것을 견고히 하며, 가정이나 직장에 적용할 새로운 기술을 실습할 충분한 시간을 가지도록 한다.

(4) 집단상담사와 집단원 사이의 협력

집단상담사의 융통성 있는 관계 방식과 함께 적용되는 여러 기법이 상담 결과를 향상시킨다. 관계 문제가 상담과정을 방해할 때에는 대상자와 상담사의 관계를 논의하는 것이 필요하다. 다양한 인지적·정서적·행동적 기법을 사용하는 것 이상으로 집단상담사는 집단원들의 다양한 방식을 고려하여 기법을 선택하고 지속적으로 개입방법을 수정해야 한다.

4) 집단상담 단계

인지행동 집단은 다양한 문제를 다루기 위해 주요한 관심을 참가자들의 행동을 분석해서 문제를 정의하고 구체적 목표를 설정하여 달성하도록 조력하는 데 있다. 이를 위해 집단과정에서 집단상담자는 집단원들에게 방향을 안내하며 집단의 응집력을 조성한다. 그리고 문제행동을 탐색하며 행동 변화를 위한 기법을 사용하고, 그 과정을 평가해 가며 구체적인 변화 절차를 계획하고 실행에 옮긴다. 집단상담의 과정을 크게 집단 초기 단계, 작업 단계, 그리고 종결 단계로 나누어 살펴보고자 한다.

(1) 초기 단계

프로그램을 시작하는 단계로 프로그램에 참여하는 집단원과 집단상담사 간에 친밀감과 신뢰감을 형성하는 단계이다. 또한 집단상담사는 집단원과의 초기 면담을 통해 현재 경험하고 있는 문제를 파악하고, 집단원의 과거 경험, 현재 생활 상황, 심리적 상태 등을 평가한다. 각 집단원이 가지고 있는 문제를 구체적으로 정의하고, 그 문제와 관련된 사고, 감정, 행동 패턴을 탐색한다.

(2) 작업 단계

이 단계에서 집단원은 각자 자신의 사고 패턴과 행동을 수정하고, 새로운 대처 기술을 습득하며, 정서적 문제를 더 깊이 이해하고 해결하는 데 집중한다.

① 자동적 사고 탐색

집단원이 가지고 있는 인지적 왜곡을 탐색한다. 집단원이 특정 상황에서 자동적으로 떠올리는 부정적 사고를 탐색한다. 예를 들어 '흑백논리', '과잉 일반화', '재앙화' 등 왜곡된 사고 방식으로 나타날 수 있다. 워크 시트를 활용하여 현재 자신의 느낌이나 기분이 어떠한지에 초점을 두어 감정을 탐색하고 감정을 이끈 자동적 사고를 찾아낼 수 있도록 돕는다.

② 인지적 왜곡 확인

발견한 자동적 사고에서 인지적 오류를 찾아보고 어떤 인지 왜곡들인지 그리고 이러한 자동적 사고가 실제 상황과 어떻게 왜곡되었는지를 분석하고 집단들과 함께 다루어본다.

③ 사고 재구조화

부적응적인 행동은 부적응적인 사고방식과 정서에서 비롯되므로 적응적인 행동을 위해서는 비합리적 사고유형을 현실적이고 합리적으로 재구성해야 한다. 상황에 대한 의미를 해석하고 파악하는 인지적 과정과 인지평가 결과가 얼마나 합리적이고 현실적인지를 따져보고 검증하는 절차이다.
- 논리적 도전: 집단원의 부정적이고 왜곡된 사고에 대해 논리적 질문을 한다. 예를 들어, "그 생각이 정말 사실일까?", "다른 해석은 없을까?"와 같은 질문을 통해 집단원의 사고를 재구조화할 수 있도록 돕는다.
- 대안적 사고 개발: 집단원이 더 현실적이고 긍정적인 대안적 사고를 개발하도록 돕는다.

(3) 종결 단계

치료의 마무리와 집단원의 자립을 준비하는 중요한 시기이다. 이 단계에서는 집단원이 치료를 통해 얻은 기술과 통찰을 유지하고, 향후 발생할 수 있는 문제에 대처할 수 있도록 돕는다.
- 기술 유지 및 적용: 치료 과정에서 배운 인지적 기술, 대처 전략 등을 일상생활에서 어떻게 유지하고 적용할 것인지에 대한 구체적인 계획을 세운다. 이는 치료 종료 후에도 대상자가 독립적으로 문제를 해결하는 데 도움을 준다.
- 재발 방지 전략: 증상이 재발할 수 있는 위험 요인을 파악하고, 이를 예방하기 위한 전략을 마련한다. 예를 들어, 스트레스를 받을 때 대처할 수 있는 방법이나, 부정적인 사고가 다시 나타날 때 대처할 수 있는 계획을 세운다.

변화된 스스로를 확인하고 전체 회기가 진행되는 동안 새롭게 알게 된 것들을 정리하며 집단 상담 내 경험을 실제 생활에 잘 적응되도록 한다.

4 인지·정서·행동적 집단상담(Rational-Emotive Behavior Therapy: REBT)

미국의 임상심리학자인 앨버트 엘리스Albert Ellis: 1913~2007가 1955년에 개발하였으며, 인간은 객관적 사실 때문에 혼란스러워하는 것이 아니라 그 사실에 대한 자신의 관점 때문에 혼란스러워한다는 것을 강조하고 이를 수정하는 데 도움을 주는 상담이론이다. 인지·정서·행동적 상담Rational-Emotive Behavior Therapy: REBT은 인지이론과 행동주의적 요소가 결합된 것으로 인지과정의 연구로부터 도출된 개념과 함께 행동주의 및 사회학습이론으로부터 나온 개념들을 통합하여 적용하는 것이다. 엘리스는 인간이 가지고 있는 비합리적인 신념과 사고방식으로 인하여 사회 부적응과 병리적 성격특성이 나타날 수 있다고 보았다. 개인의 비합리적 신념체계를 합리적 신념체계로 수정함으로써 그들의 삶 속에서 적응적 인간으로 변화하도록 도와 기능적인 성격형성을 이룰 수 있다. 합리·정서·행동적 접근은 집단상담사와 집단원간의 관계가 치료과정에서 가장 중요한 것은 아니며, 집단원들이 바람직한 사고와 행동의 변화를 가져오는 활동을 하도록 도전하고, 직면시키고, 탐색하고, 확신하는 집단상담사의 능력과 의지를 강조한다.

1) 주요 개념

(1) 비합리적 신념

현실적이지 못하고 비논리적이며 아무런 근거 없는 경우가 많기 때문에 건전한 행동을 하는데 방해 요소가 된다. 엘리스(1962)가 제안한 비합리적 신념 11가지는 다음과 같다.

① 인간은 자신이 알고 있는 의미 있는 모든 사람으로부터 인정받고 사랑받아야만 한다.
② 자신이 가치 있는 사람이 되려면 모든 측면에서 철저하게 능력이 있고 성취적이어야 한다.
③ 어떤 사람은 나쁘고 사악하기 때문에 가혹하게 비난받고 처벌받아야 한다.

④ 일이 자기가 원하는 대로 되지 않을 때 이것은 끔찍하고 파국적이다.
⑤ 인간의 불행은 외적인 사건에서 비롯되었고 사람들은 자신의 슬픔과 자애를 통제할 능력이 없다.
⑥ 위험하거나 두려운 일이 있으면 그 일에 대해 몹시 걱정하고 그 일이 일어날 가능성은 지속된다.
⑦ 인생의 어려움이나 자기 책임감에 직면하기보다 피하는 것이 보다 용이하다.
⑧ 사람은 다른 사람에게 의지해야 하고 의지할 만한 자신보다 강한 누군가가 있어야 한다.
⑨ 자신의 과거사가 현재 행동의 중요한 결정요인이며 일어났던 중요한 일이 자신의 인생에 영향을 미쳤던 것처럼 그것이 또한 유사한 영향을 미칠 것이다.
⑩ 타인의 문제나 장애로 인해 자신은 몹시 당황하거나 속상해야 한다.
⑪ 문제의 완전한 해결책은 항상 있고 만약 이러한 완전한 해결책을 찾지 못하면 파국이다.

(2) 당위성

우리를 파멸로 몰아넣은 근본적인 문제는 우리가 갖고 있는 비합리적 신념이다. 주어진 상황에 긍정적으로 생각하느냐와 부정적으로 생각하느냐에 따라 엄청나게 다른 정서적, 행동적 결과를 낳는다. 인간은 근본적으로 불완전한 존재이며 전능하지 않기 때문에 인간과 관련하여 당위성을 강조하는 비합리적이다. 대체로 비합리적 신념의 뿌리를 두고 있는 것은 3가지 당위성이다.

① 자신에 대한 당위성

우리 자신에 대해 당위성을 강조하는 것이다. "나는 훌륭한 사람이어야 한다. 나는 실수해서는 안된다. 나는 실패해서는 안된다." 등 수없이 많은 당위적 사고에 매어 있는 경우가 많다. 이러한 자신에 대한 당위성 사고가 이루어지지 않을 때 자기파멸이라는 생각을 갖게 된다.

② 타인에 대한 당위성

우리와 밀접하게 관련한 사람, 즉 부모, 자식, 부인이나 남편, 애인, 친구, 직장동료에게 당위적인 행동을 기대하는 것이다. 예를 들어 "부모니까 나를 사랑해야 한다. 자식이니까 내 말을 들어야 한다. 친구니까 우정을 보여야 한다. 직장동료니까 일을 협력해야 한다." 등 타인에게 바라는 당위적 기대가 이루어지지 않을 때 인간에 대한 불신감을 갖는다. 이러한 불신감은 인간에 대한 회의를 낳아 결국 자기비판이나 파멸을 가져오게 된다.

③ 조건에 대한 당위성

우리에게 주어진 조건에 대한 당위성을 기대하는 것이다. "나의 가정은 항상 사랑으로 가득 차 있어야 한다. 나의 방은 항상 깨끗해야 한다." 등 자신에게 주어진 조건에 대대 당위적 사고를 갖고 임하는 것이다. 많은 사람들은 이러한 당위적 조건을 기대하면서 그렇지 않는 경우에 화를 내거나 부적절한 행동을 한다.

(3) ABCDE 모델

▲ 그림 3-1 ABCDE 모델

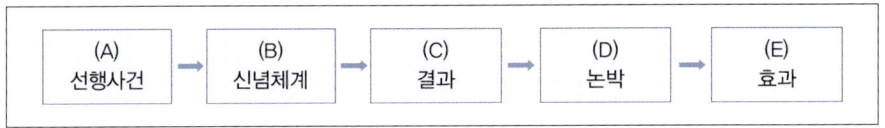

① A. 선행사건(Activating Event)

대상자가 노출되었던 문제 장면이 선행사건이다(예 시험에 떨어진 것, 실직, 실연, 자녀가 반항하는 것).

② B. 신념체계(Belief System)

선행사건이나 문제 장면에 대한 대상자의 태도나 사고방식으로 합리적 신념과 비합리적 신념이 있다.

③ C. 결과(Consequence)

선행사건 때문에 생겨났다고 대상자가 보고하는 정서적·행동적 결과이다(예 불안, 분노, 슬픔, 죄책감, 수치심).

④ D. 논박(Dispute)

비합리적 신념이나 사고에 대해 '과연 이치에 맞는가?' 등을 따져보고, 그릇된 신념에 대해 치료자가 논박하여 자기패배적 생각을 포기하도록 하는 것이다.

⑤ E. 효과(Effect)

논박을 통해 비합리적 신념을 합리적 신념으로 대치한 다음 느끼는 자기 수용적인 태도와 긍정적인 감정의 결과(효과)다.

2) 집단상담 목표

집단원이 가지고 있는 삶의 철학 자체를 변화시키는데 목적이 있다. 즉 집단상담사는 집단원의 증상을 없애는 데에만 관심을 가지는 것이 아니라 문제를 일으키는 집단원의 신념과 가치체계를 새로 학습시키는 것을 목표로 한다.

① 집단원이 가지고 있는 자기파괴적이고 자기패배적인 신념을 최소화하며 현실적이고 관대한 철학을 가지도록 돕는다. 삶에 있어서 바람직하지 못한 결과가 나오더라도 그 원인을 스스로 무기력이나 무능력 또는 다른 사람의 탓으로 돌리지 않으며, 자신의 삶에 대한 책임을 받아들임으로써 문제에 직면하도록 돕는다.
② 자기에 대한 관심, 사회에 대한 관심, 자기 지시, 관용, 유연성, 불확실성의 수용, 이행, 과학적 사고, 자기 수용, 모험 실행, 반유토피아주의 등의 구체적인 목표에 도달하도록 한다.
③ 집단원들로 하여금 현실을 수용하고 자신과 타인들을 더욱 인내하는 가운데 자기성찰을 도모하도록 돕는 것이며, 집단 장면에서 삶에 대한 비합리적인 신념을 발견하고, 수정을 통해 합리적인 인지, 정서, 행동을 나타내도록 하는 것이다.

3) 집단상담사의 역할

REBT 집단상담에서 집단상담사는 대단히 적극적이고, 탐색적이며 도전적인 역할을 담당하므로 역할연습과 같은 행동주의적 방법들을 다양하게 적용해야 한다.

① 집단원들의 비합리적 생각을 찾아내어, 그것을 밝혀 주고 합리적으로 생각하는 방법을 가르쳐 준다.
② 능동적이며 지시적, 설득적인 방법을 통해 집단원의 비합리적인 사고에 대해 논박하거나 직접적으로 맞선다.
③ 역할연습과 자기주장과 같은 기법을 사용하고 이를 숙제로 내 준다.
④ 집단원과의 대화 중에서 당위적 언어를 찾아내도록 하여 비합리적 생각과 합리적 생각을 구별하도록 가르친다.
⑤ 두려움 때문에 하지 못하던 행동을 해 봄으로써 자신의 생각이 비합리적이었음을 깨닫도록 한다.
⑥ 집단상담사는 교사의 역할, 집단구성원은 학습자의 역할을 하며 가르치기, 제안하기, 과제 주기 등의 기법이 활용하고 집단원의 잘못된 사고를 명료화하고 이를 비판적으로 평가하여 합리적인 신념으로 대체하도록 돕는다.

4) 집단상담 단계

집단상담사는 집단원과 친밀한 상담관계를 형성하고 집단원들의 활성화된 사건(A)이 정서적 및 행동적 결과(C)를 가져온다고 믿는 집단원들에게 그가 갖고 있는 신념(B)이 개입한다는 것을 가르친다. '집단원들이 가지고 있는 사고가 합리적인가?'에 초점을 두고 과학적, 논리적으로 비합리적 사고에 대해 논박 과정을 통해 합리적 사고로 전환시킨다.

다음 제시하는 기본 과정은 집단원의 비합리적 신념이 바뀔 때까지 반복하고, 합리적·정서적 집단상담은 원칙적으로 철학적이고 인지적인 접근으로서 집단원들의 사고방식을 변경하기 위한 토론과 설득으로 이루어진다. 집단상담사는 인지적·정서적·행동적 기법을 필요에 따라 적절하게 사용한다.

(1) 집단원의 문제점에 대한 평가

집단상담사는 집단원의 '반드시 … 하지 않으면 안 된다'는 생각이 불합리한 신념에 속한다는 사실을 깨닫게 해주어야 한다. 집단원은 합리적 신념과 비합리적 신념을 구별하는 것을 배우고, 집단상담사는 집단원이 가진 자기패배적인 신념을 바꾸도록 설득하고 격려한다.

(2) A-C 간에 내재되어 있는 B 탐색

집단원이 비논리적으로 사고하기 때문에 정서적인 장애가 유지되고 있다는 사실을 알리고 자기 스스로 불합리한 생각을 계속 주입시키고 있기 때문에 정서적 장애에 대한 책임은 스스로에게 있다는 사실을 깨닫게 해야 한다.

(3) 상담의 목표 설정

엘리스는 인간의 문제는 개인의 신념과 철학적 태도와 관련되이 있다고 보았으므로 상담의 목표는 증상의 제거가 아니라 집단원의 성장을 REBT 집단상담사가 집단원과 함께 작업해야 할 구체적인 목표를 다음과 같이 알리고 설정한다.

- 자기관심(self-interest): 정서적으로 건강한 사람은 자기 자신에게 관심이 있고 진실하며 타인을 위하여 자기 자신을 자학적으로 희생시키지 않는다.
- 사회적 관심(social-interest): 건강한 사람은 소외된 실존을 택하지 않고 사회에서 다른 사람과 효과적으로 어울려 사는 데에 관심을 갖는다.
- 자기지향(self-direction): 정서적으로 건강한 사람은 다른 사람의 행동이나 지지를 좋아할 수는 있으나 그런 지지를 매번 요구하는 것은 아니다. 그들은 자신의 삶에 책임을 느끼며 자신의 문제를 독립적으로 해결할 수 있다.
- 관용(tolerance): 성숙한 인간은 모든 인간이 실수를 하며, 완전할 수 없다는 것을 알고 자신과 타인의 실수를 인정한다.
- 융통성(flexibility): 건강한 사람은 사고가 유연하며, 변화에 개방적이고, 무수히 다양한 사람들과 사상과 사실을 허용하고 수용 가능한 것으로 본다.
- 불확실성의 수용(acceptance of uncertainty): 정서적으로 성숙한 사람은 인간이 무한한 가능성과 기회를 가진 세계에 살고 있다는 것을 인정하나, 어떤 절대적인 확실성은 있지 않다는 것 또한 인정한다.
- 창조적 일에 대한 실행: 건강한 사람은 자신을 둘러싸고 있는 일상적인 일뿐만 아니라, 최소한 한두 가지 정도의 창조적인 일에 몰두하며 관심을 가지고 있다.
- 과학적 사고: 성숙한 사람은 객관적이고 이성적이다.
- 자기수용: 건강한 사람은 자기가 살아 있다는 것 자체를 기뻐하며 끊임없이 삶을 즐기고 행복과 기쁨을 창조할 수 있는 능력이 자신에게 있다고 믿는다.

- 모험실행: 정서적으로 건강한 사람은 모험을 할 수 있다. 자기가 인생에서 진정으로 원하는 것이 무엇인가를 곰곰이 생각해 보고 모험을 시도하며 인생을 개척한다.
- 장기적 쾌락: 건강한 사람은 순간적인 쾌락을 추구하기보다는 미래 지향적인 쾌락을 추구한다.
- 반유토피아주의: 성숙하고 정서적으로 건강한 사람은 이 세상에서 자신이 얻고자 하는 모든 것을 다 얻을 수 없으며, 모든 고난을 완전히 회피할 수 없다는 사실을 인식한다.
- 정서혼란에 대한 자기책임: 건강한 사람은 다른 사람이나 사회를 비난함으로써 자신을 방어하기보다는 자기 파멸적인 혼란을 느끼는 자신에게 대하여 책임이 있다고 느낀다.

(4) REBT 실행

집단상담사는 집단원이 악순환을 이루고 있는 자기패배적 과정을 이해하고, 불합리한 생각을 수정하도록 도와야 한다.

(5) 새로 익힌 REBT적 생활방식 실제 생활에 적용

집단원으로 하여금 자기 삶에 대한 합리적 철학을 발달시키게 함으로써, 앞으로 다른 비합리적 신념의 희생이 되는 것을 막을 수 있다.

memo

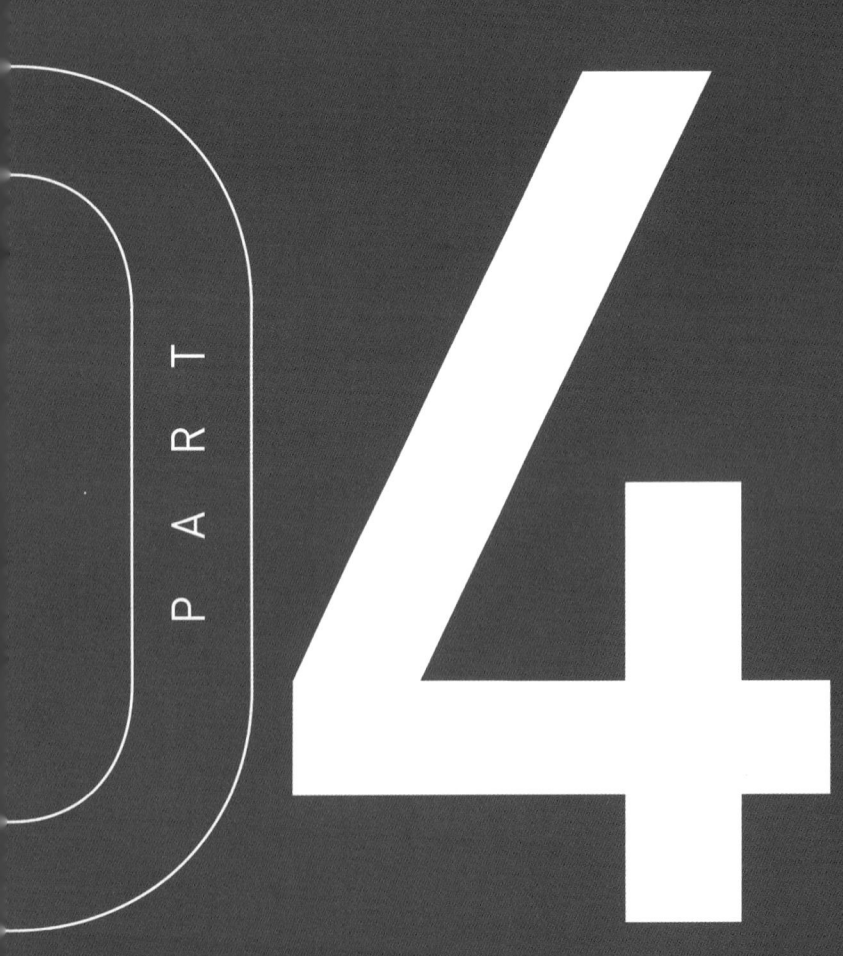

동물매개치료 프로그램 기법

접촉 기법
미용 기법
간식 기법
산책 기법
놀이 기법

PART 04 동물매개치료 프로그램 기법

1) 접촉 기법

(1) 개념

접촉 기법은 치료도우미동물과 대상자간의 신체적 접촉과 스킨십을 통해서 대상자의 현재 심리적 상황에 대해 인식하고 자신의 내면을 쉽게 드러낼 수 있도록 돕는다. 동물에 대한 두려움이 있는 대상자가 치료도우미동물과의 접촉 반응 정도로 두려움이 완화되거나 악화되는지를 즉각적으로 확인할 수 있으며, 치료도우미동물과의 친밀도가 상승할수록 대상자의 적극적인 접촉이 관찰된다. 이러한 접촉을 통해 대상자는 스스로 자신의 문제를 인식하도록 한다. 접촉 기법에는 쓰다듬기, 악수하기, 무릎에 앉히기, 안기, 마사지하기 등이 포함된다.

(2) 적용과정

접촉 기법의 적용과정에서 대상자는 우선 치료도우미동물과 거리를 두고 관찰을 한 뒤 점차 가까이 다가가도록 하고 치료도우미동물이 움직이는 상황에서도 대상자가 긴장하지 않는다면 치료도우미동물에게 적합한 첫 접촉을 실시하도록 한다. 이때 치료도우미동물의 가장 둔감한 부위(등, 허리 등)를 먼저 쓰다듬어 본 다음 기분이나 감촉에 대해 자유롭게 표현하게 하며 긴장을 이완시키고 서서히 치료도우미동물의 다른 부위, 더 민감한 부위(머리, 목덜미, 꼬리, 발 등)로 접촉하도록 돕는다.

동물매개심리상담사는 치료도우미동물의 신체부위를 설명하고 그 부위를 접촉할 때 치료도우미동물의 반응을 관찰하게 한다. 대상자가 치료도우미동물을 만지는 경험에서 편안해 한다면 무릎에 앉혀 보거나 안는 방법을 배운 후 직접 안기를 한다.

(3) 주의사항

① 대상자의 해당 치료도우미동물에 대한 알레르기 유무를 가족력, 피부반응 등을 통해 확인해야 한다.
② 판단력과 조절력이 부족한 대상자의 경우 전문가가 먼저 시범을 보이고 대상자의 돌발적인 행동을 예방하기 위해 바로 옆에서 함께할 필요가 있다.
③ 접촉과정에서 동물매개심리상담사의 순간적인 방심이 대상자나 치료도우미동물을 위험하게 할 수 있으므로 계속 주의를 기울여야 한다.
④ 대상자가 접촉을 시도하기 전 먼저 대화를 시도하게 하여 치료도우미동물이 놀라지 않도록 준비시켜야 하며 접촉부위는 둔감한 부위에서 민감한 부위로 점차 확대해 가도록 한다.

2) 미용 기법

(1) 개념

미용 기법에서는 일반적으로 털이 있는 포유동물에 적용할 수 있다. 반려동물 미용도구와 의류, 반려동물 위생용품을 활용하여 치료도우미동물을 직접 꾸미고 가꾸어주며 자신의 심리상태와 욕구를 파악하고 상황에 적절하게 대처할 수 방법들을 찾아볼 수 있도록 돕는다. 미용을 통한 치료도우미동물의 외적인 변화는 대상자가 즉각적인 성취감을 느낄 수 있으며 일상생활의 필요한 적응행동을 인식하게 된다. 꾸미기 재료(핀, 브로치, 스카프 등)를 직접 제작하여 적용할 경우 대상자는 더욱 큰 성취감을 얻는다. 미용 기법에는 빗질하기, 꾸미기, 옷 입히기, 닦기, 목욕시키기 등이 포함된다.

(2) 적용과정

미용 기법의 적용과정은 접촉기법 중 쓰다듬기, 안기를 긴장하지 않고 무난히 수행한 대상자에게 시도할 수 있으며 빗질을 하는 방법을 보여주고 빗의 표면을 손바닥으로 가볍게 눌러보게 하여 빗질의 강약을 조절할 수 있도록 한다. 대상자가 긴장을 풀고 빗질을 시작하면 처음엔 한 손으로, 이후에 양손을 사용하여 빗질을 해보게 한다. 빗질을 잘 수행한 대상자는 물티슈로 치료도우미동물의 발바닥, 눈꼽 등을 깨끗이 닦아줄 수 있다.

대상자가 단순한 미용을 잘 수행한다면 보다 복잡한 미용으로도 접근할 수 있다. 여러 가지 미용 기법을 문제없이 수행할 수 있는 대상자는 동물매개심리상담사의 도움을 받아 미용 기법의 심화단계인 치료도우미동물의 목욕시키기를 해 볼 수 있다. 목욕시키기는 목욕 전 준비과정부터 목욕 후 드라이, 빗질, 뒷정리까지 한 시간 이상 소요될 수 있으므로 발이나 얼굴 등 부분목욕만을 할 수 있다.

(3) 주의사항

① 빗질이나 핀을 꽂아주는 것 등은 자칫 치료도우미동물이 다칠 수 있어 전문가가 시범을 보여주고 주의사항을 확인한 후 경험하도록 한다.
② 목욕의 경우에는 상담 장소에 샤워시설이 갖춰져 있지 않았다면 드라이 목욕을 할 수 있는 거품이나 분말제품을 이용한다.
③ 목욕 전에 해당 치료도우미동물의 해부학적 구조를 설명하고 조심해야 할 부위(눈, 코, 귀에 물이 들어가지 않도록 주의해야 함)에 대한 정보를 제공해주도록 한다.

3) 간식 기법

(1) 개념

간식 기법은 치료도우미동물을 위해 간식을 만들거나 간식주기를 경험하며 음식을 통한 다양한 생각이나 감정을 이해하기도 하고 내면의 긍정적인 사람에 대해 표현함으로써 자신의 대인관계에서의 패턴을 이해하도록 돕는다. 낯선 치료도우미동물과 관계를 맺을 때 가장 유용한 방법이 간식주기이며 이는 대상자의 삶에 중요한 영향을 미치는 사람에 대한 이해를 도와주는 방향으로 접근이 가능하다. 간식 기법에는 손바닥에 간식주기, 그릇에 간식주기, 장난감에 간식 넣어주기, 간식 만들기 등이 포함된다. 치료도우미동물의 올바른 행동에 대한 보상으로 간식을 제공하며 대상자와 치료도우미동물이 친밀해진 이후에는 간식을 이용해 다양한 훈련을 제시해볼 수 있다.

(2) 적용과정

간식 기법의 적용과정에서 대상자는 우선 치료도우미동물과 거리를 두고 간식을 던져주거나, 밥그릇에 간식을 담아 치료도우미동물에게 가져다주는 방법으로 '나에게 간식이 있다'는 것을 치료도우미동물에게 인지시킨다. 이후 동물매개심리상담사가 손바닥 위에 간식을 두고 치료도우미동물에게 간식 주는 것을 시범 보인 후 대상자가 직접 손바닥 위에 간식을 두고 치료도우미동물에게 주도록 한다.

(3) 주의사항

① 치료도우미동물의 간식을 먹지 않도록 주의를 기울여야 한다.
② 치료도우미동물에게 필요한 영양은 사료만으로 충분히 충당할 수 있으므로 상담 중에 너무 많은 간식을 주지 않도록 해야 한다.
③ 일부 대상자의 경우 간식을 주며 자신의 손에 치료도우미동물의 타액이 묻는 것에 대해 거부감이 있을 수 있으니 손을 씻거나 닦고 손 소독을 할 수 있다는 것을 알려주고 필요한 용품들을 눈에 보이는 곳에 두도록 한다.

4) 산책 기법

(1) 개념

산책 기법은 치료도우미동물과 대상자가 다양한 장소에서 서로 걷기를 하고 이야기를 나누며 상호작용을 하는 과정에서 상황에 대한 문제를 적절하게 대처할 수 있는 기회를 제공받게 된다. 또한 다른 사람과 관계형성에 방해되는 것이 무엇인지 살펴보게 되어 대인관계의 어려움을 해결하도록 돕는다.

산책 기법에는 실내/실외 걷기, 계단 걷기, 함께 걷기, 혼자 걷기, 치료도우미동물 안고 걷기 등이 포함된다. 치료도우미동물과의 산책은 걷기에 대한 동기유발과 함께 걸으며 눈을 맞추고, 보폭을 조절하고, 산책코스를 탐색하는 일련의 과정에서 상호교감 및 동반자적 관계를 형성할 수 있다. 또한 대상자가 치료도우미동물과 함께 산책을 하면 주변 사람들의 관심을 받을 수 있으므로 타인의 반응에 대처하는 방법을 알아보고 연습하는 경험은 대상자의 사회성에 도움을 줄 수 있다. 치료도우미동물은 체력이 좋고 견종의 크기에 따라 다양한 속도가 가능하며 훈련이 잘된 치료도우미동물은 대상자의 보폭에 맞춰 걸을 수 있어 대상자의 재활훈련에서도 효과적이다.

(2) 적용과정

산책 기법의 적용과정은 대상자에게 치료도우미동물의 리드줄을 채우는 방법과 산책 시의 주의사항을 알려주는 것으로 시작하며 더블 리드줄을 채워 동물매개심리상담사와 대상자가 각각 잡도록 한다. 실내에서 먼저 리드줄을 잡고 치료도우미동물과 함께 좁은 공간, 사람, 사물을 피해 함께 움직이며 걷는 연습을 하여 대상자가 어려움 없이 잘 산책할 수 있다면 실외로 나갈 수 있다. 실외에서 더블 리드줄을 잡고 치료도우미동물이 이끄는 대로 따라가게 하며 함께 산책코스를 횡단하거나 또는 일을 잘 수행하게 되면 대상자들끼리 짝을 짓거나 대상자 혼자서 리드줄을 잡고 산책하게 한다. 대상자가 산책과정에 익숙해지면 자신의 보폭과 치료도우미동물에만 주의를 집중하는 것에서 벗어나 주변에 다가오는 사람들에게 편안하게 치료도우미동물을 소개하도록 격려할 수 있다.

(3) 주의사항

① 실외에 나갈 경우 용변을 볼 여지가 있으므로 반드시 배변봉투를 챙겨서 나가야 하며, 상담목표에 따라 대상자가 용변을 직접 치우는 활동으로 책임감을 경험할 수도 있으니 용변을 대상자가 치우게 될 경우 먼저 동물매개심리상담사가 시범을 보여주도록 한다.
② 활동성이 강하고 활발한 치료도우미동물과의 산책에서 치료도우미동물이 여기저기 냄새를 맡거나 리드줄이 팽팽하게 조여져 있는 경우에 동물매개심리상담사는 함께 걸으며 리드줄의 조절방법을 알려주어야 한다.
③ 대상자가 리드줄을 세게 당기면 치료도우미동물의 발바닥이나 목이 다칠 수 있으므로 주의할 수 있도록 한다.
④ 실외에서의 산책은 여러 물리적인 자극들이 치료도우미동물을 자극시킬 수 있으므로 사람이 많거나 차가 많은 곳, 시끄럽거나 위험한 곳에서의 산책은 피하는 것이 좋다.

⑤ 실외활동을 계획할 경우 일기예보를 미리 확인해 비가 오거나 지나치게 춥고 더운 날에 대비하여 별도의 실내 프로그램을 준비하는 것이 필요하다.

5) 놀이 기법

(1) 개념

놀이 기법은 대상자가 치료도우미동물과 함께 일정한 규칙 또는 방법에 따라 재미나 즐거움을 추구하는 과정으로 대상자의 욕구를 파악하고 자신을 도와줄 사람이 있으며 자신이 도움을 줄 수 있음을 알게 하며 자신과 타인을 이해할 수 있도록 한다. 또한 치료도우미동물과의 놀이는 단순한 즐거움을 넘어 직접적인 상호작용이 가능하므로 여러 가지 예측 불가능한 돌발 상황에 따른 대처방법도 연습할 수 있어 대상자의 창의력과 사회적응능력을 향상시킬 수 있다.

놀이 기법에는 물건 던지고 가져오기, 장난감 사용하기, 별칭 짓기, 촉각 놀이, 간식 넣기, 훈련시키기, 감정 찾기 등이 포함된다. 인간과 마찬가지로 동물도 놀이를 하지만 치료적인 놀이가 가능한 치료도우미동물로는 개, 고양이, 반려조 등이 있다. 상담초기에는 기본적이고 익숙한 놀이를 진행할 수 있으나 대상자와 친밀감이 형성된 이후에는 대상자가 치료도우미동물의 수준에 맞는 다양한 놀이를 직접 개발하고 수행할 수 있다. 다른 동물과 다르게 개의 경우 반복적인 놀이를 수행할 수 있는 체력과 끈기가 있어 대상자와 지속적으로 상호작용을 할 수 있다.

(2) 적용과정

놀이 기법의 적용과정은 치료도우미동물에게 익숙한 장난감을 이용해 던지고 받는 놀이로 시작해서 점진적으로 대상자가 치료도우미동물과 함께 놀 수 있는 장난감을 직접 탐색하고 고르게 하며 해당 장난감으로 놀 수 있는 방법을 예측하고 놀이를 계획해 보도록 돕는다. 대상자가 직접 고안한 놀이를 치료도우미동물이 잘 수행할 경우 충분히 칭찬하고 간식 등으로 보상해 주도록 한다.

(3) 주의사항

① 대상자의 지능, 체력, 작업수준을 고려해서 적절한 놀이를 계획하고 수행해야 한다.

② 놀이규칙이 대상자가 이해 가능한 범위를 넘어서면 상담 중에 낙담하고 실패를 경험하게 되어 자존감을 저하시킬 수 있고, 너무 쉬운 놀이는 지적 흥미도나 만족감이 떨어질 수 있으므로 대상자의 탐색이 충분히 끝난 상담 중·후반기에 놀이 기법을 적용하도록 한다.

③ 치료도우미동물과의 물건 던지고 가져오기 놀이는 상담실 바닥재질이 매끈한 마루의 경우 치료도우미동물의 발이 미끄러져 발바닥을 다칠 수 있어 매트나 카펫 등 쿠션감이 있는 바닥에서 해야 한다.

memo

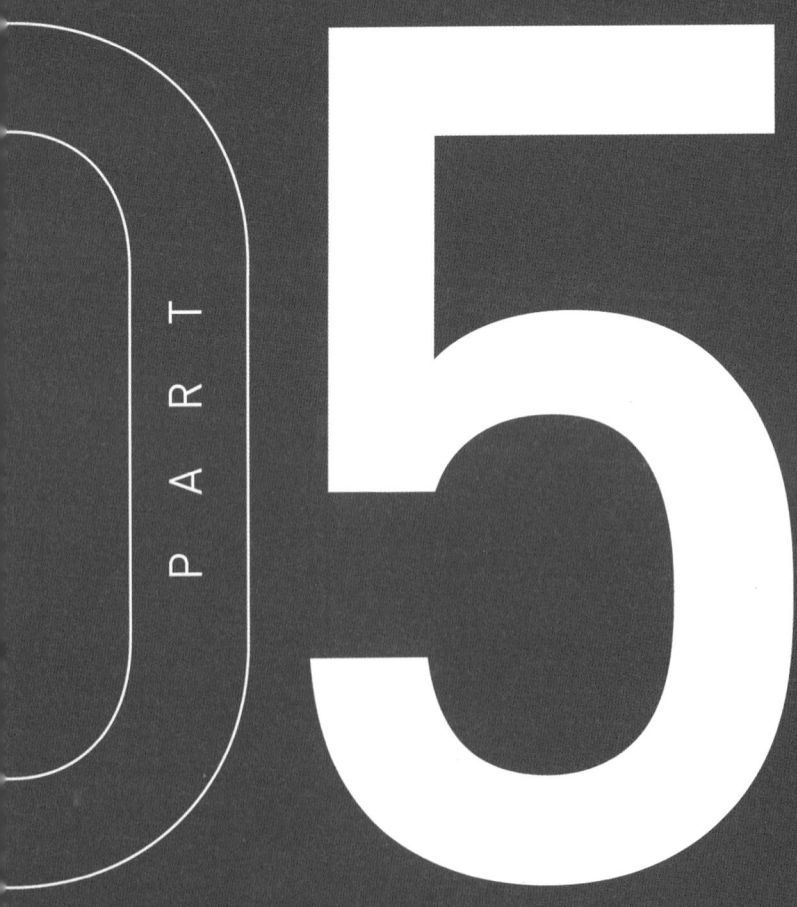

동물매개치료(AAT) 프로그램 실제

초기 단계
우리의 규칙 정하기
치료도우미견 신체 탐색하기
치료도우미견 소개하기
치료도우미견 빗질하기
치료도우미견 용품 알아보기

중기 단계
마사지 하기
감정 나누기
치료도우미견의 일생
산책하기
치료도우미견을 위한 음식 알아보기
간식 만들기
가면 만들기
치료도우미견을 위한 집 만들기
산책 가방 만들기
치료도우미견 장난감 만들고 터그 놀이하기
치료도우미견 스피드 게임
치료도우미견과 노즈워크 놀이
치료도우미견 교육 시키기
치료도우미견과 주사위 놀이
다트 던지기

종결단계
추억 회상하기
치료도우미견과 사진찍기
액자 만들기
치료도우미견과 나의 꿈
다 함께 롤링페이퍼

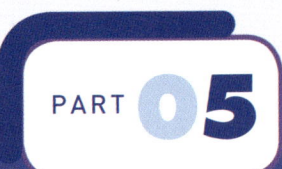

동물매개치료(AAT) 프로그램 실제

1 초기 단계

1) 우리의 규칙 정하기

영역	• 사회, 인지
목표	• 치료도우미견과 함께할 때 지켜야 할 규칙에 대해서 알아본다.
준비물	• 기본 물품(부록 6 참조), A4 용지, 사인펜
프로그램 순서	• 치료도우미견과 함께 지낼 때 지켜야 할 주의사항은 무엇인지 생각해 본다. • 집단원과 함께하면서 서로 지켜야 할 행동 및 언어에 대해서 이야기 나눈다. • 프로그램 참여시 치료도우미견을 위한 규칙과 집단원 간의 규칙을 A4 용지에 작성한다.
상담으로의 적용	• 규칙을 지켰을 때와 지키지 않았을 때의 경험 및 감정에 대해서 이야기 나눈다. • 타인을 배려했을 때 또는 배려 받았을 때 기분 및 감정에 대해 이야기 나눈다.
안전·유의사항	• 규칙을 정할 때 서로 비난하거나 상처 주는 규칙이 없도록 진행한다.

(1) 진행 방법

① 치료도우미견과 집단원이 지켜야 할 규칙을 정하는 시간이라고 안내한다.
② 치료도우미견을 위해 지켜야 할 규칙을 정한다.
  ㉠ 치료도우미견을 바라보며 함께 지켜야 할 규칙은 어떤 것들이 있을지 생각해 본다.
  ㉡ 집단원끼리 자신이 생각한 규칙에 대해서 이야기 나눈다.

> 치료도우미견을 위해 꼭 지켜야 하는 Tip
> • 소리 지르지 않기
> • 발로 차거나 때리지 않기

- 꼬리 잡아 당기지 않기
- 물건 던지지 않기

③ 집단원이 함께 하면서 지켜야 할 규칙을 정한다.
  ㉠ 각자 본인이 싫어하거나 좋아하는 행동, 언어는 어떤 것들이 있는지 생각해 보고 이야기 나눈다.
  ㉡ 집단원 간 서로 싫어하고 좋아하는 언어와 행동에 대해서 이야기 나누고 서로를 위한 규칙을 정한다.

④ 치료도우미견과 집단원을 위한 규칙판을 만들어 본다.
  ㉠ A4용지에 함께 이야기 나눈 치료도우미견과 집단원을 위한 규칙판을 만들어 본다.
  ㉡ 치료도우미견을 위한 규칙판과 집단원을 위한 규칙판을 보여주며 이야기 나눈다.

⑤ 규칙 정하기를 하며 느낀 생각이나 감정에 대해서 이야기 나눈다.

▲ 그림 5-1 우리의 규칙 정하기

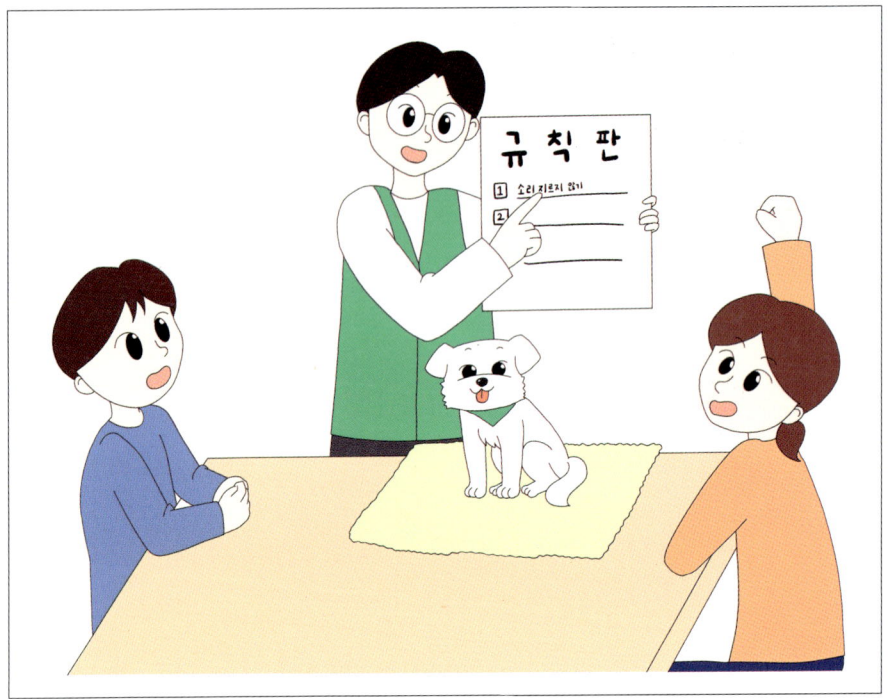

활용 Tip

스스로 규칙을 정하기 어려운 집단원일 경우 동물매개심리상담사는 사전에 미리 꼭 지켜야 할 규칙을 정하여 전달하는 방식으로 진행한다.

2) 치료도우미견 신체 탐색하기

영역	• 인지, 정서
목표	• 치료도우미견의 신체 구조를 파악하고, 신체 특성에 맞게 교감하는 방법을 습득할 수 있다. • 신체 접촉 후 느낌에 대해서 이야기할 수 있다.
준비물	기본 물품, 치료도우미견 사진, 강아지 인형
프로그램 순서	• 치료도우미견의 사진과 인형을 통해 간접적으로 신체 특성에 대해서 알아본다. • 사진이나 인형을 통해서 익힌 신체적 특성을 생각하며 치료도우미견의 신체 부위를 만져본다.
상담으로의 적용	• 치료도우미견 신체적 특징처럼 나의 신체적 특징에 대해 서로 이야기를 나눈다. • 처음 만난 타인에 대한 나의 태도에 대해 이야기 나눈다. • 치료도우미견과 접촉을 통해 느낀 기분 감정에 대해서 이야기 나눈다.
안전·유의사항	• 치료도우미견과 신체 접촉을 할 때 치료도우미견이 놀라지 않도록 둔감한(등 부분)부분을 먼저 교감하며 진행한다. • 치료도우미견이 싫어하는 부위는 제외하고 교감을 진행한다.

(1) 진행 방법

① 치료도우미견의 신체 부위에 대해 알아보는 시간을 가질 것이라고 안내한다.

② 치료도우미견의 신체 부위는 어떻게 구성되었는지 알아본다.
  ㉠ 치료도우미견의 신체 부위 특성에 대해서 설명을 한다.
  ㉡ 미리 준비한 치료도우미견 사진을 활용하여 동물매개심리상담사가 설명했던 특징적 신체 부위가 어디인지 알아맞혀 본다.
  ㉢ 사진을 통해 간접적 경험을 한 후 치료도우미견에 대해 익숙해진 집단원은 치료도우미견과 유사한 강아지 인형을 통해 다시 한번 신체 부위를 짚어보고 만져본 후 느낌에 대해 이야기한다.
  ㉣ 사진과 인형을 통해 치료도우미견에 대해 익숙해진 집단원은 직접적으로 치료도우미견 신체 부위 접촉을 진행한다.

③ 신체 부위를 알고 직접적으로 접촉 및 교감한 느낌에 대해서 이야기 나눈다.

▲ 그림 5-2 치료도우미견 신체 탐색하기

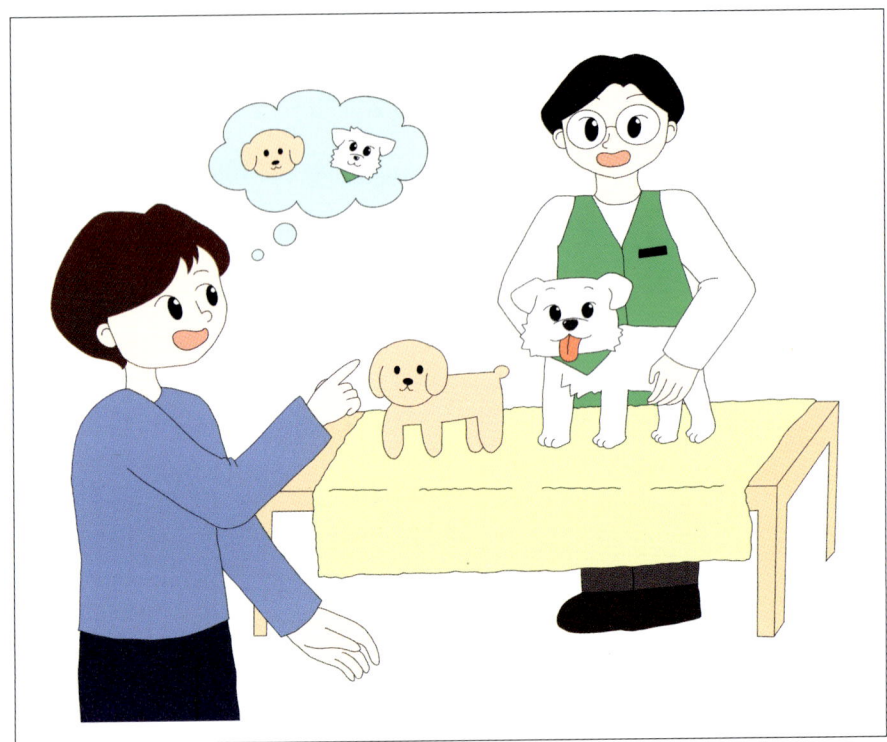

> **활용 Tip**

- 치료도우미견과 직접적으로 접촉이 어려운 집단원(발달장애, 노인 등)은 멀리서 치료도우미견을 바라보거나 사진 또는 영상을 눈으로만 관찰하는 간접적 교감 활동으로 진행한다.
- 치료도우미견에 대한 두려움이 없을 경우 직접적 접촉에 대한 시간을 늘려서 진행한다.

3) 치료도우미견 소개하기

영역	• 사회, 인지
목표	• 집단원들에게 자기소개를 할 수 있다. • 치료도우미견의 인사 방법을 습득하고 치료도우미견과 상호작용하는 방법을 익힐 수 있다.
준비사항	• 기본 물품
프로그램 순서	• 치료도우미견의 나이, 이름, 성별 그리고 품종에 대해 설명한다. • 치료도우미견이 다른 개와 만났을 때와 사람을 만날 때 인사 방법에 대해서 소개킨다. • 치료도우미견에게 직접 손등 인사를 실시한다. • 집단원 간 서로 자기소개를 진행한다.
상담으로서의 적용	• 나는 다른 낯선 사람을 만날 때 어떠한 방식으로 인사하는지 서로 이야기를 나누어 본다. • 치료도우미견이 먼저 나에게 와서 냄새를 맡으며 관심을 가져 주었을 때 나의 기분 및 감정에 대해 표현해 본다.
안전·유의사항	• 치료도우미견과 인사 시, 치료도우미견의 몸을 먼저 만지면 스트레스를 받을 수 있으므로 손등 인사를 먼저 실시한다.

(1) 진행 방법

① 치료도우미견의 인사 방법 대해 알아보는 시간을 가질 것이라고 안내한다.

② 치료도우미견이 다른 개와 인사하는 방법에 대해 알아본다.
  ㉠ 치료도우미견이 다른 개를 만났을 때 어떻게 인사하는지 설명을 한다.
    * 치료도우미견은 서로 엉덩이 부분을 냄새 맡으며 인사한다고 설명을 한다.
  ㉡ 인사 방법을 듣고 새롭게 알게 된 것을 무엇인지 서로 이야기를 나누어 본다.

③ 치료도우미견이 낯선 사람을 만날 때 인사하는 방법에 대해서 알아본다.
  ㉠ 치료도우미견이 낯선 사람을 만나면 후각을 활용하여 인사한다는 것을 알려준다.
  ㉡ 치료도우미견과 인사를 할 때 눈높이를 맞추고, 집단원의 손등을 치료도우미견 코에 가까이 대어 치료도우미견이 냄새를 맡도록 한다.

④ 치료도우미견 인사 방법에 대해 알아보고 직접 교감해본 것에 대해서 집단원과 이야기를 나누어 본다.

▲ 그림 5-3 치료도우미견 소개하기

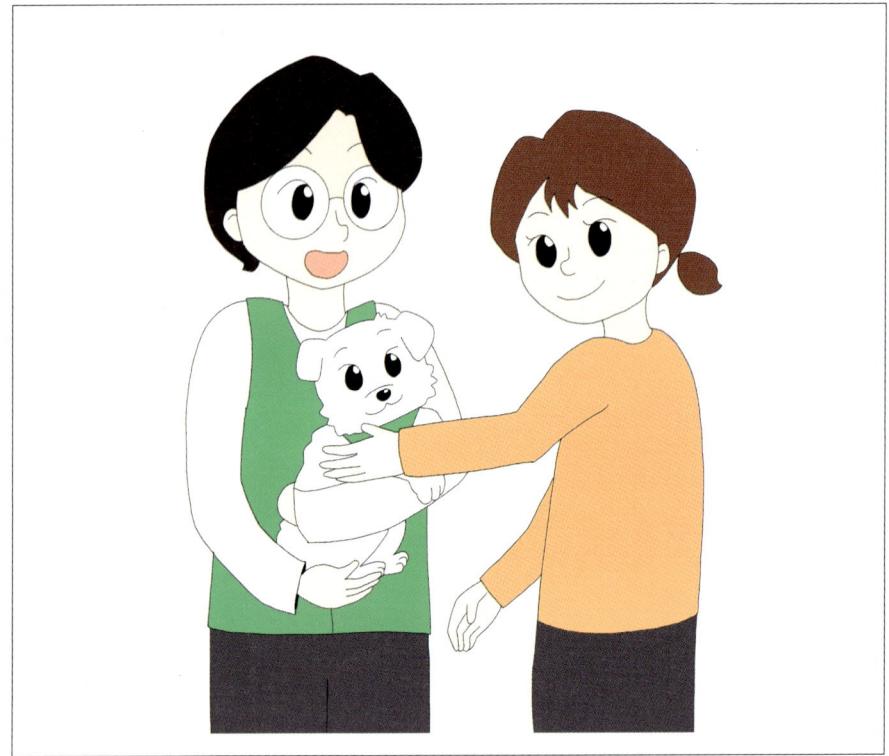

활용 Tip

- 집단원이 치료도우미견과의 인사를 거부하는 경우에 강요하지 않고 강아지 인형을 통해 배웠던 인사법으로 진행한다.
- 치료도우미견과 개의 인사 방법을 설명할 때 인지능력이 부족한 집단원의 경우 사진과 같은 시각자료를 활용하여 진행한다.
- 치료도우미견 소개하기를 할 때 처음 만나는 집단원이라면 치료도우미견 소개 후 집단원끼리 소개하는 시간으로 진행한다.

4) 치료도우미견 빗질하기

영역	• 인지, 정서, 신체
목표	• 치료도우미견 빗질하는 방법을 습득할 수 있다. • 빗질하기를 하며 교감을 나눌 수 있다. • 어린 시절 양육 받았던 경험에 대해서 회상할 수 있다.
준비사항	• 기본 물품, 치료도우미견 빗
프로그램 순서	• 치료도우미견 빗질의 중요성에 대해 알아본다. • 치류도우미견 빗질 방법에 대해서 알아본다. • 치료도우미견에게 직접 빗질을 해보는 시간을 가진다.
상담으로의 적용	• 치료도우미견 빗의 종류에 따른 빗질 방법에 대해서 이야기 나눈다. • 누군가로부터 돌봄을 받았을 때 어떠한 감정이 생길지 이야기 나눈다. • 어린 시절 양육자로부터 받았던 양육 경험(씻겨주기, 마사지, 빗질 등)에 대해 이야기 나눈다.
안전·유의사항	• 치료도우미견이 불편해하는 빗이 있다면 미리 파악하여 그 빗을 제외한 후 진행한다. • 빗질하기는 치료도우미견과 직접 접촉이 이루어지므로 집단원과 치료도우미견이 충분히 교감을 한 후 진행한다. • 집단원이 많을 경우 시간이나 순서를 고려하여 치료도우미견이 스트레스 받지 않도록 유의한다.

(1) 진행 방법

① 치료도우미견을 위한 빗질 방법을 알아보고 빗질을 직접 실시할 것이라고 안내한다.

② 치료도우미견을 위한 빗의 종류와 빗질 방법에 대해 알아본다.
   ㉠ 치료도우미견 빗질의 중요성에 대해 알아본다.
   ㉡ 치료도우미견이 사용하는 다양한 종류의 빗을 직접 만져보고 치료도우미견 빗의 특징에 대해 알아본다.
   ㉢ 치료도우미견 빗질 방법에 대해 알아본다.

③ 치료도우미견에게 직접 빗질을 해주는 시간을 가진다.
   ㉠ 치료도우미견을 무릎에 앉히거나 테이블 위에 눕힌다.

ⓛ 치료도우미견이 편안해 하는 것을 확인한 후 빗의 용도에 맞춰 신체 부위에 빗질하기를 진행한다.

ⓒ 둔감한 부위(등, 허리)부터 민감한 부위(머리, 꼬리, 발) 쪽으로 빗질하기를 진행한다.

④ 치료도우미견 빗질에 대해서 알아보고 직접 만나 빗질을 해본 것에 대해 이야기 나눈다.

▲ 그림 5-4 치료도우미견 빗질하기

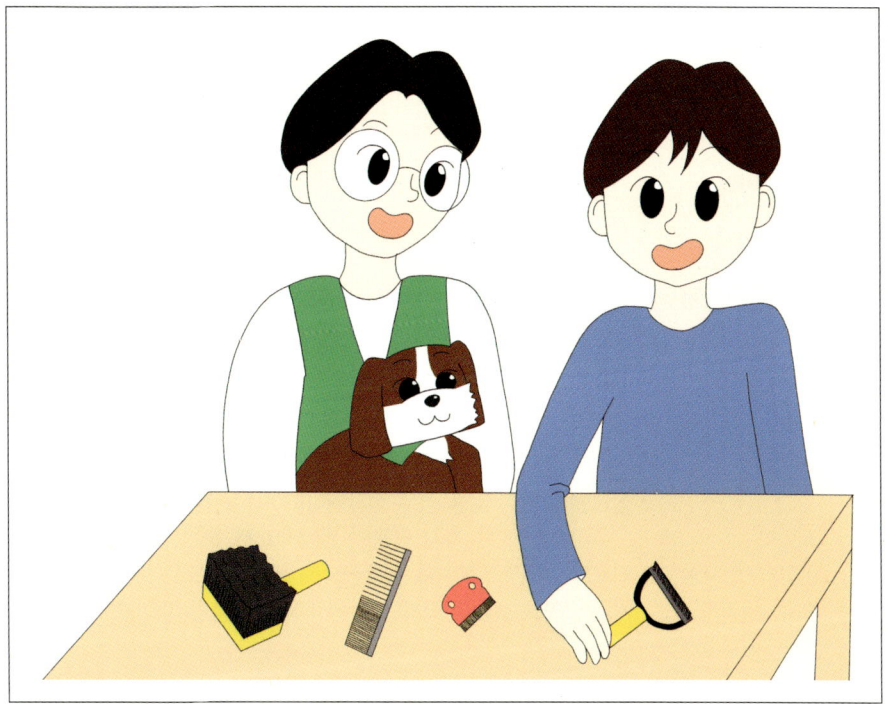

> **활용 Tip**

- 집단원이 아동이거나 신체적으로 움직임이 불편한 경우 고무로 제작된 마사지 빗을 활용한다.
- 치료도우미견과 집단원간의 교감이 충분히 이루어졌을 경우 한 명은 치료도우미견을 무릎에 앉히고 다른 한 명은 빗질하기를 하여 서로 협동하며 진행해 볼 수 있다.

5) 치료도우미견 용품 알아보기

영역	• 인지, 정서
목표	• 치료도우미견 용품 종류와 사용 방법에 대해서 알 수 있다. • 나에게 소중한 것에 대해 알아볼 수 있다.
준비물	• 기본 물품, 치료도우미견 용품(빗, 발톱깎이, 옷, 구강제, 샴푸 등)
프로그램 순서	• 치료도우미견의 용품(빗, 발톱깎이, 옷, 구강제, 배변봉투, 리드 줄, 샴푸 등)종류를 알아본다. • 용품 별 사용 방법에 대해 알아본다. • 치료도우미견에게 빗을 활용하여 빗질하기, 로션 발라주기 등 용품을 활용한 교감 활동을 진행한다.
상담으로의 적용	• 나에게 가장 중요한 물건은 무엇인지 이야기 나눈다. • 나에게 필요한 물건 및 인물에 대해 이야기 나눈다.
안전·유의사항	• 집단원 인원이 많을 경우 집단원마다 사용하는 용품을 달리하여 치료도우미견에게 한 가지 용품만 반복적으로 하지 않도록 한다. • 치료도우미견의 복지를 최우선으로 두어 치료도우미견이 스트레스를 받지 않도록 살피며, 만약 스트레스를 받는다면 바로 중단하고 휴식을 취한다.

(1) 진행 방법

① 치료도우미견의 용품에 대해 알아보는 시간을 가질 것이라고 안내한다.

② 치료도우미견의 용품에 대해 알아본다.
   ㉠ 치료도우미견의 용품별 용도에 대해서 설명을 한다.
   ㉡ 치료도우미견의 용품을 직접 만져보고 체험을 하며 사용법, 주의사항에 대해서 알아본다.

③ 치료도우미견에게 용품을 활용한 교감 활동을 진행한다.
   ㉠ 빗의 사용법을 습득한 후 치료도우미견에게 빗질하기를 진행한다.
   ㉡ 치료도우미견 구강제 사용법을 습득한 후 치료도우미견에게 구강제를 입 속으로 뿌리는 것을 진행한다.
   ㉢ 치료도우미견 산책 시 필요한 리드 줄을 직접 치료도우미견에 채워주기를 하며 리드 줄 채우는 방법을 습득한다.

ⓜ 치료도우미견 옷을 입혀주는 것을 배우고, 입히기를 진행한다.

④ 치료도우미견의 용품과 교감하는 방법에 대해 알아보고 직접 교감해본 것에 대해서 느낌을 나누어 본다.

▲ 그림 5-5 치료도우미견 용품 알아보기

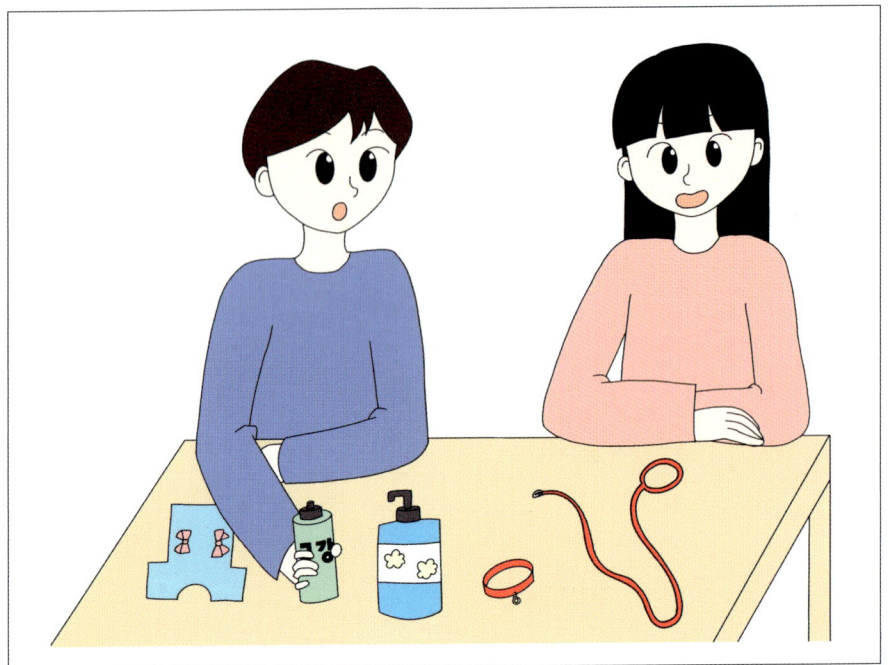

활용 Tip

- 치료도우미견 용품의 경우 산책, 미용, 간식 등 용도를 나누어 프로그램을 다양하게 적용하여 진행할 수 있다.
- 용품을 실질적으로 구비하는 게 어려울 경우 사진이나 영상을 준비하여 다양한 물품에 대해서 소개를 해도 좋다.
- 집단원이 치료도우미견을 무서워할 경우 인형을 활용하여 익숙하게 한 후 직접적 교감을 진행한다.

2 중기 단계

1) 마사지 하기

영역	• 신체, 인지, 정서
목표	• 치료도우미견 마사지 하기 방법을 배우고 직접 할 수 있다. • 치료도우미견을 마사지하며 나의 생각과 감정을 말할 수 있다.
준비물	• 기본 물품, 강아지 인형
프로그램 순서	• 치료도우미견 마사지 종류와 방법에 대해서 알아본다. • 강아지 인형을 활용하여 배운 방법을 실시해본다. • 치료도우미견에게 1:1로 마사지 하기를 진행한다.
상담으로의 적용	• 마사지를 받는 치료도우미견의 모습에서 어떠한 감정이나 생각이 들었는지 이야기 나눈다. • 치료도우미견을 마사지해주며 어떤 느낌이 들었는지 이야기 나눈다. • 부모 또는 친구에게 마사지(주무르기 포함)를 받아 본 경험을 이야기하고 그때의 나의 감정이나 기분에 대해 이야기 나눈다. • 나를 편안하게 해주는 사람, 장소, 물건 등이 있는 이야기 나눈다. • 마사지 및 신체 접촉이 불편했던 경험과 기분 및 감정에 대해 이야기 나눈다.
안전·유의사항	• 마사지하기를 할 때 치료도우미견이 불편해하거나 싫어하는 신체 부위가 있다면 사전에 파악해서 다른 신체부위 마사지를 진행한다. • 치료도우미견의 스트레스 상황을 고려하여 충분히 쉴 수 있는 공간을 마련하고 진행한다.

(1) 진행 방법

① 치료도우미견 마사지 하기를 할 것이라고 안내한다.
   ㉠ 치료도우미견과 마사지할 때 주의해야 할 사항에 대해 알아본다.

② 치료도우미견 마사지 방법을 알아본다.
   ㉠ 치료도우미견 마사지 방법에는 배, 등, 다리, 얼굴 마사지가 있다고 안내한다.
   ㉡ 직접 치료도우미견에게 실시하기 전에 강아지 인형을 활용하여 마사지 방법을 알려준다.

ⓒ 배 마사지 경우 치료도우미견이 배를 보인 후 턱에서 배까지 수직으로 손바닥으로 살살 쓰다듬어 주는 방법으로 진행한다.

　　ⓔ 등 마사지의 경우 머리 위부터 엉덩이 부분까지 수직으로 손바닥으로 살살 쓰다듬어 주며 마사지를 진행한다.

　　ⓜ 다리 마사지의 경우 치료도우미견이 앉은 상태에서 한 쪽씩 '손' 동작을 한 후 치료도우미견이 집단원 손바닥 위에 손을 올리면 가볍게 발가락 사이사이를 눌러준다.

　　ⓗ 인형으로 먼저 마사지를 진행한 후 직접 치료도우미견에게 마사지를 진행한다.

　　ⓢ 치료도우미견의 표정을 살펴 가며 배, 등, 다리, 얼굴 마사지를 진행 한다.

③ 치료도우미견 마사지하기 하면서 느낀 생각이나 감정에 대해서 이야기 나눈다.

▲ 그림 5-6 마사지 하기

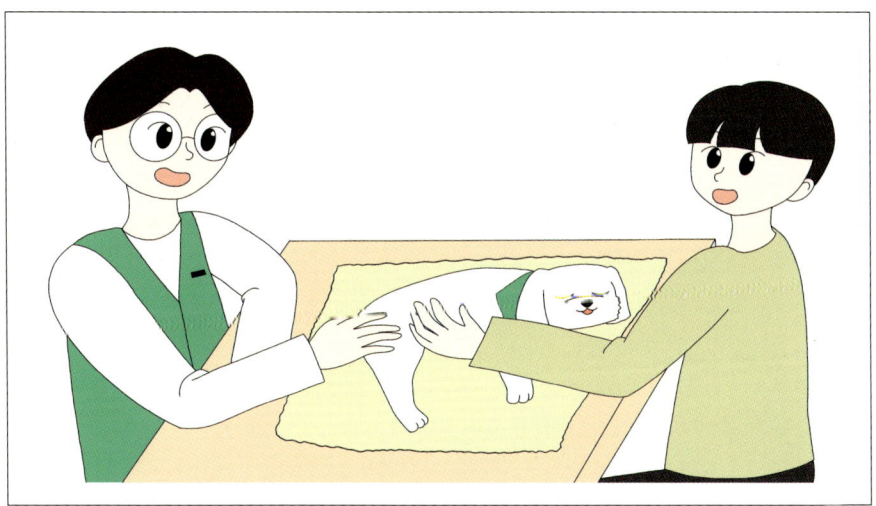

활용 Tip

치료도우미견 마사지할 때 직접적 접촉을 어려워하거나 손동작 움직임이 어려운 집단원의 경우 강아지 인형을 활용하여 간접적으로 마사지를 진행한다.

2) 감정 나누기

영역	• 인지, 정서, 사회
목표	• 치료도우미견의 행동별 감정에 대해서 알 수 있다. • 나의 감정을 탐색하고 인식할 수 있다. • 서로의 감정을 말로 표현할 수 있다.
준비물	• 기본 물품, 치료도우미견 감정 카드(부록7 참조)
프로그램 순서	• 치료도우미견 감정 카드를 보며 치료도우미견의 행동별 감정에 대해서 이야기 나눈다. • 치료도우미견을 보고 치료도우미견은 지금 어떠한 감정일지 이야기 나눈다. • 치료도우미견 감정 카드를 활용해 나의 감정을 표현하고 알아본다. • 나의 감정과 표현 방법에 대해 이야기 나눠본다. • 집단원끼리 감정을 표현하고 알아맞히는 게임을 진행한다.
상담으로서의 적용	• 치료도우미견의 어떤 감정에 대해 이야기 나눈다. • 내가 좋아하는 감정과 싫어하는 감정을 표현하는 방법에 대해서 이야기 나눈다. • 현재 내가 느끼는 감정은 무엇인지 이야기 나눈다. • 집단원끼리 감정을 표현하고 이해해 주고 난 후 느낌에 대해서 이야기 나눈다.
안전·유의사항	• 치료도우미견의 행동을 관찰할 때 강제적으로 어떠한 행동을 하게끔 유도하지 않도록 한다. • 의도적인 행동을 보고자 치료도우미견이 놀라거나 스트레스를 받지 않는 선에서 활동을 진행한다.

(1) 진행 방법

① 치료도우미견과 함께 우리의 감정에 대해 알아볼 것이라고 안내한다.
  ㉠ 치료도우미견 감정 카드를 보며 치료도우미견 행동에 대한 감정에 대해 이야기 나누고 설명을 해준다.
  ㉡ 치료도우미견 감정 카드를 활용하여 집단원간의 감정을 알아볼 것이라고 안내한다.
  ㉢ 치료도우미견을 관찰하여 치료도우미견이 어떤 감정을 느끼고 있는지 알아보는 시간을 가질 것이라고 안내한다.
② 치료도우미견 행동 별 감정에 대해 알아본다.
  ㉠ 테이블 위에 치료도우미견 감정 카드를 하나씩 펼쳐본다.

ⓛ 치료도우미견 감정 카드를 보며 치료도우미견 행동마다 의미하는 감정에 대해서 알아본다.
　　ⓒ 치료도우미견을 관찰하며 현재 치료도우미견이 어떠한 감정을 느끼고 있을지 이야기 나눠본다.
　　ⓔ 집단원이 치료도우미견 감정 카드 중 원하는 카드를 고른 이유와 감정에 대해서 이야기를 나눈다.

③ 나와 집단원간의 감정에 대해 이야기를 나눈다.
　　㉠ 최근 나 자신이 1~2주일간 느꼈던 감정과 유사한 치료도우미견 감정 카드를 골라본다.
　　ⓛ 본인이 직접 고른 치료도우미견 감정 카드의 감정에 대해 소개한다.
　　ⓒ 집단원 중 비슷한 감정을 느꼈던 경험 등에 대해 서로 이야기 나눈다.
　　ⓔ 집단원 모두 감정을 알아 맞추기 게임을 진행한다.

④ 치료도우미견 감정 카드를 활용하여 치료도우미견과 자신 그리고 집단원의 감정을 알아본 것에 대해서 이야기 나눠본다.

▲ 그림 5-7 감정 나누기

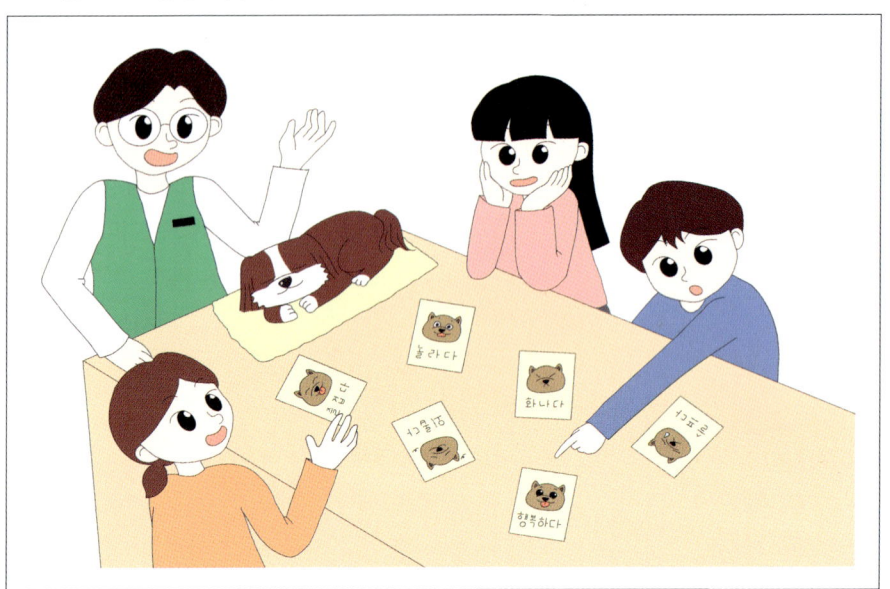

활용 Tip

- 대상자에 따라 긍정적, 부정적 감정 카드를 구분하여 활용한다.
- 치료도우미견의 행동이 나타날 때에 상황적 예시를 들어 진행을 한다.

3) 치료도우미견의 일생

영역	• 인지, 정서
목표	• 치료도우미견의 발달 과정에 대해 알아보며 나의 일생을 설계할 수 있다. • 집단원에게 과거 또는 자신에게 중요했던 경험을 탐색할 수 있다.
준비물	• 기본 물품, 도화지, 색연필, 사인펜, 치료도우미견 사진
프로그램 순서	• 태어나서부터 현재까지 치료도우미견의 일생에 대해 소개한다. • 태어나서 현재까지 나의 일생에 대해 이야기 나눈다. • 도화지에 치료도우미견의 일생을 색연필, 사인펜을 활용하여 자유롭게 표현하는 시간을 가진다. • 도화지에 나의 일생그래프를 표현하는 시간을 가진다. • 자신의 미래에 대해서 발표하는 시간을 가진다.
상담으로서의 적용	• 치료도우미견의 일생과 나의 일생의 공통점과 차이점에 대해서 이야기 나눈다. • 자신의 삶에서 긍정적인 경험과 부정적인 경험에 대해 이야기를 나눈다. • 내가 꿈꾸는 나의 미래는 어떤 모습으로 변화되고 싶은지 이야기 나눈다.
안전·유의사항	• 집단원이 도화지에 자유롭게 표현할 수 있는 편안한 분위기를 조성해 준다.

(1) 진행 방법

① 치료도우미견의 일생과 나의 일생을 알아보는 시간을 가질 것이라고 안내한다.

② 치료도우미견의 일생과 나의 일생을 알아본다.
  ㉠ 개가 태어나는 과정에서부터 죽음까지의 과정에 대해 알아본다.
  ㉡ 집단원의 과거와 현재에 대해서 이야기 나눠본다.
  ㉢ 치료도우미견의 모습을 관찰하고 치료도우미견은 과거에는 어떤 모습으로 지내 왔을지 이야기 나눈다.
  ㉣ 집단원의 과거에서 인상 깊은 경험에 대해 이야기를 나눈다.
  ㉤ 치료도우미견의 앞으로 어떻게 지내면 행복할 것인지 생각해 보고 이야기 나눠본다.
  ㉥ 집단원이 희망하는 미래에 대해 이야기를 나눈다.

③ 도화지에 치료도우미견의 앞으로의 일생을 표현해 본다.
　㉠ 생활선 양식지(부록 8 참조) 위에 치료도우미견의 과거, 현재, 미래에 대한 일생그래프를 그려본다.
　㉡ 생활선 양식지를 집단원에게 제시하면서 태어나서부터 현재까지, 그리고 미래에 대하여 자신의 상황을 생각하면서 긍정적일 때는 수평선 위로 부정적이고 힘들다고 느꼈을 때는 수평선 아래로 생활선을 표시한다.
　㉢ 표현한 일생 그래프를 보고 자신에게 중요했던 사건 및 경험에 대해 이야기 나눈다.
　㉣ 치료도우미견의 미래와 집단원의 미래에 대해 집단원과 함께 이야기 나눈다.

④ 치료도우미견의 미래와 집단원의 미래에 대해 앞으로 어떻게 하고 싶은지 이야기 나눈다.

▲ 그림 5-8 치료도우미견의 일생

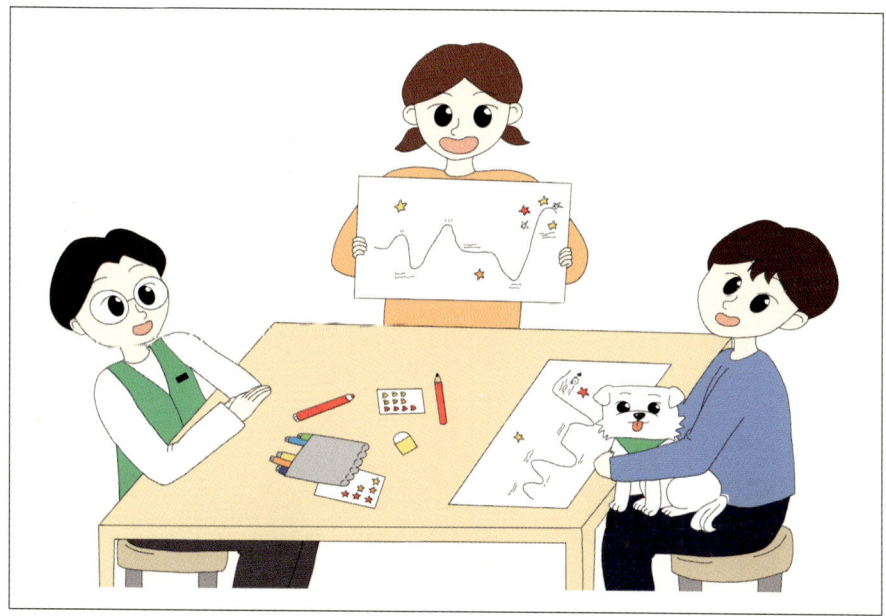

활용 Tip

- 과거, 현재, 미래를 인생 그래프 그리기 방식을 활용하여 나이대 별로 변화되는 모습에 대해서 표현하는 방법도 활용한다.
- 생활선 그리기에서 막대 그래프 또는 스티커를 붙여 활용할 수 있다.

4) 산책하기

영역	• 인지, 정서, 신체
목표	• 치료도우미견 산책을 위해 필요한 물품과 산책방법에 대해서 알 수 있다. • 치료도우미견과 산책하면서 느낀 감정에 대해서 이야기 할수 있다. • 치료도우미견과 산책하기를 할 수 있다.
준비물	• 기본 물품, 산책 가방
프로그램 순서	• 치료도우미견과 산책 시 주의해야 할 점에 대해 알아본다. • 산책을 나갈 때 필요한 물품에 대해 알아본다. • 치료도우미견과 집단원이 함께 산책을 해보는 시간을 가진다. • 함께 산책을 해준 치료도우미견에게 간식을 주는 시간을 가진다.
상담으로의 적용	• 치료도우미견과 산책시 필요한 물품과 방법은 무엇인지 이야기 나눈다. • 치료도우미견과 산책하면서 느낀 감정에 대해서 이야기 나눈다. • 치료도우미견이 나를 잘 따라와 줄 때 어떠한 느낌이였는지 이야기 나눈다.
안전·유의사항	• 치료도우미견과 산책 시 외부인과 접촉하지 않도록 유의한다. • 실내 산책시 배변 실수를 하지 않도록 사전에 실외에서 배변패드에 배변을 할 수 있도록 한다. • 실외 산책시 배변을 한다면 바로 동물매개심리상담사 또는 집단원이 치우도록 한다.

(1) 진행 방법

① 치료도우미견과 산책을 할 것이라고 안내한다.
  ㉠ 치료도우미견과 산책 시 주의해야 할 점에 대해 알아본다.
  ㉡ 치료도우미견과 산책을 나갈 때 필요한 물품에 대해 알아보고 사용해 본다.

② 치료도우미견과 함께 산책한다.
  ㉠ 산책에 필요한 준비물을 챙기고, 집단원이 치료도우미견에게 리드줄을 채워준다.
  ㉡ 치료도우미견과 함께 산책할 장소와 코스를 정하고, 집단(1명)이 리드줄 손잡이를 잡고 산책하기를 진행한다.
  ㉢ 집단원과 치료도우미견이 서로 발을 맞추고 걷는 속도를 조절하며 걷도록 동물매개심리상담사의 안내를 받으며 진행한다.

ⓡ 정해진 코스를 돌고 난 후 치료도우미견과 집단원은 다시 처음 출발한 장소로 이동한다.
　　ⓜ 산책해준 치료도우미견에게 물과 간식을 주며 "고생했어"와 같은 긍정적인 말을 해준다.

③ 치료도우미견과 산책하며 느낀 생각과 감정에 대해서 이야기 나눈다.
　　㉠ 치료도우미견과 산책하면서 느낀 감정(좋았던 or 불편했던)에 대해 이야기 나눈다.
　　㉡ 치료도우미견에게 발을 맞추고 조절(배려)하면서 걸었을 때 각자의 느낌에 대해 이야기한다.
　　㉢ 나는(집단원) 치료도우미견에게 배려 받은 것이 무엇인지 생각하고 이야기 나눈다.
　　㉣ 내가 배려했거나 배려 받았던 경험과 기분 및 감정에 대해 이야기 나눈다.

▲ 그림 5-9 산책하기

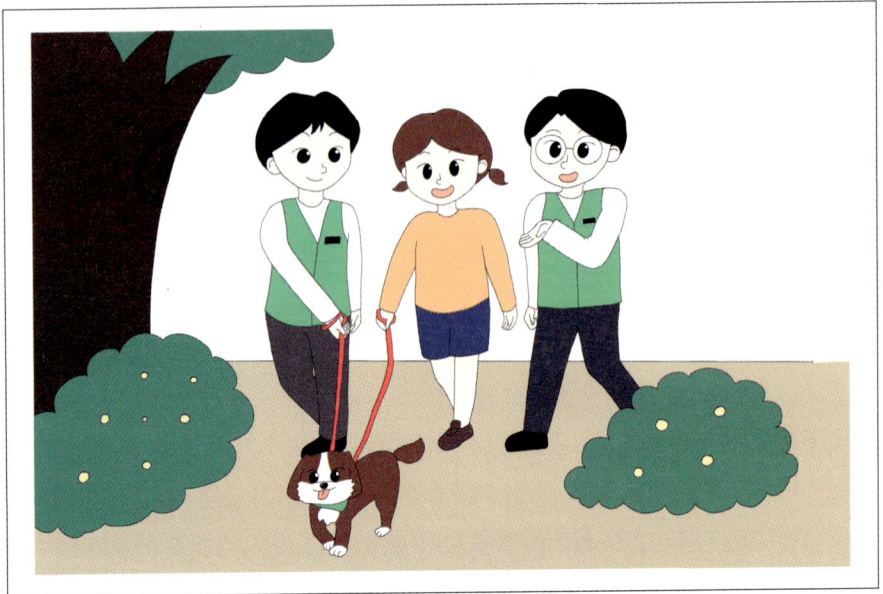

활용 Tip

- 치료도우미견이 걷는 것을 어려워 할 경우 집단원 또는 동물매개심리상담사가 안고 산책하기를 진행한다.
- 실외 산책 시 날씨를 확인하고, 날이 너무 덥거나 비가 올 경우 실내 산책으로 진행을 한다.
- 집단원이 혼자서 치료도우미견과 산책이 어려울 경우 더블 리드줄을 준비하여 동물매개심리상담사와 집단원이 같이 더블 리드줄로 산책을 진행한다.
- 치료도우미견이 1마리이고 다수의 집단원일 경우 산책 준비물을 챙겨주는 역할, 산책시켜주는 역할, 산책 후 발을 닦아주는 역할 등 산책하기 위해 필요한 역할들을 나눠 진행한다.

5) 치료도우미견을 위한 음식 알아보기

영역	• 신체, 인지, 정서
목표	• 치료도우미견이 좋아하는 음식과 싫어하는 음식에 대해서 알 수 있다. • 다양한 모양의 치료도우미견 간식을 만들 수 있다. • 나의 기억에 남는 음식 경험을 통해 나에게 중요한 인물에 대해 표현할 수 있다.
준비물	• 기본 물품, 치료도우미견 음식카드(부록9 참조)
프로그램 순서	• 치료도우미견이 먹을 수 있는 음식과 먹을 수 없는 음식에 대해 알아본다. • 치료도우미견이 먹을 수 있는 음식으로 만들어진 간식으로 간식주기를 진행한다. • 집단원이 좋아하는 음식과 싫어하는 음식에 대해 알아본다. • 집단원의 음식에 대한 기억 및 경험에 대해 이야기 나눈다.
상담으로의 적용	• 나의 인생에서 내가 살면서 가장 기억에 남는 음식은 무엇인지 이야기 나눈다. • 내가 누군가에게 음식을 만들어 준다면 누구에게 만들어 주고 싶은지 이야기 나눈다.
안전·유의사항	• 치료도우미견에게 간식을 줄 때 집단원의 특성에 따라 손바닥을 펴서 주기 또는 치료도우미견 그릇을 활용하여 주는 방식으로 진행한다. • 집단원이 직접 간식주기를 무서워 할 경우 동물매개심리상담사가 간식을 전달받아 간식주기를 진행한다.

(1) 진행 방법

① 치료도우미견이 먹을 수 있는 음식과 먹을 수 없는 음식에 대해 알아보고 치료도우미견에게 직접 간식을 먹여보는 시간을 가질 것이라고 안내한다.

② 음식카드를 준비하여 치료도우미견이 먹을 수 있는 음식과 먹을 수 없는 음식에 대해 알아본다.
  ㉠ 음식카드 중에서 치료도우미견이 먹을 수 있는 음식이 무엇이 있는지 알아본다.
  ㉡ 음식카드 중에서 치료도우미견이 먹을 수 없는 음식이 무엇이 있는지 알아본다.

③ 음식카드 중에서 집단원이 좋아하는 음식과 싫어하는 음식에 대해 알아본다.
　㉠ 음식카드 중에 집단원이 좋아하는 음식이 있다면 좋아하게 된 이유에 대해서 이야기 나눈다.
　㉡ 음식카드 중에 집단원이 싫어하는 음식이 있다면 싫어하게 된 이유에 대해서 이야기 나눈다.

④ 집단원의 음식에 대한 긍정적 또는 부정적 경험에 대해 이야기 나눈다.
　㉠ 가장 기억에 남는 음식에 대해 이야기 나눈다.
　㉡ 내가 누군가에게 음식을 만들어 준다면 누구에게 만들어 주고 싶고 그 이유에 대해 이야기 나눈다.

⑤ 치료도우미견이 먹을 수 있는 음식 중에 치료도우미견이 먹을 수 있는 간식을 준비하여 치료도우미견에게 간식주기를 진행한다.

⑥ 음식카드를 활용한 치료도우미견 음식 알아보기와 간식주기 한 것에 대해서 느낌을 나눈다.

▲ 그림 5-10 치료도우미견을 위한 음식 알아보기

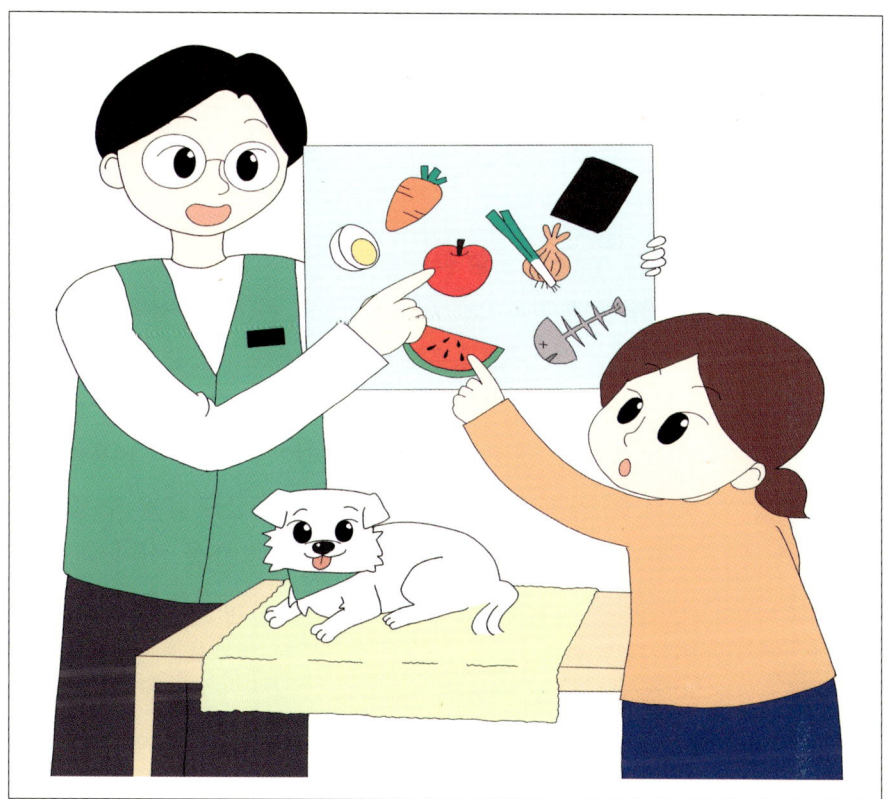

활용 Tip

- 집단원이 인지장애가 있을 경우 음식이름 맞추기 활동을 진행한다.
- 치료도우미견이 좋아하는 음식이 적힌 음식카드에 따라 간식을 준비하여 진행한다.

6) 간식 만들기

영역	• 사회, 인지, 정서
목표	• 치료도우미견의 간식 만드는 방법을 습득할 수 있다. • 치료도우미견이 한입에 먹기 좋은 크기를 파악하여 간식 크기를 맞추어 줄 수 있다. • 치료도우미견에게 간식주기를 통해 나의 긍정적 모습을 발견할 수 있다.
준비물	• 기본 물품, 일회용 접시, 일회용 비닐 장갑, 삶은 고구마와 닭 가슴살, 다진 당근과 브로콜리, 치즈(반려견용)
프로그램 순서	• 치료도우미견 간식 만들기에 필요한 재료와 만드는 순서를 설명한다. • 치료도우미견 간식 만들기를 진행한다. • 내가 주고 싶은 치료도우미견에게 간식주기를 진행한다. • 나의 음식에 대한 긍정적 경험에 대해 이야기 나눈다.
상담으로의 적용	• 누군가에게 음식을 만들어 준다면 어떤 음식을 만들어 주고 싶은지, 누구를 위한 음식을 만들면서 느끼는 기분에 대해 이야기 나눈다. • 내가 가장 맛있게 먹은 음식은 무엇이 있었고, 그때 느꼈던 감정에 대해서 이야기 나눈다. • 나에게 음식을 만들어 준 고마운 사람에 대해 이야기 나눈다.
안전·유의사항	• 집단원의 수가 많을 경우 치료도우미견 간식을 줄 때 적절한 개수를 정해서 주도록 한다. • 치료도우미견 간식을 만들 때 치료도우미견이 음식 알레르기가 있는지 확인한다. • 인지장애가 있는 집단원의 경우 음식을 먹지 않도록 집단원에 행동을 잘 살펴본다.

(1) 진행 방법

① 치료도우미견이 좋아하는 음식으로 음식 만들기를 진행할 것이라고 안내한다.

② 간식 만들기에 필요한 재료와 만드는 방법에 대해서 안내한다.
  ㉠ 삶은 고구마, 삶은 닭 가슴살, 당근, 브로콜리, 치즈와 일회용 접시, 일회용 비닐장갑을 준비하여 집단원에게 나눠준다.
  ㉡ 동물매개심리상담사의 지시에 따라 닭 가슴살은 찢고, 고구마는 으깨도록 한다.
  ㉢ 으깬 고구마와 닭가슴살을 접시에 올리고, 치즈를 넣어 반죽하듯이 주물러 준다.
  ㉣ 치료도우미견이 먹을 수 있는 크기를 고려하여 집단원이 원하는 모양으로 간식을 만든다.

ⓜ 만들어진 간식을 접시 위에 올리고, 다진 당근과 브로콜리를 뿌려준다.
　　ⓗ 집단원끼리 만들어진 간식을 어느 치료도우미견에게 주고, 몇 개를 줄지 이야기 나눈다.

③ 치료도우미견에게 간식을 만들고 먹여주는 활동에 대해 느낀 감정이나 생각에 대해서 이야기 나눈다.
　　㉠ 치료도우미견 먹이 그릇에 간식을 담아 간식주기를 진행한다.
　　㉡ 간식을 먹는 치료도우미견을 보며 느낀 생각이나 감정에 대해서 이야기 나눈다.

④ 나의 음식에 대한 긍정적 경험에 대해 이야기 나눈다.
　　㉠ 내가 맛있게 먹은 음식은 어떤 것이 있으며, 그때 느꼈던 감정을 떠올리며 이야기 나눈다.
　　㉡ 나에게 음식을 만들어준 사람에 대해 이야기 나누며 그 사람에 대한 감정에 대해 이야기 나눈다.

▲ 그림 5-11 간식 만들기

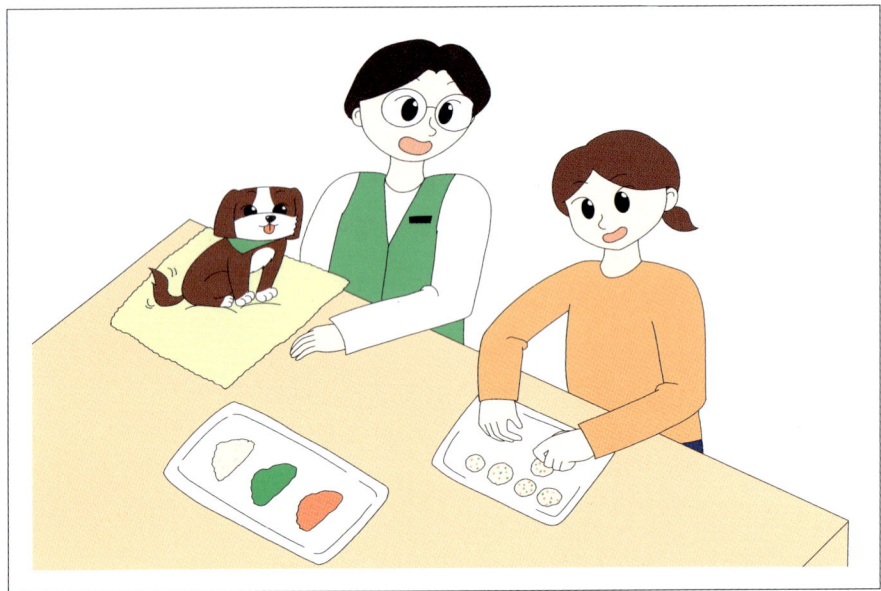

활용 Tip

- 간식 만들기 재료는 치료도우미견이 바로 먹을 수 있도록 익혀서 준비한다.
- 치료도우미견 음식은 미리 준비하여 프로그램을 진행한다.
- 집단원의 특성에 따라 동물매개심리상담사가 미리 간식을 다지거나 잘라서 바로 집단원들이 간식을 만들 수 있도록 준비한다.
- 프로그램 목표에 따라 집단원들이 서로 역할을 나눠 간식 만들기를 활용할 수 있다.
- 음식 만들기가 어려울 경우 음식사진을 준비하여 접시에 먹이고 싶은 음식사진을 올리는 방법으로 간접적 간식 만들기를 진행한다.
- 본 프로그램에서 제시한 간식 외에도 치료도우미견이 좋아하는 간식 만들기 재료를 준비할 수 있다.

7) 가면 만들기

영역	• 사회, 정서
목표	• 치료도우미견 가면을 만들고 다른 사람들에게 나의 가면을 소개할 수 있다. • 가면을 통해 나의 내면과 외면의 모습을 탐색하고 표현할 수 있다.
준비물	• 기본 물품, 치료도우미견 종이 가면(부록8 참조), 색연필, 사인펜, 스티커
프로그램 순서	• 내가 치료도우미견의 모습을 한다면 어떤 모습으로 변할지 생각을 해 본다. • 치료도우미견 종이 가면에 내가 원하는 모습으로 꾸미기를 진행한다. • 내가 만든 치료도우미견 가면에 이름을 정해주고 소개해주는 시간을 가진다.
상담으로의 적용	• 다른 사람들이 보는 나의 모습과 내가 느끼는 나의 모습에 대해서 이 야기 나눈다. • 가면 만들기 과정을 기억하고 있는지 이야기 나눈다. • 가면을 만들며 느낀 나의 긍정적 모습 또는 부정적 모습은 무엇이 있 는지 이야기를 나눈다.
안전·유의사항	• 자신의 모습을 표현하는 작업으로 다른 사람이 만든 가면을 따라 하지 않고 스스로 생각하여 표현하도록 도와준다.

(1) 진행 방법

① 치료도우미견 종이 가면을 꾸미고 소개하는 시간을 가질 것이라고 안내한다.

② 치료도우미견 가면 꾸미기를 진행한다.
- 선택 1. 어떤 모습의 치료도우미견 가면을 만들지 생각해 본다.
  ㉠ 치료도우미견의 가면을 만든다면 어떤 모습의 가면을 만들지 생각해 본다.
  ㉡ 치료도우미견 종이 가면에 내가 나 자신을 생각한 모습을 색연필, 사인 펜, 스티커 등을 활용하여 꾸며보는 시간을 가진다.
  ㉢ 완성한 치료도우미견 종이 가면의 제목을 지어준다.
  ㉣ 치료도우미견 종이 가면의 이름의 이유와 선정한 이유, 꾸민 것에 대해 집단원들에게 소개하는 시간을 가진다.

- 선택 2. 선택한 가면 위에 타인에게 보여지는 나의 모습과 진정한 나의 모습을 구분하여 표현한다. 예를 들어, 타인이 보는 나의 모습과 진정한 나의 모습을 치료도우미견 가면을 반으로 나누어 작업할 수 있다.
  ㉠ 나의 모습을 만든 자신의 가면에 대해 설명한다.
  ㉡ 타인에게 보여지는 가면은 어떤 사람과 상황에 사용하는지 또는 진정한 나의 모습 가면을 어떤 사람과 상황에서 사용하는지 이야기 나눈다.
  ㉢ 각 가면을 쓰고 살아갈 때 자신의 감정과 느낌에 대해 이야기 나눈다.

③ 치료도우미견 가면 만들기를 하면서 느낀 생각이나 감정에 대해서 이야기 나눈다.

▲ 그림 5-12 가면 만들기

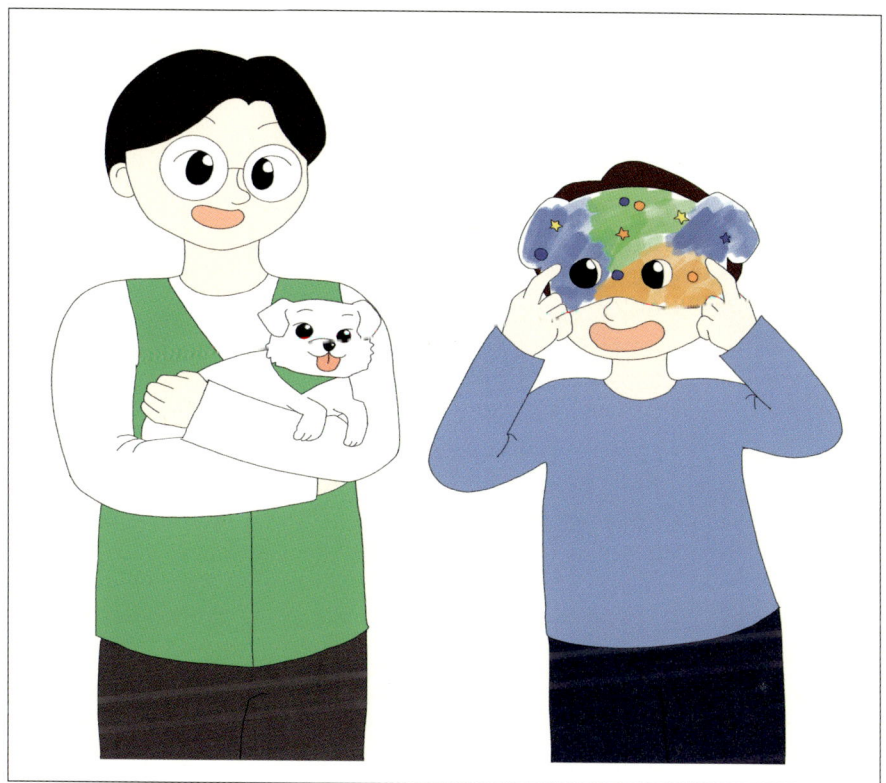

활용 Tip

- 치료도우미견 종이 가면을 여러 개 준비하여 집에서의 나의 모습, 학교에서의 나의 모습, 직장에서의 나의 모습 등 여러 가지 상황에서 나의 모습을 표현하여 비교하는 방법으로 진행한다.
- 집단원이 아동일 경우 가면을 완성한 후 치료도우미견 연극놀이로 활용하거나, 변신하고 싶은 자신의 모습을 가면으로 만들어 활용할 수 있다.

8) 치료도우미견을 위한 집 만들기

영역	• 인지, 정서
목표	• 치료도우미견의 크기를 고려하며 치료도우미견을 위한 집 만들기를 할 수 있다. • 집 만들기를 하며 내가 편안하게 느끼는 공간 및 장소를 이야기할 수 있다.
준비물	• 기본 물품, 치료도우미견의 크기에 맞는 박스, 크레파스, 색연필, 사인펜, 유성매직, 테이프, 칼, 색종이, 스티커, 풀, 방석
프로그램 순서	• 치료도우미견을 위해 어떤 집을 만들어 주고 싶은지 구상해본다. • 집의 주제를 정하고 집을 만들어 본다. • 완성된 집에 대해서 집단원에게 소개하는 시간을 가진다. • 치료도우미견이 집에서 편하게 쉬는지 지켜본다. • 나의 편안한 공간과 장소에 대해 이야기 나눈다.
상담으로서의 적용	• 치료도우미견이 사는 집에 필요한 물건과 내가 사는 집에 필요한 물건에 대해 이야기 나눈다. • 나에게 편안함을 주는 공간 및 장소에 대해 이야기 나눈다. • 나를 위한 새로운 집을 짓는다면 어떤 모습의 집을 짓고 싶은지 이야기 나눈다. • 내가 생각하는 '집'이란 어떤 의미와 감정인지 이야기 나누어 보는 시간을 가진다.
안전·유의사항	• 집을 만드는 과정에서 날카로운 도구를 사용할 시, 안전에 유의하며 진행한다. • 박스 꾸미기 재료를 다양하게 활용해도 좋지만 치료도우미견이 먹으면 위험한 재료는 사용하지 않도록 한다.

(1) 진행 방법

① 치료도우미견을 위해 집을 만들어 줄 것이라고 안내한다.
　㉠ 치료도우미견의 특성을 생각하며 어떠한 집이 어울릴지 이야기 나눈다.

② 치료도우미견을 위한 집을 만들어 본다.
　㉠ 치료도우미견을 위해 어떤 집을 만들어 주고 싶은지 구상한다.
　㉡ 치료도우미견 집을 만들기 위한 박스를 준비하고 색종이, 사인펜, 색연필 등을 활용하여 집 만들기를 진행한다.

③ 완성된 집에 대해 소개한다.
　㉠ 완성된 집의 주제, 어떻게 해서 만들게 되었는지, 집의 장점, 집에 그려진 글, 그림에 대한 의미 등에 대해 이야기 하고 피드백하는 시간을 가진다.

④ 완성된 집에 치료도우미견을 초대한다.
  ㉠ 완성된 집안에 방석 또는 무릎담요를 깔아주고 치료도우미견이 들어가도록 한다.
  ㉡ 박스로 만든 집으로 들어간 치료도우미견의 표정을 관찰하고 이야기 나눈다.
  ㉢ 집에서 편하게 쉬고 있다면 치료도우미견에게 간식을 주어 집이 익숙해질 수 있도록 한다.
  ㉣ 매시간마다 치료도우미견의 집을 활동 장소에 가져다 둔다.
⑤ 치료도우미견 집 만들기를 하며 느낀 감정이나 생각에 대해서 이야기 나눈다.
⑥ 나의 편안한 공간 및 장소에 대해 이야기 나눈다.
  ㉠ 각 집단원들의 편안한 공간 및 장소에 대해 소개한다.
  ㉡ 언제 편안한 공간 및 장소를 찾는지에 대해 이야기 나눈다.
  ㉢ 나의 편안한 공간 또는 장소에 머무를 때 느껴지는 감정과 기분에 대해 이야기 나눈다.
  ㉣ 내가 생각하는 집의 의미와 미래의 나의 집에 대해 이야기 나눈다.

▲ 그림 5-13 치료도우미견을 위한 집 만들기

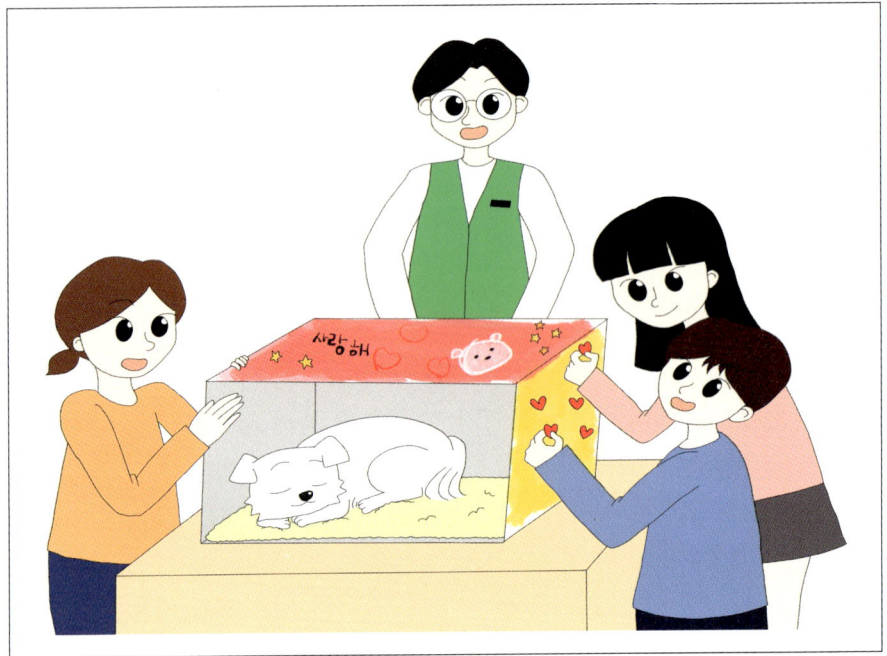

활용 Tip

- 치료도우미견의 크기를 고려하여 집만들기 박스를 준비한다.
- 치료도우미견 집 만들기 위한 박스는 미리 꾸미기가 가능하도록 하얀색 도화지나 종이를 붙여서 준비한다.
- 인지장애가 있거나 손의 협응력이 부족한 집단원의 경우 한글, 감정, 사물 스티커 등을 미리 준비하여 동물매개심리상담사의 도움을 받아 꾸미기를 진행한다.
- 완성된 집에 치료도우미견이 들어가지 않을 경우 간식을 활용하여 집에 들어가도록 한다.
- 인지장애 노인 및 어린 아동 집단원을 고려하여 지역, 주소 등의 글씨를 출력하여 준비한다.

9) 산책 가방 만들기

영역	• 인지, 정서
목표	• 치료도우미견을 위한 산책 가방을 만드는 방법을 습득할 수 있다. • 성취감(가방 만들기)의 경험을 통한 나의 생각을 말할 수 있다.
준비물	• 기본 물품, 끈, 펀치, 부직포, 페브릭 사인펜, 가위
프로그램 순서	• 치료도우미견 산책 가방 만드는 방법에 대해 알아본다. • 치료도우미견을 위한 산책 가방 만들기를 진행한다. • 완성된 산책 가방에 대해 발표하는 시간을 가진다.
상담으로서의 적용	• 내가 누군가에 필요한 물건을 주거나 챙겨주었던 경험을 떠올리고 그때의 감정이나 느낌에 대해서 이야기 나눈다.
안전·유의사항	• 산책 가방 만들 때 화상의 위험이 있거나 날카롭고 뾰족한 도구 및 기타 위험한 도구는 조심해서 다루도록 한다.

(1) 진행 방법

① 치료도우미견 산책 가방을 직접 만드는 시간을 가질 것이라고 안내한다.

② 치료도우미견 산책 가방 만드는 방법에 대해 알아본다.
　㉠ 치료도우미견 산책 가방을 만들기 위한 끈, 펀치, 부직포, 글루건, 페브릭 펜, 스티커, 단추, 가위를 나눠 준다.
　㉡ 부직포를 집단원이 원하는 크기의 가방 모양으로 가위를 활용하여 자른다.
　㉢ 자른 부직포 가방의 끈을 연결해야 할 부분은 펀치로 뚫어 주고 끈을 연결한다.
　㉢ 부직포 가방 단면이나 양면에 페브릭 사인펜을 활용하여 내가 원하는 가방의 모습으로 꾸미기를 진행한다.

③ 완성된 산책 가방을 설명하는 시간을 갖는다.
　㉠ 내가 산책 가방을 선물해주고 싶은 치료도우미견이 누구인지 이야기 나눈다.
　㉡ 어떠한 주제로 가방을 꾸몄는지 이야기 나눈다.

④ 치료도우미견을 위한 산책 가방 만들기를 하면서 느낀 생각이나 감정에 대해서 대해서 이야기 나눠본다.

▲ 그림 5-14 산책 가방 만들기

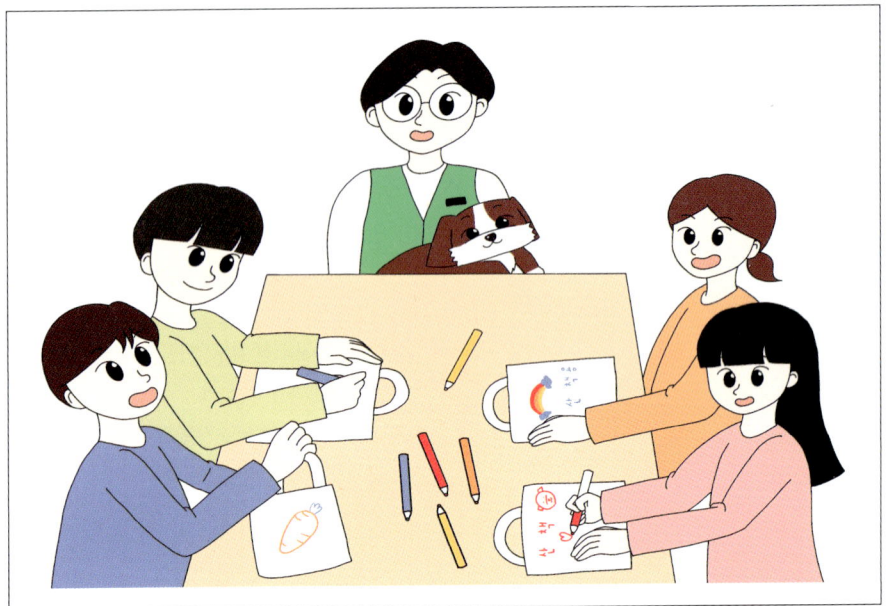

활용 Tip

- 집단원이 가위 사용을 어려워할 경우 미리 가방을 만들어서 준비를 한다.
- 인지가 부족한 집단원의 경우 미리 산책 가방 사진을 준비하여 사진을 보고 따라 만드는 방법을 활용한다.
- 집단원에 인지적 수준이 높아 작업 속도가 빠른 경우 산책 가방 만들기와 산책하기 프로그램을 접목하여 진행을 한다.

10) 치료도우미견 장난감 만들고 터그 놀이하기

영역	• 사회, 신체, 인지
목표	• 치료도우미견을 위한 장난감을 만들 수 있다. • 치료도우미견과 함께 터그 놀이를 할 수 있다. • 치료도우미견 장난감을 만드는 순서를 기억할 수 있다.
준비물	• 기본 물품, 솜, 매직, 페브릭 사인펜, 양말, 끈
프로그램 순서	• 치료도우미견에게 필요한 장난감의 종류와 용도에 대해서 알아본다. • 장난감 만드는 방법에 대해 알아보고 만들어 본다. • 장난감을 활용하여 치료도우미견과 터그 놀이하는 시간을 갖는다.
상담으로서의 적용	• 내가 누군가에게 선물을 준다면 누군가에게 무엇을 주고 싶은지 이야기 나눈다. • 장난감 놀이를 하며 즐거워하는 치료도우미견 모습을 보고 나는 무엇을 할 때 행복해 하는지 이야기를 나눈다. • 놀이를 하면서 즐거웠던 점과 불편했던 점에 대해 이야기 나눈다.
안전·유의사항	• 장난감 만들 시 화상의 위험이 있거나 날카롭고 뾰족한 도구 및 기타 위험한 도구는 조심해서 다루도록 한다. • 치료도우미견이 솜을 먹을 수 있으므로 치료도우미견이 먹지 않도록 유의한다. • 터그 놀이를 진행할 때 치료도우미견이 흥분하지 않도록 주의하며 흥분 시 활동을 중단하고, 치료도우미견의 입을 다치게 할 수 있으므로 유연한 당기기 놀이를 진행한다.

(1) 진행 방법

① 치료도우미견을 위한 장난감을 직접 만들고 완성된 장난감을 활용하여 함께 놀이하는 시간을 가질 것이라고 안내한다.

② 치료도우미견 장난감 만드는 방법에 대해 알아본다.
  ㉠ 치료도우미견 장난감 만들기를 위한 솜, 양말, 페브릭 사인펜, 끈을 제시하고 재료를 탐색한다.
  ㉡ 솜을 둥글게 감싸주면서 솜의 촉감을 느껴본다.
  ㉢ 양말에 둥글게 만든 솜을 치료도우미견이 입으로 물어서 놀이할 수 있는 크기만큼 충분히 넣어준다.

ⓐ 솜이 충분히 들어간 양말의 입구를 끈으로 단단히 묶어준다.
　　ⓑ 페브릭 펜을 활용하여 양말에 다양한 모양으로 꾸민다.

③ 어떤 모양의 장난감으로 완성이 되었는지 이야기하는 시간을 가진다.

④ 치료도우미견과 장난감을 활용하며 터그 놀이(반려견이 물고 있는 장난감을 좌우로 당겨주며 반려견과 놀아주는 놀이)를 진행한다.
　　㉠ 반려견이 물고 있는 장난감을 좌우로 당겨주며 반려견과 놀아주는 놀이인 터그놀이에 대해서 설명을 해주고 터그 놀이를 진행한다.

⑤ 치료도우미견 장난감을 직접 만들고 완성된 장난감으로 함께 터그 놀이 시간을 가진 것에 대해 이야기 나눠본다.

▲ 그림 5-15 치료도우미견 장난감 만들고 터그 놀이하기

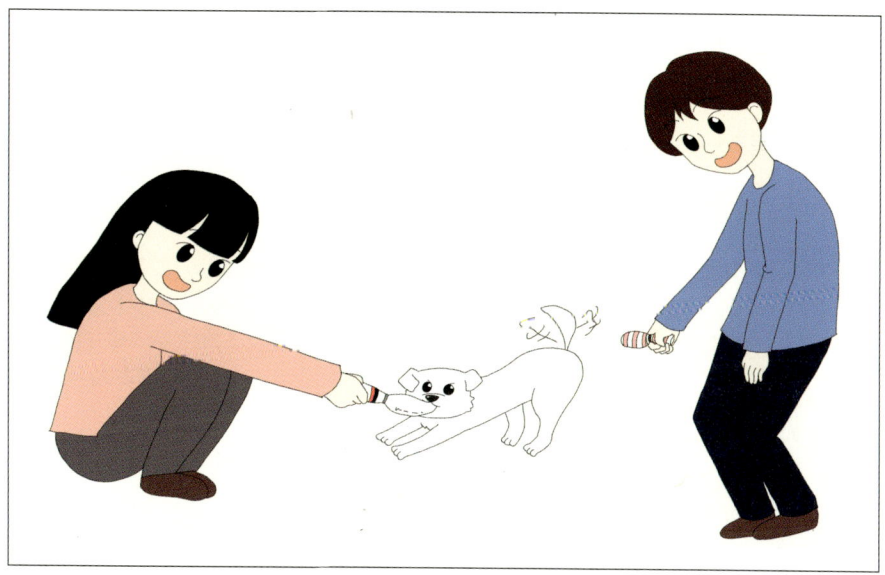

활용 Tip

- 치료도우미견이 여러 마리일 경우 함께 놀이 하고 싶은 치료도우미견을 선택하고 그 이유에 대해서 이야기 나누는 방법도 활용한다.
- 솜이 아닌 신문지나 다른 종이류 사용도 가능하다.
- 소리에 반응하며 즐거워 하는 집단원이나 치료도우미견일 경우 양말 안에 소리가 나도록 원형 삑삑이를 넣어 만들기를 진행한다.

11) 치료도우미견 스피드 게임

영역	• 사회, 인지
목표	• 치료도우미견 품종 맞추기 게임을 통해 치료도우미견의 품종과 특성에 대해 익힐 수 있다(습득할 수 있다). • 치료도우미견과 함께 협동 게임 놀이를 할 수 있다.
준비물	• 기본 물품, 다양한 품종의 개 사진
프로그램 순서	• 치료도우미견 스피드 퀴즈에 대해 설명한다. • 다양한 품종 사진을 보며 품종에 대한 특징에 대해서 알아본다. • 팀을 구성하여 각 팀별로 치료도우미견 스피드 퀴즈를 진행한다. • 정답을 가장 많이 맞힌 팀은 가장 먼저 치료도우미견과 자유롭게 교감을 하는 기회를 갖는다.
상담으로의 적용	• 퀴즈를 맞혔을 때와 아쉽게 못 맞혔을 때 나타났던 나의 행동이나 표현 방식에 대해서 이야기 나눈다. • 내가 누군가에 도움을 받아 성공했던 경험을 떠올려 보고 그때의 느낀 감정에 대해서 이야기 나눈다.
안전·유의사항	• 치료도우미견과 교감을 진행할 때 집단원이 많은 경우 접촉 방법(간식 주기, 등 쓰다듬기, 마사지 하기)을 다양하게 하여 치료도우미견이 스트레스를 받지 않도록 주의한다.

(1) 진행 방법

① 치료도우미견과 스피드 퀴즈를 할 것이라고 안내한다.

② 치료도우미견 스피드 퀴즈 진행 방법에 대해 설명한다.
  ㉠ 퀴즈에 활용할 다양한 품종의 사진을 집단원에게 보여준다
  ㉡ 사진에 나온 다양한 품종의 모습과 특징에 대해서 설명을 한다.

③ 치료도우미견 스피드 퀴즈를 진행한다.
  ㉠ 집단 안에서 설명하는 역할을 할 사람과 맞히는 사람의 순서를 정한다(집단원이 많을 경우 팀을 나누어 진행한다).
  ㉡ 치료도우미견 스피드 퀴즈를 진행하는 순서와 규칙을 정하는 시간을 가진다.

ⓒ 위에서 정한 규칙과 순서를 바탕으로 치료도우미견 품종 맞추기 스피드 퀴즈를 진행한다.

④ 퀴즈를 많이 맞힌 팀 또는 많이 맞힌 집단원에게는 치료도우미견과 자유롭게 교감하는 시간을 제공한다.

⑤ 치료도우미견 스피드 퀴즈를 하면서 집단원과의 치료도우미견 교감한 것에 대한 생각과 느낌에 대해서 이야기를 나누어 본다.

⑥ 집단원과 협동하며 실시한 치료도우미견 스피드 퀴즈 놀이를 하면서 느꼈던 좋았던 점과 힘들었던 점에 대해 이야기 나눈다.

⑦ 치료도우미견과의 교감시 느꼈던 감정에 대해 이야기 나눈다.

▲ 그림 5-16 치료도우미견 스피드 게임

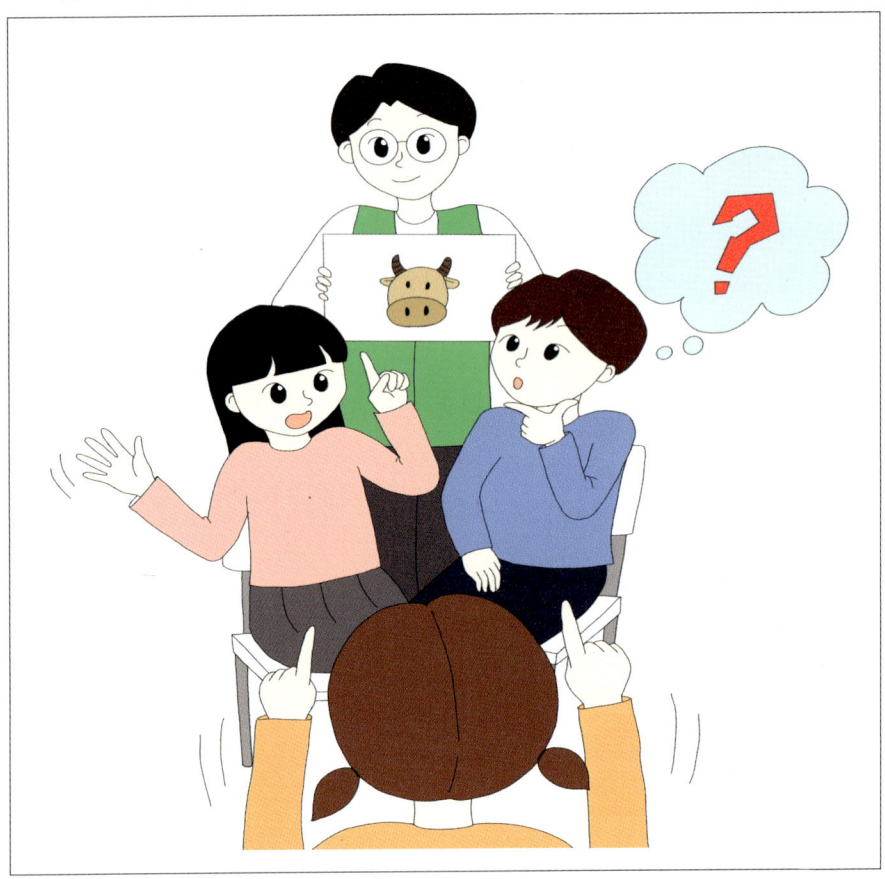

활용 Tip

- 집단원 특성에 따라 상담사가 규칙을 정하거나 집단과 상의해서 규칙을 정하도록 한다.
- 치료도우미견 행동 모습 또는 용품 맞추는 퀴즈로도 활용할 수 있다.
- 치료도우미견에 대한 두려움이 없을 경우 직접적 접촉에 대한 시간을 늘려서 진행한다.

12) 치료도우미견과 노즈워크 놀이

영역	• 사회, 인지, 신체
목표	• 치료도우미견의 후각적 특성에 대해서 이해할 수 있다. • 노즈워크 방법을 습득하고 치료도우미견과 놀이를 할 수 있다.
준비물	• 기본 물품, 종이컵, 치료도우미견 간식
프로그램 순서	• 치료도우미견의 감각 기관 중 사람보다 뛰어난 후각 기능에 대해서 알아본다. • 치료도우미견의 후각 기능과 사람의 후각 기능을 비교해 보며 나의 장점을 이야기해 본다. • 종이컵 노즈워크 놀이의 규칙과 주의사항을 안내한다. • 치료도우미견과 노즈워크 놀이를 진행한다.
상담으로서의 적용	• 나의 장점은 어떤 것이 있는지 이야기 나눈다. • 함께 치료도우미견이 노즈워크를 하는 모습을 통해 느낀 감정이나 생각에 대해서 이야기 나눈다.
안전·유의사항	• 노즈워크 놀이 진행 시, 바닥에 미리 준비한 간식이 아닌 치료도우미견이 먹으면 안되는 위험한 이물질이 있는지 확인한다. • 노즈워크 놀이 진행 시, 치료도우미견이 닿을 수 있는 위치에 종이컵을 배치하도록 안내한다. • 치료도우미견이 움직이기에 미끄럽지 않은 장소에서 진행을 한다.

(1) 진행 방법

① 치료도우미견의 감각기능 중 후각에 대해서 알아보고 노즈워크 놀이를 할 것이라고 안내한다.

② 치료도우미견의 후각 기능에 대해 알아보고 나의 장점을 찾아본다.
  ㉠ 치료도우미견의 후각 기능에 대해서 알아본다.
  ㉡ 치료도우미견과 사람의 후각 기능을 비교해 본다.
  ㉢ 치료도우미견의 뛰어난 후각처럼 나만이 갖고 있는 장점에 대해 이야기 나눠보는 시간을 가진다.

③ 치료도우미견의 후각이 뛰어난 기능을 갖고 있는지 확인하는 노즈워크 놀이를 진행한다.
   ㉠ 개가 코를 사용해서 하는 후각 활동으로 개가 좋아하는 간식이나 장난감을 숨긴 후 찾게 하는 방법을 통해 개에게 성취감을 제공하고 스트레스를 완화해주는 노즈워크 놀이에 대해서 설명한다.
   ㉡ 노즈워크 방법 중 종이컵을 활용하는 방법에 대해서 설명한다.
   ㉢ 종이컵을 활용히여 2개 중에 1개는 간식을 넣고 1개는 간식을 넣지 않는다.
   ㉡ 종이컵 2개는 거리를 두어 치료도우미견이 찾을 수 있는 위치에 둔다.
   ㉢ 치료도우미견이 간식을 잘 찾는지 치료도우미견의 모습을 관찰한다.

④ 치료도우미견 노즈워크 놀이를 하면서 느꼈던 생각이나 감정에 대해서 이야기를 나눈다.
   ㉠ 치료도우미견이 어떻게 찾았는지, 먹었는지 등을 관찰한 것에 대해 이야기를 나누는 시간을 가진다.

▲ 그림 5-17 치료도우미견과 노즈워크 놀이

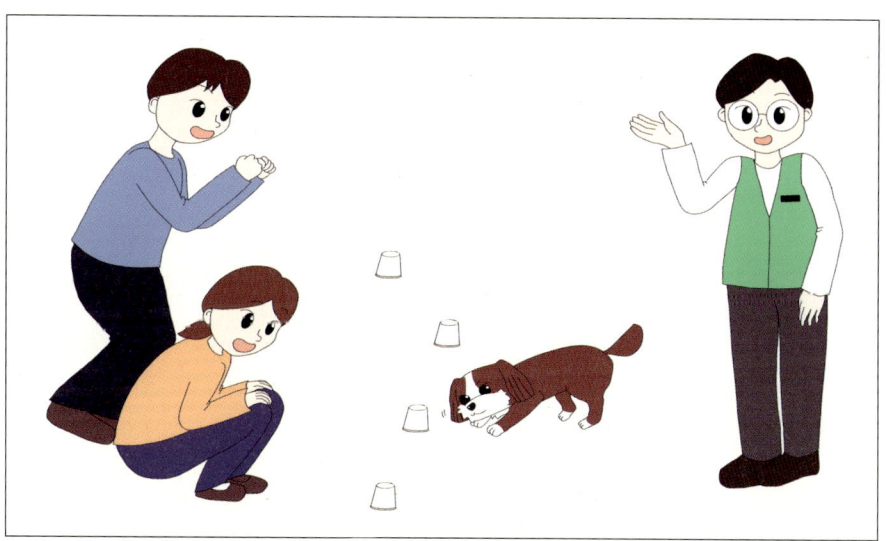

활용 Tip

- 치료도우미견 후각이나 청각도 활용한 놀이도 진행할 수 있다.
- 종이컵이 아닌 실제 노즈워크 활용하는 물품을 구매하여 활용할 수 있다.
- 집단원에 특성에 따라 노즈워크를 할 수 있는 물품을 직접 만들어서 진행할 수 있다.
- 종이컵에 개수는 집단원에 특성에 따라 다양하게 활용한다.

13) 치료도우미견 교육 시키기

영역	• 사회, 인지
목표	• 치료도우미견 교육법을 숙지하고 교육시킬 수 있다. • 교육하기를 통해 느끼는 생각과 감정을 이야기 할 수 있다.
준비물	• 기본 물품, 치료도우미견 간식, 카드게임
프로그램 순서	• 치료도우미견 교육방법에 대해서 안내한다. • '앉아', '엎드려', '기다려', '손' 등의 명령어를 사용하여 교육 시키기를 진행한다. • 집단원들을 위해 스피드 게임을 진행한다(아동의 경우: 동물, 청소년과 성인일 경우: 속담).
상담으로서의 적용	• 치료도우미견이 나의 말을 잘 따라주었을 때 느낌은 어땠는지 이야기 나눈다. • 나의 마음을 이해 받았을 때와 이해 받지 못한 경험에 대해 이야기 나눈다.
안전·유의사항	• 치료도우미견이 모든 명령을 다 따를 수는 없으므로 사전에 치료도우미견이 가능한 교육법을 확인하고 진행을 한다. • 집단원이 많을 경우 순서를 정하여 진행한다. • 치료도우미견이 스트레스 받지 않도록 충분한 쉬는 시간을 갖고 교육법을 진행한다.

(1) 진행 방법

① 치료도우미견 교육하는 방법에 대해서 진행할 것이라고 안내한다.

② 치료도우미견에게 교육 시 사용하는 명령어를 안내하고 시범을 보인다.
　㉠ 치료도우미견이 할 수 있는 동작인 '앉아', '엎드려', '기다려', '손' 등의 교육 방법에 대해서 집단원에게 알려준다.
　㉡ '앉아', '엎드려', '기다려', '손' 등의 명령어를 사용하여 집단원이 직접 치료도우미견에게 교육 시키기를 진행한다.
　㉢ 명령에 잘 따라서 치료도우미견이 동작을 했을 때 치료도우미견이 좋아하는 간식을 보상으로 제공해준다.

③ 집단원을 위한 스피드 게임을 진행한다.
    ㉠ 문제를 설명할 집단원 한명과 문제를 맞힐 집단원의 순서를 정한다.
    ㉡ 집단원이 함께 스피드 게임에 대한 규칙을 정한다(시간, 표현방법: 몸짓, 표정 등).
    ㉢ 많이 맞추는 팀 또는 집단원에게 긍정적 보상을 제공한다(어깨 마사지 받기, 부채질 받기 등).

④ 치료도우미견이 집단원의 말을 잘 따랐을 때의 생각이나 느낌에 내해서 이야기 나눈다.

▲ 그림 5-18 치료도우미견 교육 시키기

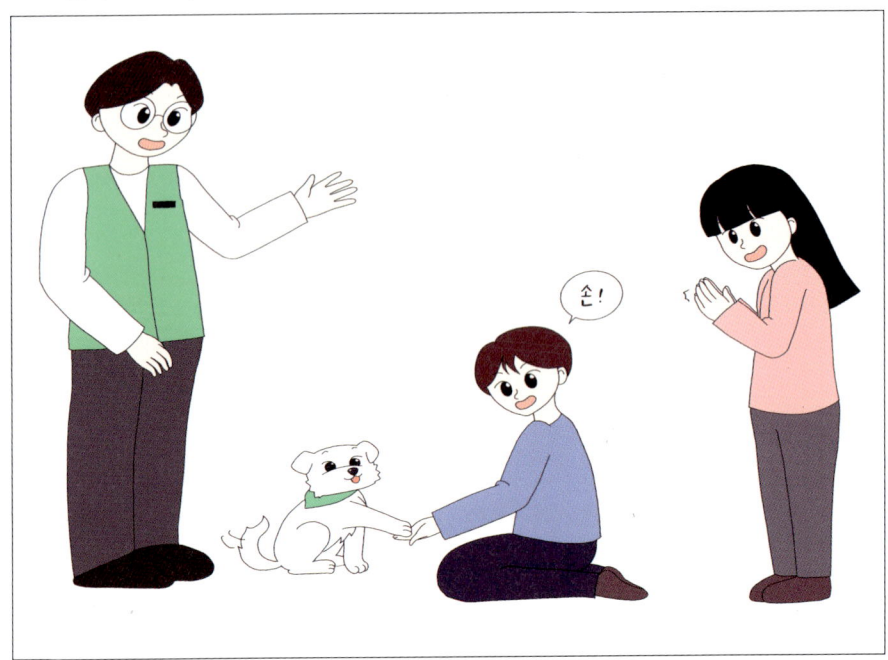

활용 Tip

- 치료도우미견 교육을 할 때 필요한 간식은 집단원이 함께 준비하는 과정도 프로그램에 활용한다.

14) 치료도우미견과 주사위 놀이

영역	• 사회, 인지
목표	• 치료도우미견과 주사위 놀이를 하며 수의 개념을 익힐 수 있다. • 팀을 구성하여 주사위 놀이를 하고 치료도우미견과 교감할 수 있다.
준비물	• 기본 물품, 주사위
프로그램 순서	• 주사위 놀이를 하기 위해 2팀으로 팀을 나눈다. • 팀별로 돌아가며 주사위 던지기를 진행한다. • 각 팀별로 치료도우미견과 교감하기를 진행한다.
상담으로서의 적용	• 놀이를 하며 우승했을 때와 패배했을 때 내가 느꼈던 감정에 대해서 이야기 나눈다.
안전·유의사항	• 놀이에서 지더라도 치료도우미견과 교감할 수 있는 방법을 구성하여 진행한다. • 놀이에서 질 경우 집단원끼리 서로 비난하지 않도록 주의한다.

(1) 진행 방법

① 치료도우미견과 주사위(1부터 6까지 적혀있는 주사위) 놀이를 할 것이라고 안내한다.

② 팀별로 주사위 놀이를 진행한다.
   ㉠ 집단원끼리 가위바위보를 통해서 팀을 2팀으로 나눈다.
   ㉡ 주사위 던질 순서를 팀끼리 상의하고 순서가 정해지면 팀원들이 순서대로 주사위 던지기를 진행한다.
   ㉢ 집단원들이 주사위를 던져 숫자 합이 큰 팀이 그 라운드는 승리한다(단, 주사위 숫자 6이 나오면 3점을 차감한다).
   ㉣ 3라운드로 구성을 하여 각 라운드마다 진행 후 치료도우미견 휴식시간을 가진다.
      * 1라운드(승리팀: 치료도우미견 안아주기 / 패배팀: 치료도우미견 쓰다듬기)
      * 2라운드(승리팀: 치료도우미견 실내산책 / 패배팀: 치료도우미견 빗질하기)

* 3라운드(승리팀: 치료도우미견 간식주기 / 패배팀: 치료도우미견 물주기)

③ 치료도우미견과 주사위 놀이를 하며 느낀 감정이나 생각에 대해서 이야기 나눈다.

▲ 그림 5-19 치료도우미견과 주사위 놀이

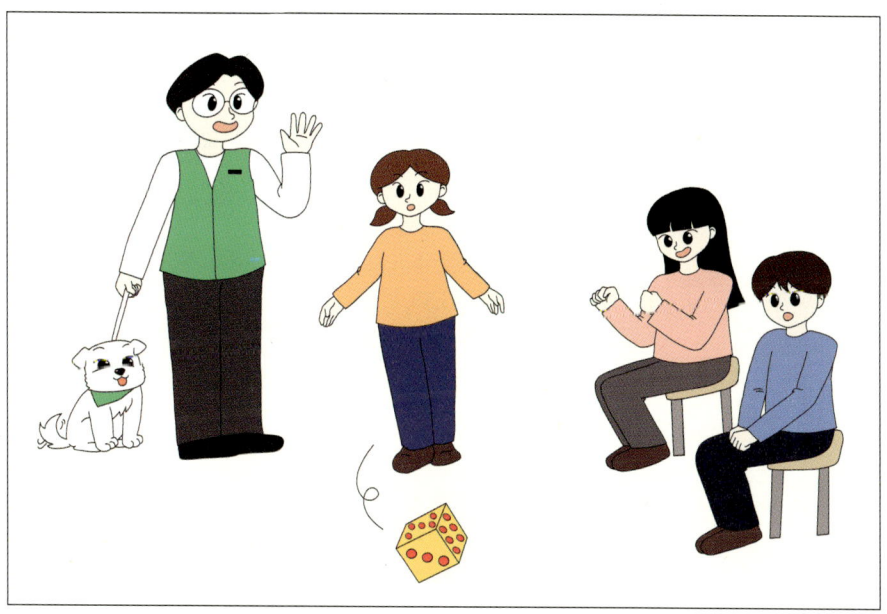

활용 Tip

- 프로그램에 참여하는 치료도우미견의 두수와 집단원 인원을 고려하여 팀을 나눈다.
- 주사위 놀이를 하며 진행하는 승리 또는 패배팀의 보상방법은 집단원의 특성과 목표에 맞춰 교감하기가 아닌 집단원 간 칭찬하기, 선물주기 등 다양한 방법으로 활용한다.
- 팀 구성 시 집단원의 특성에 따라 제비뽑기, 서로 상의해서 나누기 등 다양한 방법을 활용한다.

15) 다트 던지기

영역	• 사회, 정서
목표	• 집단원끼리 협력하여 다트 던지기를 할 수 있다. • 치료도우미견과 교감 후 나의 기분에 대해 표현할 수 있다.
준비물	• 기본 물품, 다트판
프로그램 순서	• 다트 던지는 방법에 대해서 설명한다. • 다트 점수에 따라 할 수 있는 규칙에 대해서 설명한다. • 다트 던지기를 진행한다. • 다트 점수가 나온 대로 치료도우미견과 교감 활동을 진행한다.
상담으로서의 적용	• 다트 던지기를 통해 점수를 획득했을 때 느꼈던 감정에 대해서 이야기 나눈다.
안전·유의사항	• 다트와 다트판 준비 시 뾰족한 형태가 아닌 안전한 자석 형태로 준비한다. • 다트판을 앞면과 뒷면이 있는 판을 준비하고 다트판에 점수가 아닌 치료도우미견 이름, 교감활동 내용으로 새로이 작성하여 판을 구성한다. • 집단원이 많을 경우, 모든 집단원이 다트를 던질 수 있도록 순서와 시간을 고려하여 진행한다.

(1) 진행 방법

① 치료도우미견과 다트 놀이를 할 것이라고 안내한다.

② 팀을 구성하고 규칙을 안내한다.
  ㉠ 집단원들이 제비뽑기를 하여 순서를 정한다.
  ㉡ 다트 점수별 치료도우미견과 할 수 있는 교감활동을 안내한다.
    * 다트판 앞면(치료도우미견 이름, 강아지 인형)
    * 다트판 뒷면(안아주기, 실내 산책하기, 빗질하기, 교육하기, 쓰다듬기)

③ 순서대로 다트판에 다트 던지기를 진행한다.
  ㉠ 제비뽑기 한 순서대로 2인 1조로 조를 구성한 후, 2인 1조씩 나와 한 명은 다트판 잡아주기, 한 명은 던지기로 역할을 나눠 번갈아 가며 진행한다.
  ㉡ 다트판에 다트를 던져 나온 치료도우미견 이름 또는 강아지 인형, 교감활동을 진행한다.

④ 치료도우미견과 다트 놀이를 하며 느낀 감정이나 생각에 대해서 이야기 나눈다.

▲ 그림 5-20 다트 던지기

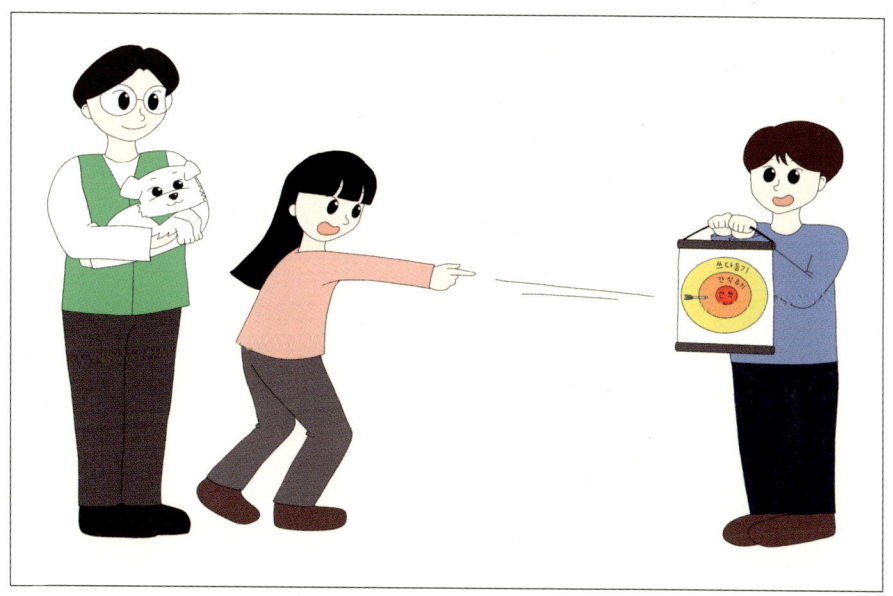

> **활용 Tip**

- 집단원 인원이 적을 경우 2인 1조가 아닌 개별적으로 다트판을 벽에 고정하여 다트 던지기를 진행한다.
- 다트 던지는 횟수는 집단원 특성에 따라 기회를 늘려서 진행하는 방법도 활용한다.
- 집단원의 특성에 따라 다트판에 적힌 교감활동은 다양하게 구성하여 진행한다.

3 종결단계

1) 추억 회상하기

영역	• 인지, 정서
목표	• 치료도우미견과 함께한 사진 속의 추억을 회상할 수 있다. • 치료도우미견과 함께하며 가장 행복했던 추억에 대해서 이야기할 수 있다.
준비물	• 기본 물품, 회기별 프로그램 사진
프로그램 순서	• 지난 치료도우미견과 함께했던 사진들을 보며 추억을 회상한다. • 사진들을 보며 그때의 떠오르는 감정, 생각을 이야기해 본다.
상담으로서의 적용	• 치료도우미견과 함께한 프로그램과 사진을 매칭하며 하나씩 지난 추억을 회상해 본다. • 내 삶에 있어 가장 기억나는 사람, 장소 등에 대해서 이야기 나눈다.
안전·유의사항	• 치료도우미견과 교감하는 다양한 모습의 프로그램 사진을 준비한다.

(1) 진행 방법

① 지금까지 함께 추억을 회상하는 시간을 가질 것이라고 안내한다.

② 지난 회기 동안의 치료도우미견과 함께한 사진을 보며 추억을 회상한다.
  ㉠ 지난 회기들의 사진들을 보면서 추억을 회상하는 시간을 가진다.
  ㉡ 가장 좋았던 회기와 아쉬웠던 회기는 어떤 사진인지 고르도록 한다.
  ㉢ 집단원이 고른 사진에서의 경험에 대해 동물매개심리상담사와 함께 고른 이유를 이야기하며 그때의 나의 감정이나 생각에 대해서 이야기를 나눈다.

③ 치료도우미견에게 전달하고 싶은 나의 감정이나 생각을 이야기한다.
  ㉠ 치료도우미견을 집단원 무릎에 앉히거나 테이블 위에 눕히도록 한다.
  ㉡ 치료도우미견을 쓰다듬어 주며 함께한 추억에 대한 고마운 마음을 표현한다.

④ 내 삶에 있어 가장 기억나는 사람, 장소 그리고 경험에 대해 이야기 나눈다.
  ㉠ 기억나는 사람, 장소 그리고 경험에 대해 이야기 나눈다.

ⓛ 그때 감정과 지금의 감정에 대해 이야기 나눈다.
ⓒ 과거를 회상하며 떠오른 사람, 경험에 대해 하고 싶은 이야기 또는 전달하고 싶은 메시지 등에 대해 이야기 나눈다.

▲ 그림 5-21 추억 회상하기

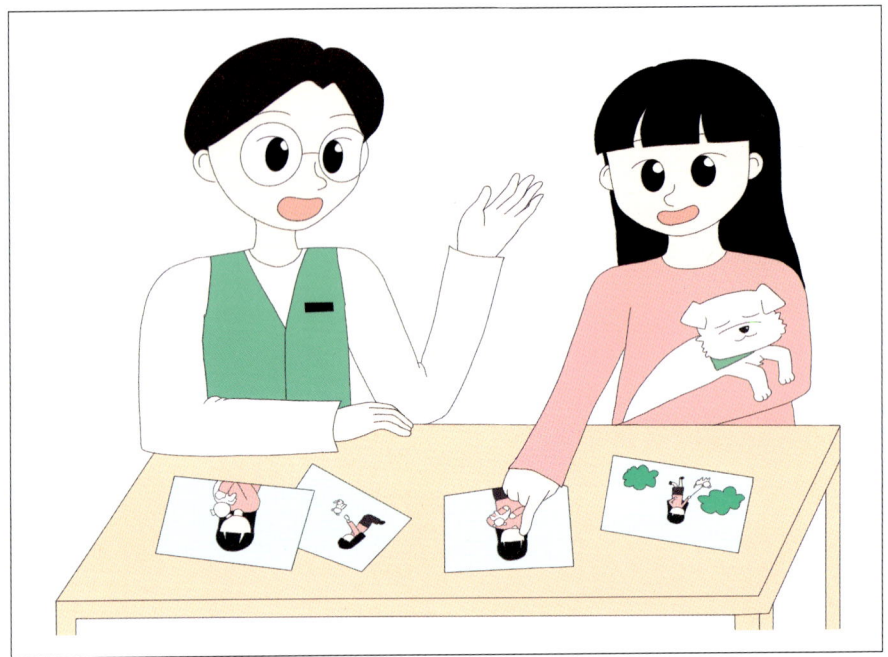

활용 Tip

- 사진이 많을 경우 테블릿 PC나 TV화면으로 볼 수 있는 자료로 만드는 방법을 활용할 수 있다.
- 집단원이 많을 경우 사진을 영상으로 제작하여 영상을 시청하면서 지난 추억을 회상한다.
- 집단원이 자신의 생각이나 감정표현이 어려운 경우 감정 카드들 준비하여 사진마다 어떤 감정이 있었는지 선택하여 소통하는 방법을 활용한다.

2) 치료도우미견과 사진찍기

영역	• 인지, 정서
목표	• 치료도우미견와 사진찍기를 할 수 있다. • 인화된 사진을 보며 나의 생각과 감정을 표현할 수 있다.
준비물	• 기본 물품, 폴라로이드 사진기, 폴라로이드 필름
프로그램 순서	• 가장 마음에 드는 실내 또는 실외 장소에서 치료도우미견을 안고 사진 찍기를 진행한다. • 사진을 찍고 난 뒤 나의 느낌에 대해서 이야기를 나눈다.
상담으로서의 적용	• 사진 속의 나와 치료도우미견의 모습을 보며 어떠한 감정이 드는지 이야기를 나눈다. • 집단원과 치료도우미견에게 해주고 싶은 이야기를 나눈다.
안전·유의사항	• 사진을 찍을 때 치료도우미견과 집단원이 편한 자세로 찍을 수 있도록 의자를 마련하거나 안아주기를 진행한다.

(1) 진행 방법

① 치료도우미견과 추억을 남기기 위한 사진을 찍을 것이라고 안내한다.

② 치료도우미견과 어떠한 자세로 사진을 찍을지 이야기한다.
　㉠ 치료도우미견을 안아서 찍을지, 의자에 앉아서 찍을지 집단원이 치료도우미견과 원하는 자세를 생각하도록 한다.
　㉡ 함께했던 실내와 실외 장소를 생각하며 어떤 위치에서 찍고 싶은지 이야기 나눈다.

③ 집단원이 원하는 장소와 자세를 정한 후 동물매개심리상담사가 여러 장의 사진을 찍는다.
　㉠ 찍힌 사진들 중에 가장 행복하거나 마음에 드는 사진을 고르도록 한다.
　㉡ 사진에 제목을 붙인다면 어떤 제목이 좋을지 이야기 나누고, 폴라로이드 사진 여백이나 뒷면에 네임펜으로 제목과 함께한 날짜를 적는다.

④ 치료도우미견과 사진찍기를 하면서 느꼈던 생각이나 감정에 대해서 이야기를 나눈다.

▲ 그림 5-22 치료도우미견과 사진찍기

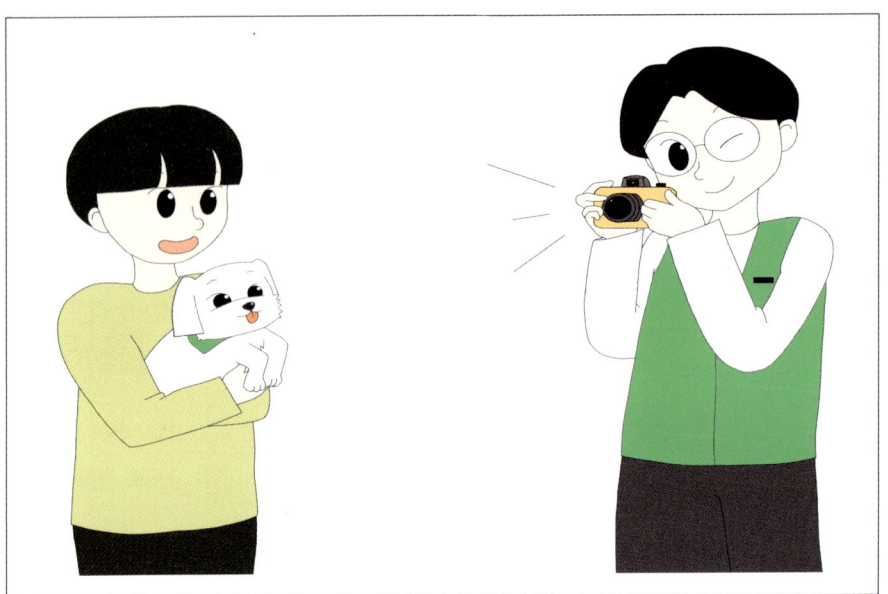

활용 Tip

- 집단원이 많을 경우 사진 찍는 횟수를 정해서 진행한다.
- 실외에서 사진을 찍을 경우 산책을 했던 장소로 이동하여 사진을 찍어 추억을 회상하며 진행한다.
- 집단원 특성과 목표를 고려하여 2인, 3인 짝을 지어서 사진찍기 방법으로도 활용한다.
- 전시공간이 있거나 사진을 보관할 수 있는 벽면이 있다면 집단원들이 볼 수 있는 곳에 보관하고 집단상담이 종결되는 회기에 가지고 가도록 한다.

3) 액자 만들기

영역	• 사회, 인지, 정서
목표	• 치료도우미견과 내가 나온 사진을 간직할 수 있는 종이액자를 만들 수 있다. • 액자 속의 나의 모습을 보며 느끼는 감정에 대해서 이야기 할 수 있다.
준비물	• 기본 물품, A4 또는 A5 사이즈의 두꺼운 종이, 액자 받침대, 스티커, 사인펜, 색연필, 풀, 가위
프로그램 순서	• 치료도우미견과 내가 나온 사진 중에 가장 마음에 드는 사진을 고른다. • 꾸미기 재료를 활용하여 액자 만들기를 진행한다. • 나만의 액지를 소개하는 시간을 갖는다.
상담으로서의 적용	• 사진 속의 보이는 나의 모습을 보며 지금의 나는 치료도우미견과 함께 하면서 변화된 점이 있는지 이야기 나눈다. • 치료도우미견과 함께 하면서 가장 좋거나 기억에 남는 것을 무엇인지 이야기 나눈다.
안전·유의사항	• 가위 사용을 서툰 집단원의 경우 사전에 가위를 사용하지 않도록 스티커 또는 미리 잘라 준비를 하거나 안전가위를 준비한다.

(1) 진행 방법

① 치료도우미견과 함께한 사진으로 액자를 만들 것이라고 안내한다.

② 치료도우미견과 함께한 사진 중 가장 마음에 드는 사진을 고른다.
  ㉠ 혼자 찍은 사진, 친구들과 함께 찍은 사진, 치료도우미견과 활동한 모습의 사진 등 다양한 사진을 살펴본다.
  ㉡ 가장 마음에 드는 사진을 내가 원하는 만큼 선택한다.

③ 액자 만들기를 진행한다.
  ㉠ 내가 고른 사진을 A4 용지 종이에 붙이고, 사인펜, 색연필, 스티커를 활용해 액자 꾸미기를 진행한다.

④ 나만의 액자를 소개하는 시간을 가진다.
  ㉠ 내가 만든 액자를 다른 집단원들에게 보여주며 사진 선택한 이유, 나의 액자의 특징 등을 설명하는 시간을 가진다.

⑤ 액자를 만들며 느낀 나의 감정에 대해서 이야기를 나누어 본다.

▲ 그림 5-23 액자 만들기

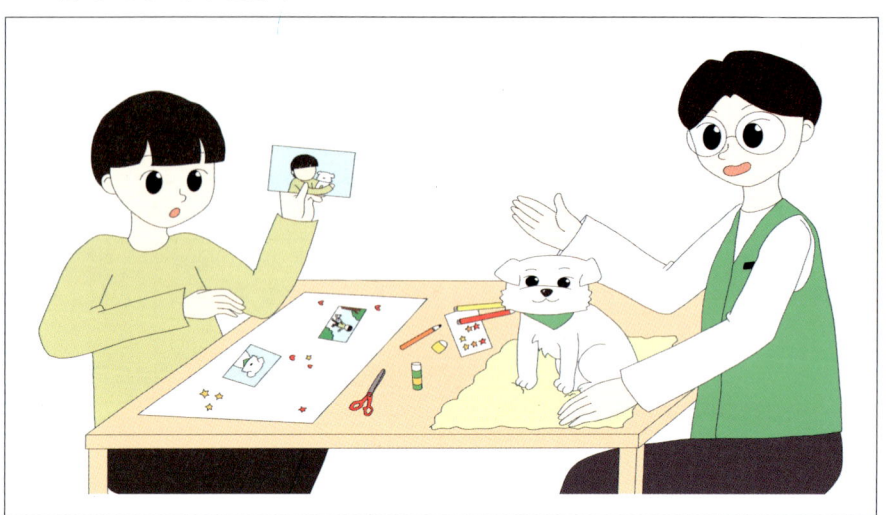

활용 Tip

- 사진은 개별 사진과 집단 사진 등 다양한 모습을 준비하여 집단원의 사진을 골라서 만들도록 해본다.
- 나를 위한 액자와 다른 집단원을 위한 액자, 총 2개를 만들고 집단원 간 서로 액자를 선물 해주는 방법으로도 활용할 수 있다.

4) 치료도우미견과 나의 꿈

영역	• 인지, 정서
목표	• 치료도우미견을 위한 종이책 만드는 방법을 습득할 수 있다. • 치료도우미견과 나의 꿈에 대해서 생각하고 표현할 수 있다.
준비물	• 기본 물품, 치료도우미견 사진, 집단원 사진, 종이책, 색연필, 사인펜, 스티커
프로그램 순서	• 치료도우미견과 나의 꿈에 대해서 이야기 나눈다. • 꾸미지 않은 종이책에 치료도우미견과 나의 사진을 붙이고 내가 원하는 꿈과 희망에 대해서 작성하고 꾸미기를 진행한다. • 집단원에게 나의 꿈을 소개해주고 느낌에 대해서 이야기 나눈다.
상담으로서의 적용	• 과거에 내가 원했던 것이 있었지만 지금 이루지 못한 것이 있다면 어떤 것들이 있는지 이야기 나눈다. • 나의 꿈을 위해 내가 지금 할 수 있는 것은 무엇이 있는 이야기 나눈다. • 치료도우미견이 앞으로 어떠한 모습으로 지냈으면 좋을지에 대해 이야기 나눈다.
안전· 유의사항	• 꿈에 대해서 이야기 할 때 긍정적으로 생각하도록 한다. • 꿈에 대해 이야기 하지 못한다면 이루어지고 싶은 소망에 대해 이야기 나눈다.

(1) 진행 방법

① 치료도우미견과 나의 꿈을 위한 종이책 만들기를 할 것이라고 안내한다.

② 나와 치료도우미견을 위한 꿈에 대해서 이야기 나눈다.
　㉠ 내가 평소에 갖고 싶은 물건, 하고 싶은 일, 장래 희망 등 내가 이루고 싶은 것들을 생각해 본다.
　㉡ 치료도우미견이 앞으로 어떻게 지냈으면 좋을지 생각하고 이야기 나눈다.
　㉢ 나와 치료도우미견이 원하는 꿈에 대해서 집단원들과 이야기를 나눈다.

③ 종이책 만들기를 진행한다.
　㉠ 종이책을 받고 나의 사진과 치료도우미견 사진을 내가 원하는 페이지에 붙인다.
　㉡ 사진을 붙인 페이지에 나와 치료도우미견 꿈에 대한 내용을 사인펜과 색연필을 활용하여 작성한다. 만약 글을 쓰지 못하는 집단원이라면 다양한 재료로 꾸밀 수 있다.

ⓒ 완성된 책 제목을 정하고 집단원들에게 책 내용을 소개해주는 시간을 가진다.

④ 종이책 만들기에 참여하며 느낀 감정이나 생각에 대해서 이야기 나눈다.

▲ 그림 5-24 치료도우미견과 나의 꿈

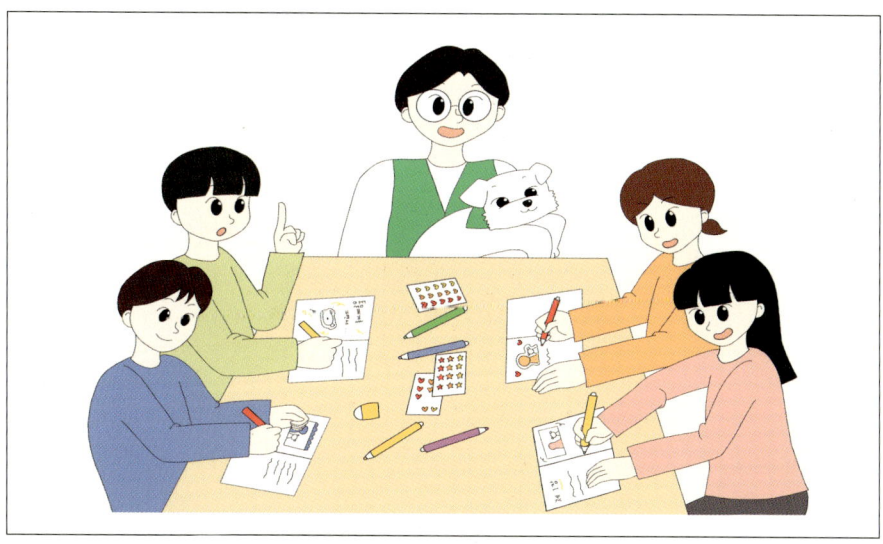

활용 Tip

종이책 만드는 방법
- 종이를 준비하고 가로, 세로 각각 맞춰 2등분하고, 먼저 접어주기
- 접힌 선에 맞춰 다시 반으로 접어주기
- 그림에 나온 세로선 기준으로 두 칸을 칼이나 가위로 자르기
- 가위나 칼로 그은 곳을 십자가 모양으로 벌려주면 종이를 접어주기
- 다시 책 모양이 되도록 모아주기.
- 모서리 부분을 스테이플러로 고정하거나 작은 구멍을 내어 줄을 사용하여 페이지를 고정한다.

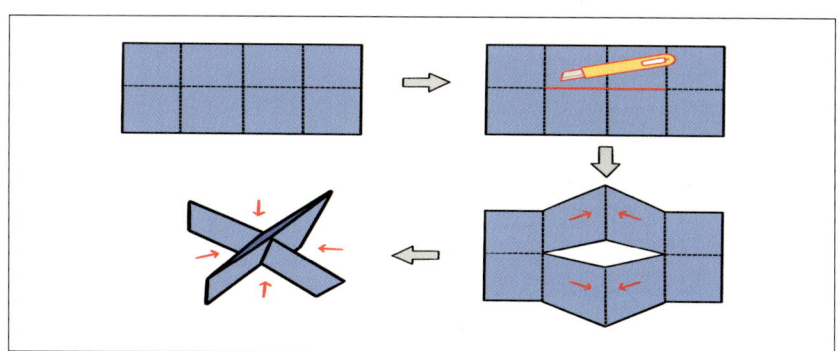

5) 다 함께 롤링페이퍼

영역	• 사회, 정서, 인지
목표	• 치료도우미견과 집단원들을 위한 롤링페이퍼을 작성하고 나의 감정이나 생각을 전달할 수 있다. • 서로에게 롤링페이퍼를 읽어줄 수 있다.
준비물	• 기본 물품, A4용지, 네임펜, 코팅 기계, 코팅지
프로그램 순서	• 롤링페이퍼를 진행하는 방법에 대해 안내한다. • 동물매개심리상담사와 치료도우미견을 위한 롤링페이퍼를 작성한다. • 롤링페이퍼 작성이 완료가 되면 코팅기계를 통해 코팅한다. • 자신이 받은 롤링페이퍼의 글이나 그림 중에 기억에 남는 것을 집단원에게 소개해주고 기억에 남는 이유도 함께 이야기 나눈다.
상담으로서의 적용	• 롤링페이퍼를 통해 긍정적 이야기를 들었을 때 느낌이 어떠 했는지 이야기 나눈다.
안전·유의사항	• 집단원끼리 긍정적 메시지를 전달하도록 주의사항을 미리 알린다.

(1) 진행 방법

① 롤링페이퍼를 작성 후 코팅기로 코팅하여 선물로 줄 것이라고 안내한다.

② 집단원과 치료도우미견을 위한 롤링페이퍼를 작성한다.
  ㉠ 집단원들와 치료도우미견과 함께하면서 지냈던 지난 시간들을 회상하며 집단원과 치료도우미견에게 해주고 싶은 이야기나 바라는 점 등은 무엇인지 있는지 생각해 본다.
  ㉡ 생각한 내용을 적거나 그릴 수 있도록 롤링페이퍼를 진행하는 방법에 대해 안내한다.
  ㉢ 지난 회기 동안 함께했던 좋은 기억들을 생각하며 롤링페이퍼를 작성한다.

③ 나의 롤링페이퍼를 읽어본다.
  ㉠ 롤링페이퍼 작성 완료 후 동물매개심리상담사에게 롤링페이퍼를 넘겨주고 코팅작업을 진행한다.
  ㉡ 코팅이 완료된 글 혹은 그림을 집단원과 치료도우미견을 바라보며 읽어준다.

ⓒ 롤링페이퍼 중 가장 기억에 남는 글 혹은 그림을 소개하며 기억에 남는 이유도 함께 소개한다.

④ 기억에 남는 롤링페이퍼를 소개한다.
ⓐ 본인의 롤링페이퍼를 선물로 가져간다.

▲ 그림 5-25 다 함께 롤링페이퍼

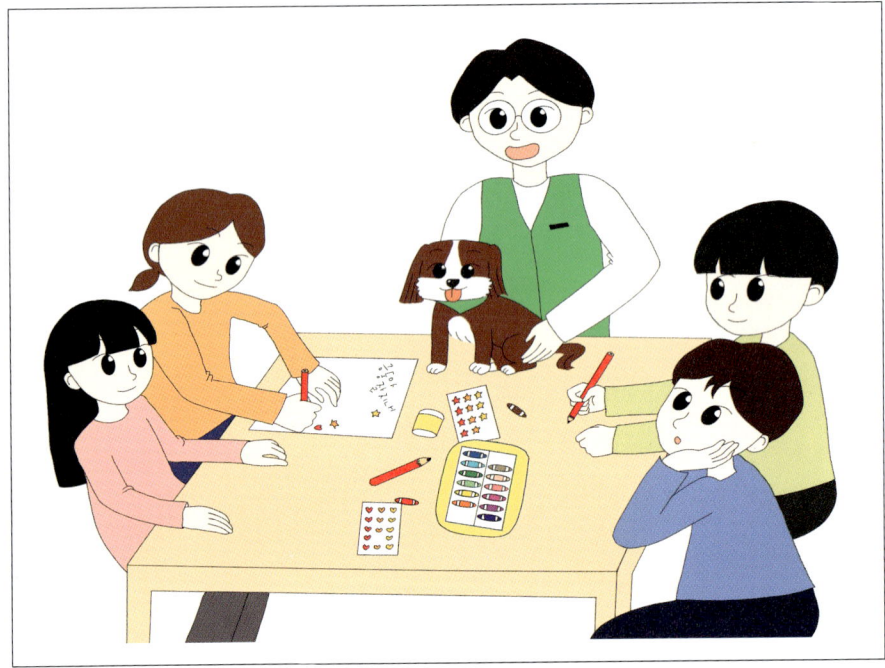

활용 Tip

- 코팅기가 없을 경우 손 코팅지를 준비하여 활용한다.
- 집단원이 아동일 경우 동물매개심리상담사가 치료도우미견 입장에서 집단원이 어떤 점이 잘했는지 의인화하여 작성을 한다.
- 직접 글을 쓰는게 어려운 집단원의 경우 한글 스티커나 감정 스티커를 활용하거나 직접 음성으로 표현하여 진행한다.

memo

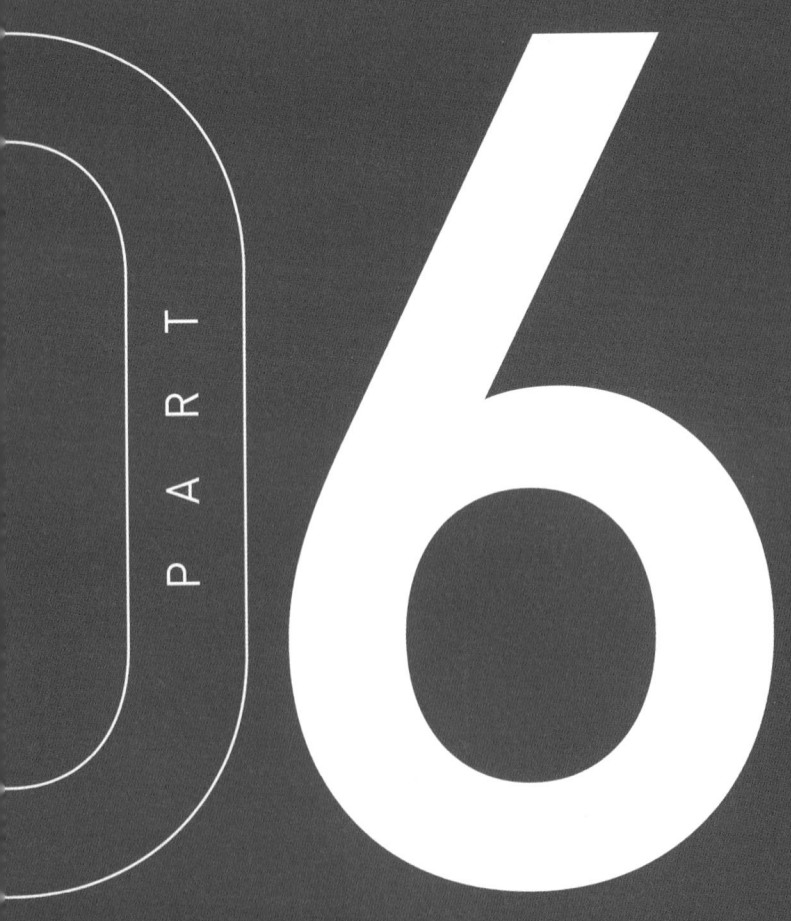

PART 06

동물매개치료(AAT) 집단상담 프로그램 사례

지적장애아동의 학교생활적응을 위한 동물매개중재(AAI)

대상자 특성
프로그램 구성
전체 프로그램
세부 프로그램

초등학생의 정서적 안정과 인지 향상을 위한 동물매개교육(AAE)

대상자 특성
프로그램 구성
전체 프로그램
세부 프로그램

경도 신경인지 장애 노인의 인지기능과 정서, 자아존중감 향상을 위한 동물매개치료(AAT)

대상자 특성
프로그램 구성
전체 프로그램
세부 프로그램

노인의 웰니스와 심리적 행복감 향상을 위한 동물매개치료(AAT)

대상자 특성
프로그램 구성
전체 프로그램
세부 프로그램

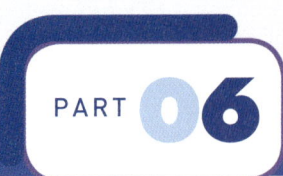

동물매개치료(AAT) 집단상담 프로그램 사례

1 지적장애아동의 학교생활적응을 위한 동물매개중재(AAI)

집단원	• 지적장애아동
인원	• 8명
치료도우미견	• 말티즈 1마리, 비숑프리제 1마리
목적	• 아동의 인지적 결함과 적응행동 제한성을 고려하여, 놀이 활동을 통해 성취감을 높이고, 치료도우미동물과의 상호작용을 통해 사회적 기술과 자아탄력성을 증진
회기 및 시간	• 주 2회, 총 12차시, 차시당 45분 진행
검사 척도	• 사회적 기술 평정척도(SSRS) • 자아탄력성 척도 • 학교생활적응 척도
기대효과	• 사회적 기술 향상, 자아탄력성 증진, 학교생활적응 향상

1) 대상자 특성

지적장애Intellectual Disability, ID란 정신질환의 진단 및 통계 편람 DSM-5Diagnostic and Statistical Manual for Mental Disorders-5에서는 지능이 비정상적으로 낮아서 학습 및 사회적 적응에 어려움을 나타내는 경우를 뜻하며, 그러한 아동은 표준화된 지능검사로 측정된 지능지수Intelligence Quotient: IQ가 70 미만으로 현저하게 낮은 지능을 보인다(권석만, 2016).

지적장애아동의 특징은 인지적, 사회적, 정서적, 신체적 특성으로 구분할 수 있다. 인지적 특성으로는 지적장애아동이 일반적으로 지적 발달이 지연되어 있어 학습 속도가 느리고 추상적 사고나 문제해결 능력이 부족하다는 점이 있다. 이들은 기억력, 주의 집중력, 정보 처리 속도에서 결함을 보이며, 새로운 정보를 일반화하거나 추론하는 데 어려움을 겪는다. 학습 동기가 낮고 과거의 실패 경험으로 무기력감을 느끼기 쉽다(김현주 외, 2019). 사회적 특성은 또래와의 상호작용에서 어려움을 겪는 것으로, 사회적 신호나 규칙을 이해하고 따르는 데 제한이 있어 대인관계에서 적절한 의사소통과 행동을 보이는 데 어려움이 따른다. 이는 사회적 기술 부족으로 인해 또래와의 관계 형성 및 유지가 어려운 문제로 이어진다(원유민, 2012).

정서적 특성으로는 지적장애아동이 정서 조절에 어려움을 겪으며 감정 표현이 적절하지 않거나 과도한 반응을 보이는 경향이 있다. 이들은 자기통제 능력이 부족하고 스트레스 상황에서 쉽게 좌절하거나 공격적인 행동을 보일 수 있으며, 이러한 정서적 특성은 낮은 자존감과 연관되기도 한다(Heward, 2010). 신체적 특성은 지적장애아동이 신체발달에서도 지연을 보이는 경향이 있다는 점이다. 이들은 대근육 및 소근육 운동 기술에 발달적 결함을 보이며, 협응력과 균형감각이 부족할 수 있다. 또한 일부 아동은 감각적 자극에 대해 과민하거나 둔감한 반응을 보이며, 이는 일상생활과 학습 활동에 부정적인 영향을 미친다(이경민, 2003). 이처럼 지적장애아동은 다양한 영역에서 어려움을 겪기 때문에, 그들의 발달적 특성에 맞는 맞춤형 중재가 필요하다.

2) 프로그램 구성

(1) 초기단계(1~3차시)

초기단계는 치료도우미견과 아동 간의 라포 형성을 목표로, 기본훈련을 배우고 교감하는 활동을 중심으로 하였다. 1차시는 프로그램의 내용과 규칙을 전달하고, 아동, 상담사, 치료도우미견 간의 첫 만남을 통해 친밀감을 형성하였다. 2차시는 치료도우미견과의 소통을 위한 기본훈련과 명령어를 배우고 체험하는 시간을 통해 소통 기술을 익히도록 하였다. 3차시는 빙고놀이와 주사위 던지기를 통해 기본훈련을 복습하며, 집단원들과의 협력을 통해 자신감을 키우는 활동으로 구성하였다.

이 단계에서는 주로 쉬운 놀이 활동을 통해 아동의 동기부여와 사회적 기술 습득을 목표로 하였다. 특히, 치료도우미견과의 첫 만남에서부터 아동이 치료도우미견에게 친근감을 느끼고, 놀이 활동을 통해 치료 과정에 자연스럽게 참여할 수 있도록 유도하였다. 이를 통해 아동들이 치료도우미견과의 관계에서 즐거움을 느끼고, 사회적 상호작용 능력을 향상시키는 데 중점을 두었다.

(2) 중기단계(4~9차시)

중기단계는 아동이 쉽게 접근할 수 있는 인지 자극 놀이활동과 신체접촉 활동을 통해 치료도우미견과의 상호작용을 증진시키고, 집단원들과의 관계 형성을 강화하는 것을 목표로 하였다. 4차시는 치료도우미견의 위생에 대해 학습하고, 신체부위 카드를 이용해 치료도우미견의 신체를 부드럽게 빗질하며 아동과 치료도우미견 간의 교감을 유도하였다. 5차시는 치료도우미견에게 좋은 음식과 위험한 음식을 구분하는 방법을 학습하고, OX퀴즈를 통해 집단원들과의 활발한 상호작용을 촉진하였다.

이 단계에서는 신체적 활동과 인지적 자극을 통해 아동이 치료도우미견과 더욱 깊이 교감할 수 있도록 하였다. 또한, 산책과 보물찾기 등의 활동을 통해 집단원들 간의 협력과 상호작용을 촉진하며, 아동의 사회적 기술과 문제 해결 능력을 강화하였다. 치료도우미견과의 다양한 활동을 통해 아동이 긍정적인 관계를 형성하고, 자신의 감정을 인식하고 표현하는 능력을 키울 수 있도록 하였다.

(3) 종결단계(10~12차시)

종결단계는 치료도우미견, 선생님과 함께하는 미션놀이를 통해 학교생활에서 필요한 기술을 습득하고, 긍정적인 관계 형성을 촉진하는 것을 목표로 구성하였다. 10차시는 치료도우미견과 함께 미션을 수행하며 그동안 배운 내용을 복습하고, 학교생활과 관련된 기술을 익히는 활동을 진행하였다. 11차시는 치료도우미견과의 교감을 통해 서로의 장점을 찾아 격려하고 칭찬하는 활동을 통해 교우관계에서 긍정적인 인식을 형성하고자 하였다.

이 단계에서는 아동들이 그동안의 경험을 되돌아보며, 프로그램에서 배운 내용을 실제 생활에 적용할 수 있도록 격려하였다. 12차시는 치료도우미견과 함께한 활동을 추억하며, 그동안의 변화를 나누고 서로에게 고마움을 표현하였다. 이 단계를 통해 아동들은 프로그램에서 얻은 긍정적인 경험을 바탕으로 학교생활에 잘 적응할 수 있도록 지원하였다.

3) 전체 프로그램

단계	차시	주제	목표	내용	준비물
초기	1	너의 이름은?	■ 프로그램 소개 및 규칙을 이해할 수 있다. ■ 처음 보는 사람에게 자신을 소개하고 즐거운 첫 만남을 가질 수 있다.	■ 프로그램 내용 및 규칙과 주의사항 전달하기 ■ 치료도우미견, 집단원 소개하기 ■ 치료도우미견을 처음 만났을 때 인사방법과 간식주는 방법 알아보기	-이름표 -스티커 -치료도우미견 간식
초기	2	옳지, 잘했어	■ 기본훈련의 필요성을 이해하고 배울 수 있다. ■ 치료도우미견과 기본훈련 활동에 스스로 참여하고 느낌을 이야기할 수 있다.	■ 치료도우미견과의 소통을 위한 기본훈련 필요성 알려주기 ■ 기본 교감훈련 배우고 해보기 ■ 명령어와 손짓 명령어 익히기	-치료도우미견 간식
초기	3	아싸, 빙고	■ 빙고 놀이 규칙을 이해하고 배울 수 있다. ■ 놀이 활동시 집단원들의 의견을 받아들이고 협력할 수 있다.	■ 교감훈련 '앉아', '가져와', '줘' 배우기 ■ 빙고놀이 방법 및 규칙 알려주기 ■ 치료도우미견과 주사위를 활용해 숫자 빙고 놀이하기	-빙고판 -숫자 스티커 -색연필 -주사위 -치료도우미견 간식
중기	4	나는야, 미용사	■ 위생관리의 중요성을 인식하고 타인에게 좋은 인상을 심어줄 수 있다. ■ 치료도우미견에게 부드럽게 빗질을 할 수 있다.	■ 교감훈련 '엎드려', '터치' 배우기 ■ 위생관리와 빗질의 필요성 알려주기 ■ 신체부위 카드를 활용해 치료도우미견 빗질하기	-치료도우미견 빗 -주사위 -신체부위 카드 -치료도우미견 간식
중기	5	도전! OX 퀴즈	■ 치료도우미견에게 좋은 음식과 위험한 음식에 대해 배울 수 있다. ■ 놀이활동에 흥미를 가지고 적극적으로 참여할 수 있다.	■ 교감훈련 '앉아', '손' 배우기 ■ 치료도우미견에게 좋은 음식(O)과 먹으면 위험한 음식(X) 알아보기 ■ 음식 O/X퀴즈 놀이하기	-음식카드 -O/X판 -치료도우미견 간식
중기	6	같이 걸어볼까?	■ 치료도우미견과 함께 보조를 맞추어 걸으며 긴장을 풀고 상호교감할 수 있다. ■ 치료도우미견과 산책하며 만나는 집단원들에게 인사하고 치료도우미견을 소개할 수 있다.	■ 교감훈련 '따라' 배우기 ■ 산책에 필요한 준비물과 주의사항 알려주기 ■ 치료도우미견과 함께 산책하며 상호 교감하고, 만나는 집단원에게 치료도우미견 소개하기	-리드줄 -물 -배변봉투 -치료도우미견 간식

	회기	주제	목표	활동내용	준비물
중기	7	꼭- 꼭- 숨겨라	■ 감각기관(후각)에 대해 배울 수 있다. ■ 놀이 활동에서 집단원들과 잘 어울리고 관찰력과 인내력을 키울 수 있다.	■ 교감훈련 '기다려', '찾아' 배우기 ■ 두 팀으로 나누어 치료도우미견과 함께 산책 & 보물찾기 하기 ■ 치료도우미견과 기념사진 찍기	- 리드줄 - 물 - 배변봉투 - 카메라 - 종이 - 치료도우미견 간식
	8	댕댕이 올림픽	■ 치료도우미견과의 놀이 활동에서 대처능력을 키울 수 있다. ■ 집단원들과 협력하며 놀이 활동에 적극적으로 참여할 수 있다.	■ 교감훈련 '가져와', '점프' 배우기 ■ 공 & 허들놀이 규칙 및 방법 알려주기 ■ 두 팀으로 나누어 치료도우미견과 공 & 허들 놀이하기	- 리드줄 - 공, 허들 - 물 - 배변봉투 - 치료도우미견 간식
	9	마음속 이야기	■ 치료도우미견의 표정이나 행동을 관찰하고 말해볼 수 있다. ■ 집단원들의 말을 존중해 주고 다양한 감정에 대해 이해할 수 있다.	■ 교감훈련 '앉아', '하우스' 배우기 ■ 치료도우미견 표정이나 행동을 관찰하고 감정 맞추기 ■ 동물 감정카드를 활용해 내 감정 찾고 표현해 보기	- 감정카드 - 치료도우미견 간식
종결	10	따라 해봐요, 이렇게	■ 치료도우미견과 미션놀이를 통해 학교규칙을 인식할 수 있다. ■ 치료도우미견과 미션 수행을 통해 집중력과 자신감을 갖을 수 있다.	■ 교감훈련 '돌아' 배우기 ■ 미션 수행에 따른 규칙 알려주기 ■ 치료도우미견과 함께 콘을 돌며 내가 뽑은 미션 2개 수행하기	- 리드줄 - 미션카드 - 콘(4개) - 치료도우미견 간식
	11	네가 참 좋아	■ 치료도우미견과 나와 닮은 점 찾고 칭찬할 수 있다. ■ 선생님과 집단원들의 장점을 찾아 칭찬할 수 있다.	■ 그동안 배운 교감훈련 2개 선택하고 수행하기 ■ 치료도우미견을 관찰하고 나와 닮은 단어카드를 찾고 표현하기 ■ 나와 집단원들, 선생님의 장점을 찾아서 칭찬하기	- 단어카드 - 칭찬카드 - 치료도우미견 간식
	12	고마웠어, 기억할게	■ 치료도우미견과 함께했던 즐거웠던 추억을 기억하고 간직할 수 있다. ■ 선생님과 집단원들에게 고마움에 대한 마음을 표현할 수 있다.	■ 치료도우미견과 함께한 전체 영상보고 가장 기억에 남는 활동 이야기하기 ■ 단체 사진과 칭찬스티커를 액자에 넣고 꾸민 후 선생님께 선물하기 ■ 치료도우미견과 폴라로이드 카메라로 사진 찍고 집단원들에게 받은 칭찬카드를 선물로 간직하기	- 사진액자 - 칭찬카드 - 폴라로이드 카메라 - 치료도우미견 간식

4) 세부 프로그램

(1) 초기단계 세부 프로그램(1회기)

주 제	• 너의 이름은		
목 표	• 프로그램 소개 및 규칙을 이해할 수 있다. • 처음 보는 사람에게 자신을 소개하고 즐거운 첫 만남을 가질 수 있다.	대 상	지적 장애 아동 (8)
기대효과	• 협력 향상, 자기주장 향상		
자 료	• 이름표, 치료도우미견 이름표, 네임펜, 동물스티커, 치료도우미견 간식, 손 소독제, 물티슈, 롤크리너	시 간	45분
단계	• 활동 내용		

도입	▶인사 나누기
	  -프로그램 내용을 소개한다.
	▶주제 제시
	  -활동 중 지켜야 할 규칙 및 주의사항을 전달한다.		

전개	▶활동1: 소개하기
	  -상담사가 반갑게 인사하며 먼저 자기소개를 한 후 치료도우미견의 품종, 이름, 나이, 가장 좋아하는 것 한 가지를 소개한다.
	  -자신의 이름을 쓰고 동물스티커로 이름이 가려지지 않도록 주변을 꾸민다.
	  -완성된 이름표는 잘 보이도록 목에 건다.
	  -한 사람씩 앞으로 나와 큰 소리로 자기소개를 한다.
	    예 "안녕하세요~ 저는 O학년 OOO입니다.", "제가 가장 좋아하는 동물은 OO입니다.", "제가 가장 좋아하는 OO은 OO입니다."
	  -상담사, 선생님, 다른 아동들은 "만나서 반가워~"라고 환영해 준다.
	▶활동2: 강아지 기본예절 영상으로 시청하기
	  -치료도우미견을 처음 만났을 때 인사하는 방법을 알아본다.
	  -치료도우미견의 이름을 부르고 등을 가볍게 쓰다듬으며 인사한다("OO아 안녕, 나는 OO야, 만나서 반가워~").
	  -치료도우미견을 처음 만난 시간이기 때문에 그릇에 간식을 주고 원하는 아동은 직접 손바닥으로 준다.		

정리	▶소감 나누기
	  -치료도우미견의 이름은 무엇인가요?
	  -치료도우미견을 처음 만난 느낌은?
	▶만족도 평가
	  -오늘 참여한 프로그램에 대한 만족도를 표정 스티커를 선택해 붙인다.
	▶다음 차시 예고하기
	  -다음 시간에는 치료도우미견과 '기본훈련'을 할 것이라고 안내한다.
	▶마무리 인사하기
	  -치료도우미견에게 "수고했어, 또 만나"라고 인사하며 쓰다듬어 준다.
	  -다 함께 마침 인사를 한다("감사합니다~, O요일에 만나요~").
	  -다 함께 주변 정리정돈을 한다		

(2) 중기단계 세부 프로그램(7회기)

주 제	• 꼭-꼭-숨겨라		
목 표	• 감각기관(후각)에 대해 배울 수 있다. • 놀이 활동에서 집단원들과 잘 어울리고 관찰력과 인내력을 키울 수 있다.	대 상	지적 장애 아동 (8)
기대효과	• 협력 향상, 자아통제 향상		
자 료	• 리드줄, 물, 물그릇, 배변봉투, 간식을 넣을 종이, 치료도우미견 간식, 손 소독제, 물티슈, 롤크리너	시 간	45분
단계	• 활동 내용		
도입	▶인사 나누기 　－다 함께 "안녕하세요~ 반갑습니다"라고 인사하고 치료도우미견에게 "○○아 안녕, ○○아, 안녕 반가워~"라고 인사한다. ▶주제 제시 　－이번 시간에는 치료도우미견과 산책하며 보물찾기 놀이를 할 것이라고 알려준다. 　－치료도우미견과 산책할 때 주의사항에 대해 알려준다. 　－치료도우미견의 후각에 대해 사람과 비교해서 알려준다. 　－응용훈련 '찾아'를 사용해 치료도우미견과 함께하는 보물찾기 방법을 알려준다.		
전개	▶활동1: 산책&보물찾기 놀이 　－두 팀(4인 1조)으로 나눠 한 팀이 산책코스에 종이에 싼 간식을 치료도우미견이 코로 냄새를 맡을 수 있는 장소에 숨긴다. 　－다른 한 팀은 숨겨진 보물(종이에 싼 간식)을 치료도우미견에게 '찾아'라고 말하고 치료도우미견이 코로 냄새를 맡아 찾도록 도와준다. 　－찾은 간식을 치료도우미견이 먹을 때 기다려주고 종이는 쓰레기통에 버린다. 　－팀 역할을 바꾸어서 한 번 더 진행한다. ▶활동2: 치료도우미견과 기념사진 찍기 　－산책하며 보물찾기 했던 장소 중에 자신이 좋아하는 장소에서 치료도우미견과 기념사진을 찍는다. 　－산책 후 치료도우미견을 가볍게 쓰다듬고 물과 간식을 준다.		
정리	▶소감 나누기 　－집단원들(친구들)과 함께한 산책&보물찾기 놀이에 대한 느낌은? 　－치료도우미견이 보물(종이에 싼 간식)을 찾았을 때, 먹는 모습을 지켜볼 때 느낌은? ▶만족도 평가 　－오늘 참여한 프로그램에 대한 만족도를 표정 스티커를 선택해 붙인다. ▶다음 차시 예고하기 　－다음 시간에는 치료도우미견과 '공&허들 놀이'를 할 것이라고 안내한다. ▶마무리 인사하기 　－치료도우미견에게 "수고했어, 또 만나"라고 인사하며 쓰다듬어 준다. 　－다 함께 마침 인사를 한다("감사합니다~, ○요일에 만나요~"). 　－다 함께 주변 정리정돈을 한다.		

(3) 종결단계 세부 프로그램(10회기)

주 제	• 따라 해봐요, 이렇게		
목 표	• 치료도우미견과 미션 놀이를 통해 학교규칙을 인식할 수 있다. • 치료도우미견과 미션 수행을 통해 집중력과 자신감을 가질 수 있다.	대 상	지적 장애 아동 (8)
기대효과	• 학교규칙 향상, 학교수업 향상		
자 료	• 미션카드, 콘(4개), 빗, 공, 리드줄, 치료도우미견 간식, 손 소독제, 물티슈, 롤크리너	시 간	45분
단계	• 활동 내용		
도입	▶인사 나누기 　-다 함께 "안녕하세요~ 반갑습니다"라고 인사하고 치료도우미견에게 "○○아 안녕, 　　○○아, 안녕 반가워~"라고 인사한다. ▶주제 제시 　-이번 시간에는 치료도우미견과 미션 놀이를 할 것이라고 알려준다. 　-응용훈련 '돌아'를 사용해 치료도우미견과 미션 놀이 하는 방법을 알려준다.		
전개	▶활동1: 미션 놀이 　-상담사가 치료도우미견과 함께 하는 미션 놀이 시범을 보인다. 　-치료도우미견의 리드줄을 잡고 함께 걸어가 반환점에 있는 미션카드를 뽑고 미션 　　1을 수행하고 시작점으로 돌아와 미션 2를 수행한다. 　-미션 카드에 적혀있는 내용을 선생님이 읽어주면 치료도우미견에게 수행한다. 　　예 1. 나는 등교 시간을 잘 지킬 수 있다. 치료도우미견 쓰다듬어 주기 　　　 2. 나는 수업시간에 집중할 수 있다. 치료도우미견과 교감하며 '앉아', '기다려' 　　　　 수행하기 　　　 3. 나는 학교 시설물을 조심해서 사용할 수 있다. 치료도우미견 콧등 만지기 ▶활동2: 치료도우미견과 수행한 미션 기억하기 　-집단원들(친구들) 모두 미션 수행이 끝나면 오늘 미션카드에 있는 내용을 상담사가 　　다시 한번 정리해서 읽어주고 집단원들은 '네'라고 대답한다.		
정리	▶소감 나누기 　-치료도우미견과 미션 수행할 때 어려웠던 점은? 　-치료도우미견과 콘을 돌며 미션을 완수했을 때 느낌은? ▶만족도 평가 　-오늘 참여한 프로그램에 대한 만족도를 표정 스티커를 선택해 붙인다. ▶다음 차시 예고하기 　-다음 시간에는 치료도우미견과 '칭찬 놀이'를 할 것이라고 안내한다. ▶마무리 인사하기 　-치료도우미견에게 "수고했어, 또 만나"라고 인사하며 쓰다듬어 준다. 　-다 함께 마침 인사를 한다("감사합니다~, O요일에 만나요~"). 　-다 함께 주변 정리정돈을 한다.		

2 초등학생의 정서적 안정과 인지 향상을 위한 동물매개교육(AAE)

집단원	• 초등학교 5학년
인원	• 10명
치료도우미견	• 골든리트리버 1마리, 비숑프리제 1마리
목적	• 동물과의 긍정적인 교류를 통해 아동이 감정을 표현하고 조절하는 능력을 키우며, 타인과의 협동과 배려를 배우는 기회 제공
회기 및 시간	• 주 2회, 10차시, 차시당 50분 진행
검사 척도	• 정서적 안정 척도 • KEDI 인성 척도
기대효과	• 정서적 안정 및 인성 향상

1) 대상자 특성

초등학교 고학년 시기는 아동이 신체적, 인지적, 정서적, 사회적으로 급격한 변화를 경험하는 중요한 발달 단계다. 이 시기의 아동들은 사춘기에 접어들며, 신체적·생리적 변화가 시작되면서 성장 속도가 빨라지고 성호르몬의 분비가 증가한다. 이로 인해 뇌 발달도 급속히 진행되어 정서 조절이 어려워지고 충동적인 행동이 나타날 수 있다(김유미, 2004).

또한, Piaget의 발달 이론에 따르면, 이 시기 아동들은 구체적 조작기concrete operational stage에 속하며, 논리적 사고와 문제해결 능력이 발달한다. 이로 인해 아동은 추상적인 개념보다는 구체적이고 실질적인 정보를 더 잘 이해하고, 인과관계에 대한 논리적 사고를 할 수 있게 된다(신명희 외, 2008).

정서적으로 초등학교 고학년 아동들은 급격한 신체 변화와 함께 정서적 불안정을 경험할 수 있다. 자기 이미지에 대한 관심이 높아지고, 신체적 변화에 대한 불안감이 커지면서 감정 조절이 어려워질 수 있다. 이러한 변화로 인해 우울, 불안 등의 정서적 문제를 경험할 가능성도 커진다(현상운, 2003; 박인선, 2014).

사회적으로 이 시기의 아동들은 또래와의 관계를 매우 중요하게 여기며, 친구와의 상호작용이 사회성 발달에 큰 역할을 한다. 이들은 협동, 경쟁, 타인에 대한 존중 등을 배우며, 집단의 규범과 규칙을 따르고자 하는 욕구가 강해진다(정성자, 2013). 그러나 대인관계에서 갈등이 생길 경우 사회적 기술이 부족해 적절히 대처하지 못하는 경우도 있다.

따라서 초등학교 고학년 시기는 다양한 변화가 동시에 일어나는 복합적인 시기이므로, 이들의 발달적 요구를 이해하고 적절히 지원하는 것이 중요하다.

2) 프로그램 구성

(1) 초기단계(1~3차시)

초기단계는 치료도우미견과의 라포 형성을 위해 구성원 소개 및 간식 주기를 통해 친밀감을 형성하고, 빗질과 쓰다듬기 활동을 통해 긴장 수준을 감소시키는 것을 목표로 하였다. 또한, 기본 예절훈련을 통해 친구와 처음 만났을 때 배려해야 할 점을 이해하고 실천할 수 있으며, 친구들과 친해지기 위한 방법을 배우고, 이를 실천할 수 있도록 구성하였다. 마지막으로, 다른 사람과 소통하기 위해 실천할 방법을 익혀 예의와 자기조절 능력을 향상시키도록 하였다.

(2) 중기단계(4~7차시)

중기단계는 치료도우미견과의 빙고 게임을 통해 친구들과의 게임에서 졌을 때 감정을 조절하고 긍정적으로 대처할 수 있는 지혜를 배우는 것을 목표로 구성하였다. 또한, 감정 카드 게임을 통해 내 감정을 건강하게 표현하고, 정직하고 용기 있게 표현하는 방법을 실천하여 공격성을 감소시키도록 하였다. 허들/터널놀이와 원반던지기 등 팀 활동을 통해 협력과 배려의 중요성을 이해하고 실천할 수 있으며, 팀 활동에서 자신이 맡은 역할과 책임을 인식하고 수행할 수 있도록 사회적 책임감과 자신감을 키우는 프로그램으로 구성하였다.

(3) 종결단계(8~10차시)

종결단계는 치료도우미견과의 산책과 반환점 돌아오기를 통해 어려움이 있을 때 포기하지 않고 끝까지 노력하는 자세를 기르는 것을 목표로 하였다. 또한, 치료도우미견에게 편지를 쓰고 고마움을 표현하는 과정을 통해 나의 장점을 발견하고 이를 긍정적으로 활용할 수 있도록 하였으며, 골든벨 퀴즈대회를 통해 그동안 배운 내용을 실생활에서 실천하는 능력을 향상시키도록 하였다. 마지막으로, 프로그램에 성실하게 참여한 자신을 칭찬하여 열등감을 감소시키고 자기존중을 높이는 데 중점을 두었다.

3) 전체 프로그램

단계	차시	주제	목표	내용	준비물
초기	1	반갑다 친구야!	■친구와 처음 만났을 때 배려해야 할 점을 이해하고 실천할 수 있다.	■인성 선서식 하기 ■치료도우미견 소개 및 쓰다듬고 인사하기	-인성 선언문 -치료도우미견 빗 -치료도우미견 간식
초기	2	너의 취향은?	■친구들과 친해지기 위한 방법을 알고 이를 실천할 수 있다.	■치료도우미견과 친해지는 법 배우기 ■치료도우미견과 음식 O/X 퀴즈 하기	-교육자료(PPT) -O/X판 -치료도우미견 간식
초기	3	나는야 훈련사	■다른 사람과 소통하기 위해 내가 실천할 방법을 배울 수 있다.	■기본예절 훈련의 중요성 배우기 ■기본훈련 배워서 치료도우미견과 해보기	-치료도우미견 간식
중기	4	빙고 게임	■친구들과의 게임에서 졌을 때 감정을 조절하고 긍정적으로 대처할 수 있다.	■치료도우미견과 빙고게임 하기 ■치료도우미견과 공놀이 하기	-빙고판 -숫자 공 -바구니 -색연필 -치료도우미견 간식
중기	5	너의 감정 나의 감정	■내 감정을 건강하게 표현하는 방법을 알고 실천할 수 있다.	■치료도우미견 감정 알아보기 ■감정 진실게임 하기	-감정카드(2종) -치료도우미견 간식
중기	6	나도 한번 해볼까?	■팀 활동에서 협력과 배려의 중요성을 이해하고 이를 실천할 수 있다.	■팀 활동 시 주의할 점 배우기 ■치료도우미견과 허들 뛰어넘기, 터널 통과하기 놀이하기	-리드줄 -허들 -터널 -치료도우미견 간식
중기	7	환상의 콤비	■팀 활동에서 내가 꼭 실천해야 할 역할과 책임을 인식하고 수행할 수 있다.	■2인 1조로 원반던지기 연습하기 ■치료도우미견과 원반던지기 놀이하기	-원반(5개) -물 -배변봉투 -치료도우미견 간식

종결	8	산책은 즐거워~	■ 어려움이 있을 때 포기하지 않고 끝까지 노력하는 자세를 기를 수 있다.	■ 치료도우미견과 산책하기 ■ 반환점 돌아오기	- 리드줄 - 물 - 콘(2개) - 배변봉투 - 치료도우미견 간식
	9	고맙다 친구야!	■ 나의 장점을 발견하고 이를 긍정적으로 활용할 수 있다.	■ 인성이 쑥쑥 참여 후 변화된 점 이야기하기 ■ 치료도우미견에게 편지 쓰고 읽어주기	- 편지지/봉투 - 연필 - 치료도우미견 간식
	10	누가 누가 잘하나! & 졸업 축하	■ 그동안 배운 내용을 실생활에서 실천할 수 있다.	■ 활동 영상보고 이야기 나누기 ■ 골든벨 퀴즈대회와 상장 수여하기	- 활동영상 - 골든벨 문제 - 상장 - 치료도우미견 간식

4) 세부 프로그램

(1) 초기단계 세부 프로그램(3회기)

주 제	• 나는야 훈련사		
목 표	• 다른 사람과 소통하기 위해 내가 실천할 방법을 배울 수 있다.	대 상	초등학교 5학년 (10)
기대효과	• 열등감 감소, 배려·소통, 예의, 자기조절 향상		
자 료	• 인성 선언문, 치료도우미견 간식, 손 소독제	시 간	50분
단계	• 활동 내용		
도입	▶인사 나누기 　-반갑게 인사를 한 후, 잘 지냈는지 안부를 물으며 오늘 활동을 소개한다. ▶주제 제시 　-오늘은 치료도우미견이 할 수 있는 「기본예절」에 대해 배워보고, 치료도우미견에게 직접 기본 예절훈련을 시켜 볼 것이라고 안내한다. 　-인성 선언문 읽고 선서한다.		
전개	▶활동1: 치료도우미견의 기본예절 배우기 　-치료도우미견의 기본예절에는 '앉아', '엎드려', '기다려', '와'가 있다고 안내한다. 　-치료도우미견에게 왜 기본예절이 필요한지 안내한다. ▶활동2: 치료도우미견 기본예절 체험하기 　-앞에서 배운 명령어 두 가지를 선택 후 순서대로 시행하도록 안내한다. 　-명령어를 내리고 치료도우미견이 잘 따라주면 칭찬 후 간식을 주도록 안내한다. ▶활동3: 소통하는 방법 배우기 　-치료도우미견과 소통하기 위해 꼭 필요한 것은 무엇인지 이야기를 나눈다. 　-다른 사람과 소통하기 위해 어떻게 해야되는지 이야기를 나누고, 내가 실천해야 될 것 한 가지를 정해본다.		
정리	▶소감 나누기 　-오늘 활동을 통해 배운 점과 느낀 점은? 　-오늘 활동에 대해 질문이 있는지 확인하고 질문에 대답해 준다. ▶미션 확인하고 새로운 미션 주기 　-미션을 잘 실천했는지 확인한다. 　-활동 3에서 실천하기로 한 것을 일주일 동안 꾸준히 실천하도록 한다. ▶다음 차시 예고하기 　-다음 차시에는 「치료도우미견과 빙고 게임」을 할 것이라고 안내한다. ▶마무리 인사하기 　-함께한 치료도우미견에게 "고마워"라고 인사한다. 　-바르게 앉아 다 함께 마침 인사를 한다. 　-다 함께 주변 정리정돈을 한다.		

(2) 중간단계 세부 프로그램(7회기)

주 제	• 환상의 콤비		
목 표	• 팀 활동에서 내가 꼭 실천해야 할 역할과 책임을 인식하고 수행할 수 있다.	대 상	초등학교 5학년 (10)
기대효과	• 공격성 감소, 사회적 책임, 자기조절, 지혜 향상		
자 료	• 인성 선언문, 원반(5개, 2인 1조로 1개씩), 치료도우미견 간식, 치료도우미견 물그릇, 손 소독제	시 간	50분
단계	• 활동 내용		

도입	▶인사 나누기
	  −반갑게 인사를 한 후, 잘 지냈는지 안부를 물으며 오늘 활동을 소개한다.
	▶주제 제시
	  −오늘은「치료도우미견과 함께 원반던지기 놀이」를 할 것이라고 안내한다.
	  −인성 선언문 읽고 선서한다.		

전개	▶활동1: 원반 던지는 방법 배우기
	  −원반을 잡는 방법, 던지는 방법에 대해 설명하고 시범을 보인다.
	  −2인 1조로 팀을 나눠 원반을 주고받는 연습을 한다.
	▶활동2: 원반던지기 놀이하기
	  −치료도우미견에게 원반을 던져 주고 치료도우미견이 원반을 물어오면 칭찬하며 간식을 주도록 안내한다(팀별로 진행).
	  −원반을 너무 멀리 던져 치료도우미견이 지치지 않도록 주의한다.
	▶활동3: 친구들과 놀이할 때 주의할 점 배우고 실천하기
	  −팀별 게임으로 원반던지기 한 느낌에 대해 나눈다.
	  −팀 활동에서 내가 실천해야 될 것 한 가지를 정해본다.		

정리	▶소감 나누기
	  −오늘 활동을 통해 배운 점과 느낀 점은?
	  −오늘 활동에 대해 질문이 있는지 확인하고 질문에 대답해 준다.
	▶미션 확인하고 새로운 미션 주기
	  −지난주 미션을 잘 실천했는지 확인한다.
	  −활동 3에서 실천하기로 한 것을 일주일 동안 꾸준히 실천하도록 한다.
	▶다음 차시 예고하기
	  −다음 차시에는「치료도우미견과 산책하기」를 할 것이라고 안내한다.
	▶마무리 인사하기
	  −함께한 치료도우미견에게 "고마워"라고 인사한다.
	  −바르게 앉아 다 함께 마침 인사를 한다.
	  −다 함께 주변 정리정돈을 한다.		

(3) 종결단계 세부 프로그램(9회기)

주 제	• 고맙다 친구야!		
목 표	• 나의 장점을 발견하고 이를 긍정적으로 활용할 수 있다.	대 상	초등학교 5학년 (10)
기대효과	• 열등감 감소, 자기존중, 성실, 정의 향상		
자 료	• 인성 선언문, 편지봉투, 편지지(10장), 연필, 치료도우미견 간식, 손 소독제	시 간	50분
단계	• 활동 내용		
도입	▶인사 나누기 　-반갑게 인사를 한 후, 잘 지냈는지 안부를 물으며 오늘 활동을 소개한다. ▶주제 제시 　-오늘은 「치료도우미견에게 편지쓰기」를 할 것이라고 안내한다. 　-인성 선언문 읽고 선서한다.		
전개	▶활동1: 치료도우미견에게 편지 쓰고 읽어주기 　-그동안 '치료도우미견과 함께 인성이 쑥쑥!!' 프로그램에 참여한 후, 재미있는 추억이나 변화된 점, 치료도우미견의 장점, 치료도우미견에게 고마운 점에 대해서 적어본다. 　-치료도우미견에게 고마움을 표현하며 읽어준다. ▶활동2: 고마운 마음을 어떻게 표현할까? 　-그동안 함께 해준 친구들에게 친구들의 장점, 고마운 점을 어떻게 표현할지에 대해 이야기를 나눈다. 　-나의 장점은 무엇인지, 더 발전시킬 수 있는 방법에 대해 생각해보고 내가 실천해야 될 것 한 가지를 정해본다.		
정리	▶소감 나누기 　-오늘 활동을 통해 배운 점과 느낀 점은? 　-오늘 활동에 대해 질문이 있는지 확인하고 질문에 대답해 준다. ▶미션 확인하고 새로운 미션 주기 　-지난주 미션을 잘 실천했는지 확인한다. 　-활동 3에서 실천하기로 한 것을 일주일 동안 꾸준히 실천하도록 한다. ▶다음 차시 예고하기 　-다음 차시에는 「골든벨 & 졸업식」을 할 것이라고 안내한다. ▶마무리 인사하기 　-함께한 치료도우미견에게 "고마워"라고 인사한다. 　-바르게 앉아 다 함께 마침 인사를 한다. 　-다 함께 주변 정리정돈을 한다.		

3 경도 신경인지 장애 노인의 인지기능과 정서, 자아존중감 향상을 위한 동물매개치료(AAT)

집단원	• 경도 신경인지 장애 노인
인원	• 6명
치료도우미견	• 폼피츠 1마리, 치와와 1마리
목적	• 치료도우미견을 활용하여 인지기능과 긍정표현 향상, 부정정서 감소를 시키고, 자아존중감 향상
회기 및 시간	• 주 1회, 12차시, 치시딩 50분 진행
검사 척도	• 한국판 몬트리올 인지기능 검사(MoCA-k)정서 척도 • 정서 측정 도구(AER) • 자아존중감 척도(SES)
기대효과	• 인지기능, 긍정정서, 자아존중감 향상 및 부정정서 감소

1) 대상자 특성

Flicker 등(1991)이 처음으로 경도인지장애Mild Cognitive Impairment: MCI라는 용어를 사용하였고 미국 시카고에서 개최된 국제 학술대회에서 도입된 개념이다Petersen et al., 1999. 과거 치매로 알려진 병명이 DSM-5에서는 주요 신경인지장애major neurocognitive disorders; Major NCD로, 경도 인지장애mild cognitive impairment; MCI를 경도 신경인지장애mild neurocognitive disorders; Mild NCD로 명명하였다(김준수와 공마리아, 2018).

경도 신경인지장애는 인간의 뇌가 정상적인 지적 수준에 도달한 이후에 질병이나 외상 등 후천적 원인에 의해 뇌가 손상됨으로써 기억, 언어, 판단력 등의 여러 영역의 인지기능이 저하되어 고등정신기능에 장애가 나타나는 복합적인 임상 증후군이라 불린다(최해경, 2016).

경도 신경인지장애 노인과 정상 노인 간 특성은 도구적 일상활동, 주관적 건강 상태, 연령, 교육수준, 성별, 배우자와의 동거유무 등에서 차이가 있다(신경림 등, 2011).

경도 신경 인지장애 노인은 기억력 외에 언어능력, 추상적 사고력, 시공간 능력, 주의력 등의 인지기능에서 낮은 수행능력을 보이며 신체적, 심리적, 사회적 측면의 다양한 문제로 인해 많은 변화를 겪게 된다(김경아, 2015). 또한 오래전 일들은 잘 기억하지만 최근 일어난 일들에 대한 기억력은 저하되어 건망증이 심해진 것처럼 보이며 상황에 맞는 정확한 단어를 떠올리지 못해 타인과의 대화도 어려워지기도 한다(박보람, 2018). 즉, 기능의 유지, 물건 사기, 운전하기, 음식 장만하기 등 평상시 일상생활을 하는 데 어려움이 시작하는 시기이다(최수, 2019).

이러한 행동 심리증상은 가족에게 정신적, 신체적 부양 부담감을 안겨주고 경제적인 문제도 가중 시키게 되어 가족들의 삶의 질을 저하시키는 원인이 되기도 한다(박영순, 2015).

경도 신경인지장애 노인의 정서는 인지기능의 저하로 치료가 제한적이고 새로운 정보에 대해서 망각하기 쉽고 최근의 정보를 기억하지 못해 자존감이 떨어지고 우울해지는 다양한 증상을 유발한다(김상윤 외, 2003). 경도인지장애 노인의 심리적 상태는 같은 연령의 정상 노인들에 비해 정서적 변화가 더 높은 것으로 나타난다(문희정, 2020). 경도 신경인지장애와 정서적인 장애는 공존하는 경우가 많으므로 각별한 주의가 필요하며 치매노인이 우울 증상을 보일 경우 우울 증상이 호전되며 인지 증상 역시 다소 완화되는 경우를 보인다(이원혜, 2009).

노인의 자아존중감은 무력감과 상실에 직면할 때 자아존중감이 더욱 저하되 악순환을 거듭하게 되는데(오세정, 2008) 신경인지장애 노인들은 신체적 부적응, 이상행동, 인지력의 저하, 정서 불안 등을 겪으면서 의기소침해지거나 자기비판, 자신감 저하 등으로 스스로 자멸감에 빠지기 쉽고 자아존중감이 극도로 낮아지는 경향을 보인다(황인담과 박준식, 2010). 자아존중감은 특히 노년기의 삶을 조절하고 건강을 유지하는 데 중요한 요인으로 작용하며(윤명숙과 이묘숙, 2012), 자아존중감을 향상시키기 위해서 정신건강과 심리적인 안녕을 유지하게 하고 안정적인 생활과 긍정적인 사고를 갖는 것이 중요하다(김미선, 2014).

이와 같이 경도인지장애는 다양한 증상으로도 나타나며 모든 유형에서 치매로의 진행이 가능하므로, 경도인지장애 노인이 치매로 진행되는 것을 예방하기 위해 다양한 치료적 개입이 필요할 것으로 보인다.

2) 프로그램 구성

(1) 초기단계(1~2차시)

초기단계는 치료도우미견과 집단원을 소개하고 앞으로 치료도우미견의 간식을 넣어 활용할 간식 주머니 만들기를 구성하였다. 서로를 소개하고 알아가는 과정을 통해 라포 형성과 치료도우미견의 정보를 숙지하며 인지기능에 대해 향상될 수 있도록 하였으며, 간식 주머니에 치료도우미견 정보를 적으며 다시 한번 기억할 수 있게끔하고 간식 주머니를 완성함으로써 자아존중감이 향상될 수 있도록 하였다. 긍정적인 언어 표현과 함께 간식을 직접 주며 긍정 정서가 향상될 수 있도록 구성하였다.

(2) 중기단계(3~10차시)

중기단계는 치료도우미견과의 직접적인 교감, 작품 만들기를 통하여 인지기능, 정서, 자아존중감이 향상될 수 있도록 구성하였다. 본 프로그램에 들어가기에 앞서 치료도우미견 마사지해주기, 쓰다듬기, 내담자 간 서로에게 손 마사지 등을 통한 Warm-up을 시행하고 인지기능 향상, 정서적 안정, 자아존중감 향상을 목표로 치료도우미견과 함께 본 프로그램을 진행한다. 프로그램을 마무리 시 프로그램에 대한 기억 재인지와 프로그램에 대한 소감 나누기 그리고 지남력을 재확인하는 시간을 가진다.

(3) 종결단계(11~12차시)

종결단계는 함께했던 프로그램 사진을 보며 추억을 회상하고 즉석 사진을 찍어 종이 앨범을 만들며 성공적인 이별로 마무리할 수 있게끔 구성하였다. 지난 활동들을 사진을 통해 당시의 감정, 기억에 남는 활동 등을 이야기 나누며 인지기능 향상과 정서 안정이 될 수 있도록 하였으며, 종이 앨범에 나의 생각, 감정, 말 등을 꾸며 완성하고 자아존중감이 향상될 수 있도록 하였다. 종결 단계 프로그램을 진행하며 이별 예고를 하고 성공적인 이별 맞이를 할 수 있도록 구성하였다.

3) 전체 프로그램

단계	차시	주제	목표	내용	준비물
초기	1	'우리'를 소개해요	■ 치료도우미견의 정보를 기억 긍정적인 말을 해주며 인사를 나눌 수 있다.	■ 치료도우미견 소개 ■ 치료도우미견 이름표 만들기 ■ 집단원 소개	- 이름표 - 색연필 - 사인펜 - 스티커
초기	2	간식 주머니 만들기	■ 치료도우미견의 간식 주머니를 완성하고 긍정적인 말과 함께 간식을 줄 수 있다.	■ 간식 주머니 만들기 ■ 간식 주는 방법 알아보고 긍정적 표현과 함께 간식 주기	- 부직포 - 치료도우미견 사진 - 페브릭 펜 - 치료도우미견 간식
중기	3	치료도우미견 마사지해주기	■ 치료도우미견과 집단원에게 마사지를 해 줄 수 있다.	■ 치료도우미견에게 직접 마사지 해주기 ■ 집단원끼리 손 마사지해주기	- 강아지 인형 - 핸드크림
중기	4	치료도우미견과 나의 감정 알아보기	■ 치료도우미견의 감정에 따른 행동을 알아보고 나의 감정에 대해서 이야기할 수 있다.	■ 치료도우미견의 감정 알아보기 ■ 감정 카드를 통해 나의 감정 표현 방식 공유하기	- 반려견 감정 행동 카드
중기	5	눈 가리고 신체부위 알아보기	■ 놀이를 통하여 치료도우미견의 신체 부위 특징을 기억하며 문제를 맞출 수 있다.	■ 안대를 쓰고 손으로 접촉하여 치료도우미견 부위 맞추기 ■ 정답 수에 따라 간식주기	- 안대 - 작은 박스 - 물티슈 - 빗 - 아이클레이 - 부직포
중기	6	치료도우미견의 집 만들어주기	■ 치료도우미견 집에 긍정적인 말과 그림으로 채워준다. ■ 치료도우미견이 쉬는 모습을 관찰하며 이야기 나눌 수 있다.	■ 모둠을 형성하여 치료도우미견 집 만들기 ■ 집에서 쉬는 치료도우미견을 보며 감정 이야기 나누기	- 종이 박스 - 크레파스 - 유성매직 - 스티커
중기	7	치료도우미견의 퍼즐 맞추기	■ 치료도우미견 퍼즐을 완성하고 작품을 완성하여 소개해줄 수 있다.	■ 4등분, 9등분 퍼즐 맞추기 ■ 완성된 9등분 퍼즐을 꾸미기 재료를 활영하여 작품 완성하기	- 치료도우미견 사진 - 퍼즐 - 풀 - 유성매직 - 스티커

중기	8	치료도우미견 간식 만들기	■ 치료도우미견의 음식에 대해 알아볼 수 있다. ■ 간식을 주며 긍정적인 표현을 할 수 있다.	■ 치료도우미견의 음식 알아보기 ■ 치료도우미견에게 선물해주고 싶은 음식 선물해주기	- 반려견 음식 판 - 아이클레이 - 일회용 접시
	9	치료도우미견 교육 카드놀이	■ 치료도우미견의 교육 방법을 기억하고 교육 카드 놀이를 할 수 있다.	■ 치료도우미견 교육 방법 알아보기 ■ 카드를 뽑아 나온 교육을 직접 해보기	- 교육 카드 - 치료도우미견 간식
	10	치료도우미견 숨은 그림 찾기	■ 숨은 그림 찾기를 통해 다양한 도구와 동물들을 찾을 수 있다.	■ 사진 속에 숨겨져 있는 일상생활 속 도구, 동물 등을 찾기 ■ 정답 수에 따라 치료도우미견에게 간식주기	- 숨은 그림 찾기 종이 - 크레파스 - 동물카드 - 도구 사진
종결	11	우리의 추억 회상하기	■ 함께한 활동들을 추억하며 나의 감정을 이야기하고 주사위를 통해 다시 한번 회상할 수 있다.	■ 사진을 통해 지난 활동 추억 회상해보기 ■ 주사위를 던져 나온 활동을 치료도우미견과 교감하기	- 추억 사진 - 주사위 - 안대
	12	종이 앨범 만들기	■ 치료도우미견과 함께 사진을 찍고 작품을 만들어 성공적 이별을 맞이할 수 있다.	■ 치료도우미견과 사진 찍기 ■ 사진을 종이에 붙이고 꾸미기 재료를 통해 꾸민 뒤 코팅하여 앨범 완성하기	- 종이 액자 키트 - 스티커 - 네임펜 - 즉석 사진기

4) 세부 프로그램

(1) 초기단계 세부 프로그램(2회기)

주 제	• 간식 주머니 만들기		
목 표	• 치료도우미견의 정보를 기억하여 간식 주머니를 꾸미고 완성시킬 수 있다. • 치료도우미견에게 간식 주는 방법을 기억하고 긍정적인 말과 함께 간식을 줄 수 있다.	대 상	경도 신경 인지 장애 노인 (6)
기대효과	• 주의집중능력 향상, 지남력 향상, 긍정 정서 향상		
자 료	• 부직포 간식주머니 틀, 치료도우미견 사진, 페브릭 펜, 치료도우미견 간식	시 간	50분
단계	• 활동 내용		
도입	▶인사 나누기 　-간단하게 인사를 나누고 오늘의 날짜를 기억할 수 있도록 이야기하고 한 주간 잘 지냈는지 이야기 나눈다. ▶주제 제시 　-오늘은 앞으로 치료도우미견에게 주는 간식을 담을 「간식 주머니」를 만들고 직접 간식을 줄 것이라고 안내한다.		
전개	▶활동1: 간식 주머니 만들기 　-앞으로 프로그램을 마무리할 때 사용할 간식 주머니를 만든다고 안내한다. 　-치료도우미견에 대한 정보(이름, 나이, 성별)에 대해 다시 복습하는 시간을 가진다. 　-치료도우미견 사진이 붙어 있는 간식 주머니 틀을 하나씩 받는다. 　-내가 기억하는 치료도우미견의 정보를 적고 본인의 이름도 적어주도록 한다. 　-정보를 다 적었으면 긍정적인 글 혹은 하트, 태양, 웃음 등 긍정적인 그림을 그려주도록 한다. ▶활동2: 간식 주머니 사용하기 　-완성된 간식 주머니를 한 명씩 소개해주는 시간을 가진다. 　-간식 주머니에 대한 설명이 끝나면 내담자에게 고생했다며 박수를 쳐주도록 한다. 　-치료도우미견에게 간식을 줄 때, 주의 사항에 대해서 알아본다. 　-간식 주머니에 간식을 4개씩 넣어주고 치료도우미견에게 2개씩 줄 것임을 안내한다. 　-간식을 올려두고 치료도우미견에게 "오늘도 고생했어", "맛있게 먹어줘서 고마워", "함께해 주어서 고마워"와 같은 긍정적인 말을 해주며 간식을 주는 시간을 가진다.		
정리	▶소감 나누기 　-오늘 치료도우미견의 간식 주머니를 만들고 직접 간식을 줘 본 것에 대해 이야기를 나누어 본다. ▶다음 차시 예고하기 　-다음 차시에는 「치료도우미견 마사지해주기」를 한다고 안내한다. ▶마무리 인사하기 　-오늘 날짜에 대해 기억할 수 있도록 이야기 하고 진행자, 치료도우미견과 인사를 나눈다.		

(2) 중간단계 세부 프로그램(7회기)

주 제	• 눈 가리고 신체부위 알아보기		
목 표	• 치료도우미견의 두 마리의 신체 부위 특징과 차이점을 알아낼 수 있다. • 놀이를 통하여 치료도우미견의 신체 부위 특징을 기억하며 문제를 맞출 수 있다.	대 상	경도 신경 인지 장애 노인 (6)
기대효과	• 시공간 구성능력 향상, 주의집중 능력 향상, 자아존중감 향상		
자 료	• 안대, 작은 박스, 물티슈, 빗, 아이클레이, 삼각형 부직포	시 간	50분
단계	• 활동 내용		
도입	▶인사 나누기 －간단하게 인사를 나누고 오늘의 날짜를 기억할 수 있도록 이야기하고 한 주간 잘 지냈는지 이야기 나눈다. ▶주제 제시 －오늘은 치료도우미견의 신체를 촉감으로 기억해 놀이로 맞추는 「눈 가리고 신체부위 알아보기」를 해볼 것이라고 안내한다.		
전개	▶활동1: 치료도우미견 신체 알아보기 －치료도우미견을 한 마리씩 안아보기를 해보며 신체 부위들에 대한 느낌을 파악해보는 시간을 가진다. －진행자의 설명에 따라 치료도우미견(아뽀, 팔월) 한 마리씩 신체 부위에 따른 특징을 알아본다. ▶활동2: 치료도우미견 신체 부위 맞춰보기 －치료도우미견 신체 부위 맞추기 놀이에 대한 룰을 안내한다. －안대를 착용하면 앞에 박스가 있고 그 안에 있는 물건(물티슈, 빗, 아이클레이, 삼각형 부직포)을 만져 치료도우미견 신체부위와 비슷한 부위를 맞추면 된다고 설명한다. －안대를 쓰고 박스 안에 들어 있는 물건을 만져본다. －비슷한 촉감을 가진 치료도우미견의 신체부위를 맞춰본다. －헷갈린다면 힌트를 외쳐 치료도우미견의 신체부위를 한번 만져보고 정답을 맞춰보도록 한다.		
정리	▶소감 나누기 －오늘 치료도우미견 퍼즐을 맞춰 본 것에 대해 이야기를 나누어 본다. ▶다음 차시 예고하기 －다음 차시에는 「치료도우미견 집 만들어주기」를 한다고 안내한다. ▶마무리 인사하기 －오늘 날짜에 대해 기억할 수 있도록 이야기 하고 진행자, 치료도우미견과 인사를 나눈다.		

(3) 종결단계 세부 프로그램(11회기)

주 제	• 우리의 추억 회상하기		
목 표	• 함께한 활동들을 추억해내며 프로그램에 대한 내용과 나의 감정을 이야기할 수 있다. • 함께한 활동들 중 하나를 주사위 놀이를 통해 기억하여 진행할 수 있다.	대 상	경도 신경 인지 장애 노인 (6)
기대효과	• 기억력, 언어 기능, 지남력, 긍정 정서 향상, 부정 정서 감소		
자 료	• 추억 사진, 주사위, 안대	시 간	50분
단계	• 활동 내용		

도입	▶인사 나누기
	  -간단하게 인사를 나누고 오늘의 날짜를 기억할 수 있도록 이야기하고 한 주간 잘 지냈는지 이야기 나눈다.
	▶주제 제시
	  -함께했던 프로그램들을 회상해보고 다시 경험해볼 수 있는 「우리의 추억 회상하기」를 할 것이라고 안내한다.		

전개	▶활동1: 추억 회상하기
	  -함께했던 프로그램들 사진을 보며 사진 속에 있는 회기는 어떤 회기였는지 이야기 나눠본다.
	  -그 활동들을 했을 때 내가 기억하는 감정은 어땠는지 추억을 회상해보는 시간을 가진다.
	  -우리가 함께했던 회기 중에 각자 가장 기억에 남는 프로그램은 무엇이였는지 이야기 나눠본다.
	▶활동2: 추억 주사위 놀이
	  -추억 주사위 놀이를 한다고 안내한다.
	    1. 주사위가 2개가 있는데 한 개는 치료도우미견 이름이 적혀 있고 한 개는 함께 활동했던 프로그램명이 적혀있다.
	    2. 주사위를 던져서 나온 치료도우미견과 프로그램을 진행한다.
	  -한명씩 주사위를 던진 후, 주사위에서 나온 그 프로그램이 어떻게 하는 것인지 간단하게 설명을 하고 치료도우미견과 프로그램을 진행하며 교감하는 시간을 가진다.		

정리	▶소감 나누기
	  -오늘 추억 회상하기 해보며 프로그램을 다시 해 본 것에 대해 이야기를 나누어 본다.
	▶다음 차시 예고하기
	  -다음 차시에는 「종이 앨범 만들기」를 한다고 안내한다.
	▶마무리 인사하기
	  -오늘 날짜에 대해 기억할 수 있도록 이야기 하고 진행자, 치료도우미견과 인사를 나눈다.		

4 노인의 웰니스와 심리적 행복감 향상을 위한 동물매개치료(AAT)

집단원	• 노인
인원	• 10명
치료도우미견	• 시추 1마리, 폼피츠 1마리
목적	• 신체적, 정서적, 사회적, 지적 건강을 향상시키며 치료도우미견과 신체적으로 단순한 교감으로 끝나는 것이 아닌 교감을 하는 과정에서 지속적인 긍정적인 언어 표현을 함으로써 본인과 집단원들에게도 행복감 향상
회기 및 시간	• 주 1회, 12차시, 차시당 50분 진행
검사 척도	• 웰니스 인식 척도 • 심리적 행복감 척도
기대효과	• 웰니스 향상 및 심리적 행복감 향상

1) 대상자 특성

노인은 보건복지부의 「노인복지법」에서는 65세 이상을 노인으로 보고 있으며(국가법령정보센터, 2023), 고용노동부의 「고용상 연령차별금지 및 고령자고용촉진에 관한 법률」에서는 55세 이상을 고령자로 보고 있다(국가법령정보센터, 2022). 또한, 2022년 우리나라 주요 노인복지사업을 살펴보면 대상 연령 기준이 50~75세로, 사업별로 다소 차이가 있다는 것을 알 수 있는데 주요 복지사업 49개 중 24개가 65세 이상의 연령 기준을 14개가 60세 이상의 연령 기준을 적용하고 있다(이태석, 2022).

인간에게 노년기 노화는 자연스러운 현상이며, 누구나 노인이 된다. 노인은 일반적으로 늙은 사람, 나이가 많은 사람처럼 생물학적 노화나 연령을 기준으로 단순히 정의할 수 있지만, 노인이 살아온 시대의 정치, 경제, 사회문화적인 다양한 요인들과도 관련성이 있다(이재칠, 2007). 노년기에서는 건강뿐만 아니라 대부분의 영역에서 부정적인 변화 과정을 겪는 시기로서 신체적, 정신적, 정서적 기능 및 사회적 능력이 모두 저하되고, 질병, 기능적 제약, 정신적 손상과 같은 건강 저해 요인들이 발생된다(서형석, 2017). 이에 따라 만성질환이 증가하고, 신체적·생리적 기능이나 인지기능이 쇠퇴하고 전반적인 건강 수준이 낮아진다(이명희, 2020). 그로 인해 노인의 심리적 문제도 생기는 걸 알 수 있다.

노년기의 심리적 측면의 문제 중 우울감과 고독감을 들 수 있다. 국내 노인의 실태조사에 따르면 전체 인구 중 33.1%가 우울 증상을 보이고 있다고 나타났다(양재원, 2021). 노년기 노인들의 우울은 신체적 질병, 배우자와의 사별, 사회와 가정의 역할 상실로 대인관계 속에서 배제되어 우울감과 고독감을 겪게 된다(김기현, 2021).

노인의 우울은 노화로 인한 자아존중감의 상실에 기인하는 경우가 더 많다고 한다. 자아존중감이 모자라면 위축감과 절망감이 함께 나타나 자기 일생을 후회스럽고 불만스럽게 생각하게 되어 다시 한번 삶의 기회가 주어진다면 지금과는 다르게 살겠다고 생각하고, 죽음에 대한 불안이 심하여 절망적인 태도를 보이게 된다(장인협과 최성재, 2007).

그리하여 노년기에는 유전적, 신체적, 생리적 요인에 영향을 받기도 하지만 사회적, 시기적 요인도 이 시기에 일어나는 변화에 중요한 역할을 한다(정여주, 2006). 이처럼 노인은 신체적, 정서적인 부분에 부정적인 영향을 받을 수 있는 취약한 시기이다. 즉 노인의 창조적 활동이 중요한 요인이며, 이러한 활동이 사회적 네트워크, 의사소통 영역의 회복, 긍정적 자기상의 개발, 내면의 적에 대항하는 힘을 기를 필요성이 있다(Petzold, 1985). 따라서 노화를 자연스럽게 받아들일 수 있도록 노화에 대하여 극복할 방안을 찾는 것이 필요하다.

2) 프로그램 구성

(1) 초기단계(1~3차시)

초기단계는 나의 이름을 소개하고 나의 인생을 작품으로 표현하고 치료도우미견과 집단원들에게 마사지하는 것을 통해 라포 형성, 집단원 및 치료도우미견 소개, 과거의 삶을 회상하며 수용 및 이해, 집단원과 치료도우미견의 만남으로써 경험적 가치 증진, 웰니스(건강)의 필요성으로 프로그램을 구성하였다.

(2) 중기단계(4~9차시)

중기단계는 치료도우미견 교육하기, 빗질해주기, 산책하기, 음식 만들어주기, 작품 만들기와 같은 프로그램을 구성하였는데 중기단계는 긍정적, 사회적, 신체적, 정신적 건강 향상에 더욱 초점을 맞추어 집단원들 간의 상호작용, 치료도우미견과의 교감을 통한 긍정정서 함양 및 신체 자극과 현재의 삶을 수용하며 격려, 작품 만들기와 교감을 통한 창조적, 경험적 가치로 프로그램을 구성하였다.

(3) 종결단계(10~12차시)

종결단계는 집단원과 함께 모둠을 이루어 윷놀이를 진행하며 응집력을 더 높여주고 소망 등불 만들기를 통해 나와 타인, 치료도우미견을 위한 긍정적 마음을 가지며 이별을 맞이할 준비를 할 수 있다. 마지막 사랑, 감사 편지를 작성하며 함께한 이들을 위한 마음을 표현하고 프로그램이 종료된 후의 나 자신을 정리하는 것으로 삶의 의미 발견 구성으로 프로그램을 구성하였다.

3) 전체 프로그램

단계	차시	주제	목표	내용	준비물
초기	1	나의 소중한 이름	■ 모두의 이름에 대해 소개하며 타인과 공유할 수 있다. ■ 이름에 대해서 꾸며 줄 수 있다.	■ 나의 이름에 대한 유래, 추억 등에 대해 이야기 나누기 ■ 치료도우미견과 나의 이름을 양면에 꾸며 소개하기	- A4 용지 - 동물 스티커 - 사인펜 - 색연필
초기	2	아름다운 인생 여정 소개하기	■ 나의 인생을 종이에 표현하여 소개할 수 있다. ■ 타인의 이야기를 듣고 존중하는 마음을 가질 수 있다.	■ 치료도우미견의 견생에 대해 알아보기 ■ 나의 인생을 발자국 길 종이에 작성하여 표현하기	- A4 용지 - 사인펜 - 색연필
초기	3	모두에게 건강 선물하기	■ 치료도우미견과 집단원에게 마사지를 해 주며 긍정적인 말을 해줄 수 있다.	■ 치료도우미견과 집단원에게 마사지 해주기 ■ 신체의 소중함을 느끼고 이야기 나누기	- 강아지 인형 - 손소독제 - 핸드크림
중기	4	내 삶의 활력소	■ 다양한 감정 해소 방법을 집단원들과 공유할 수 있다. ■ 치료도우미견 교육하기를 진행할 수 있다.	■ 나의 활력소는 무엇인지 이야기하며 공유하기 ■ 치료도우미견에게 교육하기를 하며 활력을 얻고 이야기 나누기	- 반려견 간식
중기	5	나와 치료도우미견 단장하기	■ 동물 거울을 완성하여 집단원과 함께 치료도우미견에게 빗질을 해줄 수 있다.	■ 사람과 반려견에게 단장하기 위해 필요한 물품 알아보기 ■ 동물 거울을 꾸미고 2인 1조로 빗질해주기	- 동물 모양 거울 - 반려견 빗 - 스티커 - 유성매직 - 네임펜
중기	6	치료도우미견과 함께 떠나는 자유로운 꽃신 만들기	■ 치료도우미견과 함께하는 여행지를 상상하며 긍정적 감정을 얻고 꽃신을 만듦으로써 나의 이상을 표현할 수 있다.	■ 꽃신을 만들어 치료도우미견과 함께하는 여행지를 상상하며 이야기 나누기 ■ 나의 작품 소개하기	- 무지 꽃신 - 사인펜 - 스티커 - 유성매직
중기	7	치료도우미견과 마음, 몸 건강 산책하기	■ 치료도우미견과 발을 맞추어 가며 산책을 하고 산책이 끝난 뒤에 치료도우미견에게 긍정적인 말을 해줄 수 있다.	■ 치료도우미견과 산책하기 ■ 산책을 마치고 위생관리를 해주며 교감하기	- 리드줄 - 하네스 - 배변봉투 - 물그릇 - 물병 - 반려견 간식

중기	8	우리의 동물 무리 만들기	■ 집단원들간의 유대감 형성으로 안정감을 얻을 수 있다. ■ 집단원들을 동물로 표현하여 하나의 무리를 만들 수 있다.	■ 집단들의 성격, 성향을 파악하여 동물 무리 만들기 ■ 내가 만든 작품 소개하며 이야기 나누기	-8절 도화지 -동물 도안 -가위 -풀 -스티커 -색연필 -유성매직
	9	감정 옹심 선물하기	■ 모두를 위한 옹심을 만들고 선물하며 긍정적인 말을 해 줄 수 있다.	■ 치료도우미견, 집단원, 나를 위한 옹심을 만들어 직접 먹여주기 ■ 선물하고 선물받은 기분 이야기 나누기	-그릇 -볼 -장갑 -고구마 -브로콜리 -당근
종결	10	치료도우미견과 함께 윷놀이	■ 집단원과 함께 협동하며 윷놀이를 하고 치료도우미견과 교감하며 격려해 줄 수 있다.	■ 두 팀으로 나누어 윷놀이 진행하기 ■ 승패와 상관없이 서로에게 격려의 말 해주기	-윷놀이 세트 -반려견 빗 -핸드크림 -즉석 사진기
	11	나와 치료도우미견을 위한 소망 등불 만들기	■ 나와 치료도우미견을 위한 소망 등불을 만들고 집단원의 소망 등불에 진심을 담아 격려해줄 수 있다.	■ 나와 치료도우미견을 위한 소망 공유하기 ■ 소망 등불 만들고 다 함께 작품 감상하는 시간 갖기	-무지 등불 -스티커 -유성 매직 -네임펜
	12	나와 치료도우미견을 위한 사랑, 감사 편지 쓰기	■ 치료도우미견과 사진을 찍어 추억으로 남기고 사랑, 감사 편지를 써 나의 감정을 표현하고 성공적인 이별을 맞이할 수 있다.	■ 치료도우미견과 즉석 사진 찍기 ■ 나와 치료도우미견을 위해 사랑, 감사 편지 작성하기	-A4 용지 -코팅지 -즉석 사진기 -스티커 -사인펜 -유성매직

4) 세부 프로그램

(1) 초기단계 세부 프로그램(3회기)

주 제	• 모두에게 건강 선물하기		
목 표	• 치료도우미견 마사지하는 방법을 기억할 수 있다. • 치료도우미견에게 직접 마사지를 해줄 수 있다. • 집단원에게 손 마사지를 해주며 긍정적인 말을 해줄 수 있다.	대 상	노인 (10)
기대효과	• 신체적 건강, 사회적 건강, 정신적 건강, 행복감 향상		
자 료	• 강아지 인형, 손소독제, 핸드크림	시 간	50분
단계	• 활동 내용		

도입	▶인사 나누기
	  - 한 주간 잘 지냈는 지 상담사와 간단하게 인사를 나눈다.
	▶주제 제시
	  - 이번 시간에는 우리 모두에게 해주는 「모두에게 건강 선물하기」를 할 것이라고 안내한다.		

전개	▶활동1: 마사지 효과에 대해 알아보기
	  - 마사지를 하면 건강에 어떤 긍적적 효과가 있는지 자유롭게 이야기 나눈다.
	  - 치료도우미견에게 해주는 마사지에 대한 건강 효과는 치료도우미견과 사람에게 무엇이 있는지 소개한다.
	  - 사람에게 해주는 손 마사지에 대한 건강 효과는 무엇이 있는지 소개한다.
	▶활동2: 치료도우미견 마사지 방법 알아보기
	  - 강아지 인형을 1명당 1개씩 받는다.
	  - 치료도우미견 마사지 연습을 강아지 인형을 통해 진행한다.
	  - 상담사의 설명에 따라 치료도우미견 마사지 방법(귀, 등, 다리)을 알아보도록 한다.
	▶활동3: 치료도우미견에게 마사지해주기
	  - 치료도우미견 중 한 마리를 선택하여 함께 배운 마사지를 직접 해보도록 한다.
	  - 마사지를 해주고 난 뒤 치료도우미견의 표정을 살펴보며 어떠한 변화가 있는 것 같은지 이야기 나눈다.
	▶활동4: 집단원끼리 손 마사지 해주기
	  - 상담사는 집단원들에게 손 마사지하는 방법에 대해 소개한다.
	  - 집단원은 옆에 앉은 집단원에게 손 마사지를 해주며 긍정적인 말을 해주도록 한다.		

정리	▶소감 나누기
	  - 오늘 '모두에게 건강 선물하기'를 해 본 것에 대해 이야기 나눈다.
	▶다음 차시 예고하기
	  - 다음 차시에는 「내 삶의 활력소」를 한다고 안내한다.
	▶마무리 인사하기
	  - 진행자와 참여자들끼리 마무리 인사를 나누고 치료도우미견과 교감하며 긍정적인 말을 해주도록 한다.		

(2) 중간단계 세부 프로그램(5회기)

주 제	• 나와 치료도우미견 단장하기		
목 표	• 동물 거울을 완성해 단장 물품을 준비할 수 있다. • 치료도우미견을 빗질을 통해 단장시켜줄 수 있다.	대 상	노인 (10)
기대효과	• 신체적 건강, 정신적 건강, 만족감 향상		
자 료	• 동물 모양 거울, 반려견 빗, 스티커, 유성매직, 네임펜	시 간	50분
단계	• 활동 내용		

도입	▶인사 나누기
	   -한 주간 잘 지냈는 지 상담사와 간단하게 인사를 나눈다.
	▶주제 제시
	   -이번 시간에는 치료도우미견에게 빗질을 해주는 「나와 치료도우미견 단장하기」를 할 것이라고 안내한다.		

전개	▶활동1: 나의 단장 방법 소개하기
	   -내가 단장하는 이유에 대해서 이야기 나눈다.
	   -나만의 단장 방법이 있다면 집단원들에게 소개해 주도록 한다.
	   -나를 단장하기 위한 물품에는 어떠한 것들이 있는지 생각해보며 이야기 나눈다.
	▶활동2: 동물 모양 거울 만들기
	   -치료도우미견을 단장 시켜주기 위한 동물 모양 거울을 어떻게 꾸밀지 생각한다.
	   -원하는 모양의 동물 거울을 받은 뒤, 앞면에는 동물 모양 거울을 꾸며주도록 한다. 뒷면에 추가로 꾸며주고 싶은 게 있다면 글 혹은 그림을 추가로 적어주도록 한다.
	▶활동3: 치료도우미견 단장하기
	   -치료도우미견 중 선택하여 빗질을 해주도록 한다.
	   -옆에 앉은 집단원은 거울로 치료도우미견 얼굴이 보일 수 있도록 해준다.
	   -집단원은 빗질을 해주며 치료도우미견의 기분은 어떠해 보이는지 이야기한다.
	▶활동4: 치료도우미견의 변화된 모습 살펴보기
	   -치료도우미견 빗질이 종료가 된 후에 어떠한 변화가 있는지, 기분은 어떠한 지에 대해서 이야기 나눈다.		

정리	▶소감 나누기
	   -오늘 '나와 치료도우미견 단장하기'를 해 본 것에 대해 이야기 나눈다.
	▶다음 차시 예고하기
	   -다음 차시에는 「치료도우미견과 함께 떠나는 자유로운 꽃신 만들기」를 한다고 안내한다.
	▶마무리 인사하기
	   -진행자와 참여자들끼리 마무리 인사를 나누고 치료도우미견과 교감하며 긍정적인 말을 해주도록 한다.		

(3) 종결단계 세부 프로그램(11회기)

주 제	• 나와 치료도우미견을 위한 소망 등불 만들기		
목 표	• 나와 치료도우미견을 위한 소망 등불을 만들 수 있다. • 집단원의 소망 등불에 진심을 담아 격려해줄 수 있다.	대 상	노인 (10)
기대효과	• 긍정적 건강, 사회적 건강, 행복감 향상		
자 료	• 무지등불, 스티커, 유성매직, 네임펜	시 간	50분
단계	• 활동 내용		

도입	▶인사 나누기
	  - 한 주간 잘 지냈는지 상담사와 간단하게 인사를 나눈다.
	▶주제 제시
	  - 이번 시간에는 우리의 소망을 담아 꾸미는 「나와 치료도우미견을 위한 소망 등불 만들기」를 할 것이라고 안내한다.		

전개	▶활동1: 나와 치료도우미견 소망 떠올려보기
	  - 현재 나의 소망은 무엇이 있을지 생각해본다.
	  - 치료도우미견을 위한 소망을 생각해본다.
	▶활동2: 소망 등불 만들기
	  - 등불을 하나씩 받고 나와 치료도우미견을 위한 소망을 적는다.
	  - 추가적으로 꾸며주고 싶은 게 있다면 스티커 혹은 그림을 그려 꾸며주도록 한다(집단원을 위한 소망을 적어주고 싶다면 추가로 적어주도록 한다).
	▶활동3: 소망 등불 모아보기
	  - 실내에 불을 끄고 완성된 소망 등불을 한 곳에 모아 작동시킨다.
	  - 집단원 한 명씩 치료도우미견을 안아주며 나의 소망 등불을 소개한다.
	  - 소개를 들은 집단원은 진심을 다해 격려 및 응원의 말을 해준다.
	  - 소개가 끝난 뒤에 나의 감정은 어떠한지 집단원들과 공유한다.		

정리	▶소감 나누기
	  - 오늘 '나와 치료도우미견을 위한 소망 등불 만들기'를 해 본 것에 대해 이야기 나눈다.
	▶다음 차시 예고하기
	  - 다음 차시에는 「나와 치료도우미견을 위한 사랑, 감사 편지 쓰기」를 한다고 안내한다.
	▶마무리 인사하기
	  - 진행자와 참여자들끼리 마무리 인사를 나누고 치료도우미견과 교감하며 긍정적인 말을 해주도록 한다.		

부록 (1) 예비면담 질문지

이름(성별)	(남/여)	연령	
가족 사항			
도움 받고 싶은 것			
상담 경험/이유			
이 프로그램을 어떻게 알게 되었나			
지금 몸 상태 (질병 여부)			
부탁할 사항			

부록 (2) 집단상담 신청서

프로그램명				
성명	(남/여)	종교		별칭
E-mail			휴대폰	
직장명			상담 경험 여부	
가족 사항	원가족: 부 ( ) 모 ( ) 형제 (남 녀중 째) 현재 가족: 미혼 ( ) 기혼 (/자녀 남 녀)			
참여 동기				
과정 중 바라는 점	집단에 대하여			
	자신에 대하여			

부록 [3] 동의서

참여 동의서

1. 동물매개치료 프로그램에 의뢰 또는 참여하는 것에 동의합니다.
2. 개인정보 및 상담내용을 제공 하는 것에 동의합니다.
    - 제공 목적: 사정평가, 상담, 서비스 제공
    - 제공 내용: 이름, 소속, 생년월일, 연락처, 건강상태, 의료보장형태, 상담 검사 결과 및 경과
3. 위험과 이득

    동물매개치료에 참여하는 치료도우미견은 별도의 훈련과 인증을 과정을 거친 동물이므로 활동 과정 중 안전할 것으로 여겨지지만, 갑작스러운 예상치 못한 상황에서 대상자가 물릴 가능성이 있습니다. 이러한 경우 응급처치와 함께 병원진료를 받을 수 있도록 조치하겠습니다.
4. 치료도우미견에 대한 알레르기가 없으며, 동물에 대한 거부감이 없음에 동의합니다.
5. 치료도우미견을 학대 또는 심한 스트레스 상황일 경우에는 즉각 상담을 중단 하는 것에 동의합니다.
6. 동물에 대한 알레르기 여부: 유(   ), 무(   )

본인은 이 동의서를 읽고 이해하였으며 모든 질문에 대한 답변을 들었습니다.
이에 본인은 자발적으로 본 활동에 참여함을 서명으로 확인합니다.

참 여 자: 년   월   일   이름/   (서명)
보 호 자: 년   월   일   이름/   (서명)

부록 (4) 집단상담 경험 일지(집단원용)

실시 일시	
회기	작성자 (별칭)
상담 과정	(상담 시작할 때부터, 진행 과정에서, 그리고 마무리 후 자신이 느낀 것을 구체적인 사건과 함께 명료하게 기술)
개인 내 역동	(집단 안에서의 자신의 모습과 불편감 등을 적기)
대인 간 역동	(집단원의 모습에서 불편한 사람, 편안한 사람, 관심 없는 사람, 관심 가는 사람 등 왜 그런 마음이 생기는지 적기)
집단회기에서 변화하고 싶은 모습	

부록 (5) 집단상담 일지(상담사용)

상담 날짜	
상담 회기	치료도우미견
집단 주제	
참석자	
집단상담 활동 내용	
집단원들의 피드백	
슈퍼바이저 피드백	

부록 (6) 기본 물품

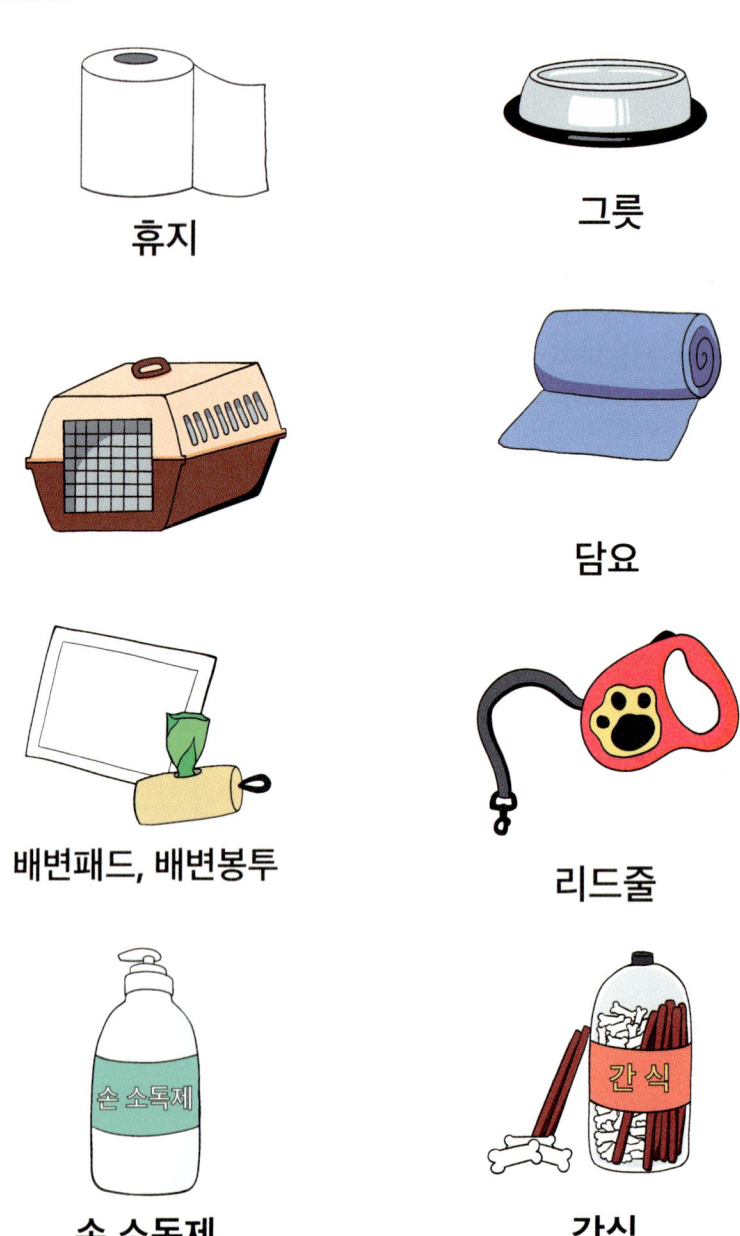

부록 [7] 치료도우미견 감정 카드

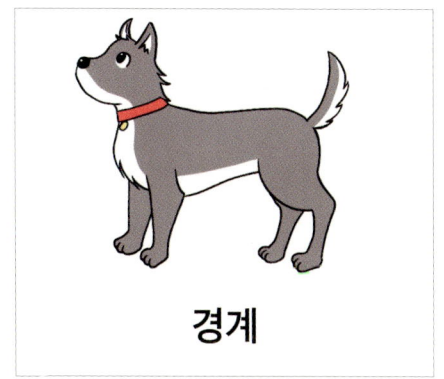
경계

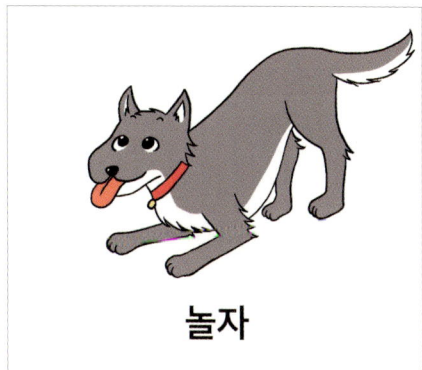
놀자

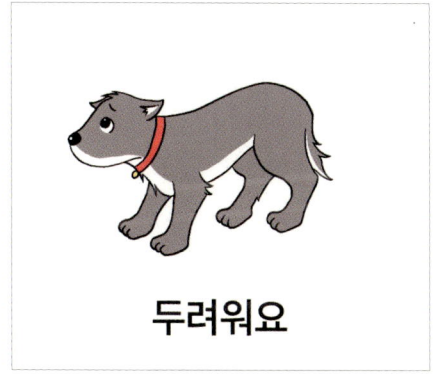
두려워요

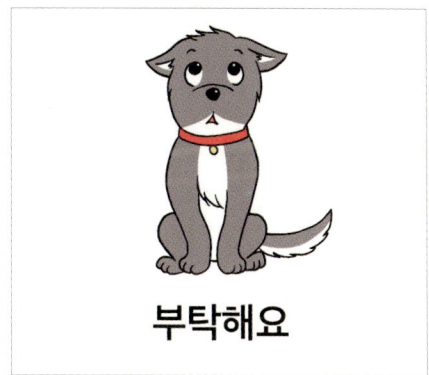
부탁해요

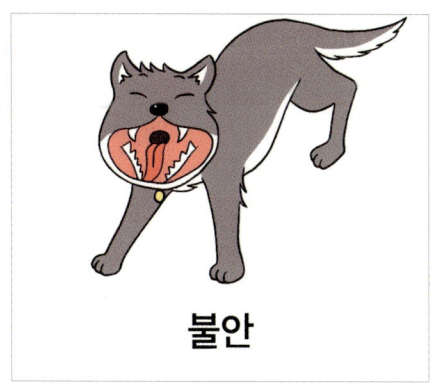
불안

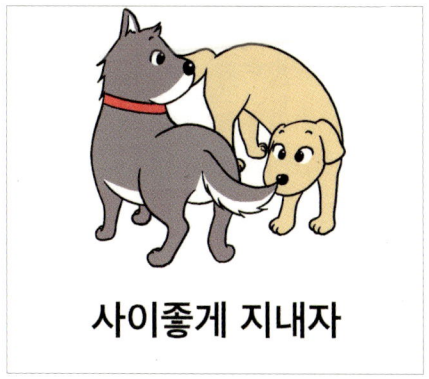
사이좋게 지내자

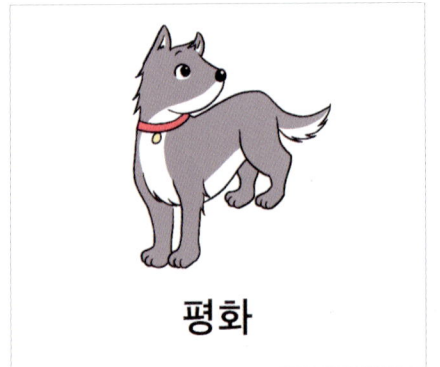
평화

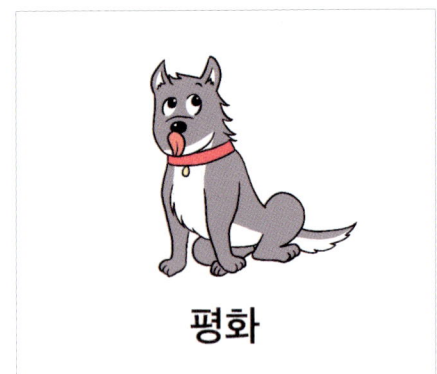
평화

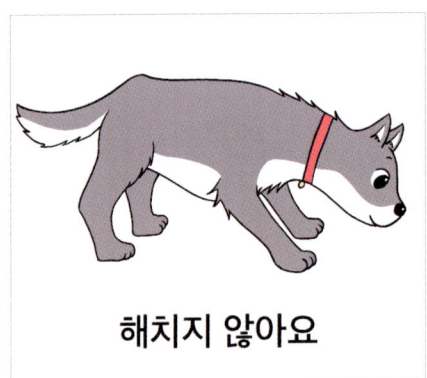
해치지 않아요

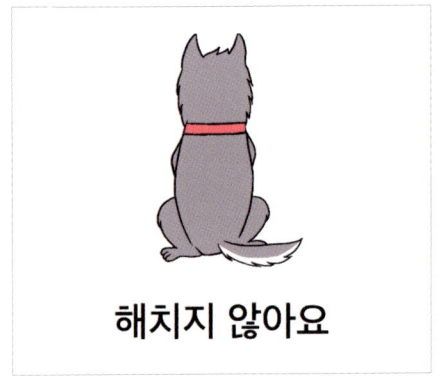
해치지 않아요

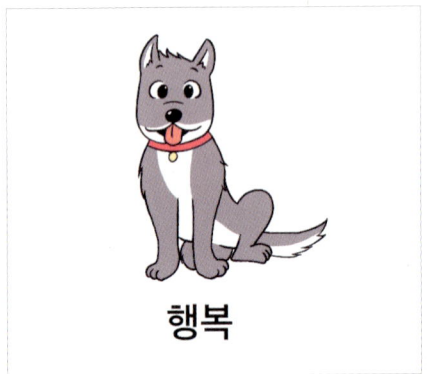
행복

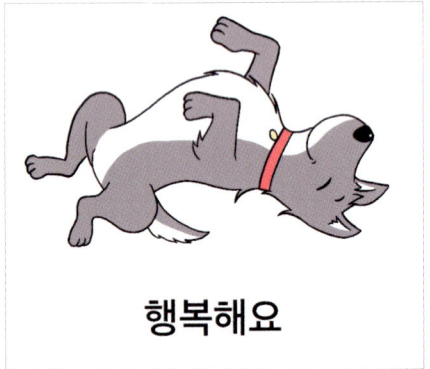
행복해요

부록 [8] 생활선 양식지

부록 (9) 치료도우미견 음식카드

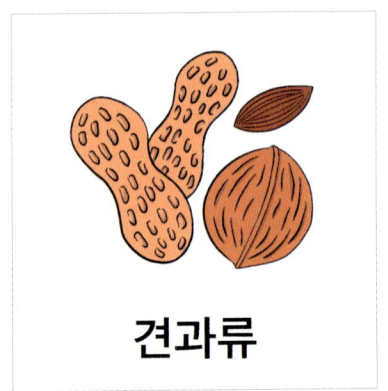
견과류

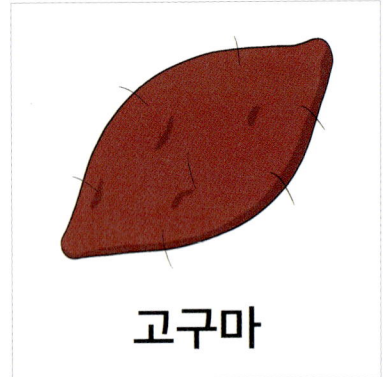
고구마

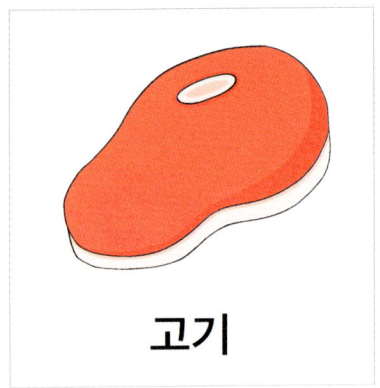
고기

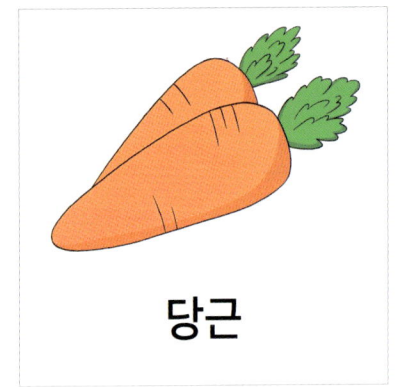
당근

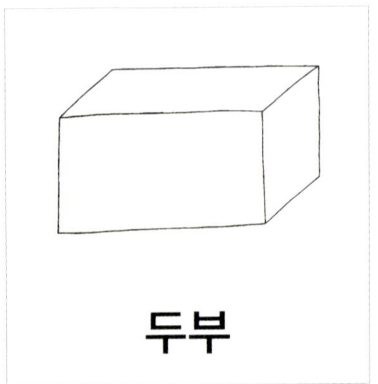
두부

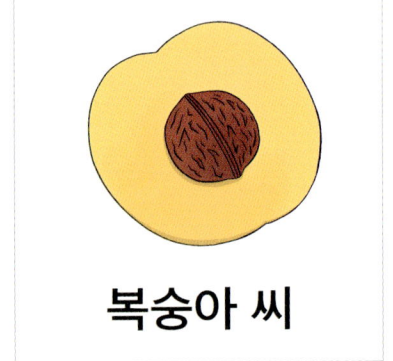
복숭아 씨

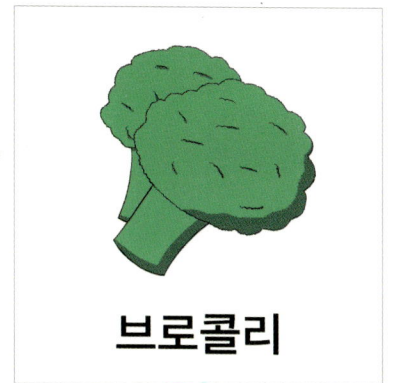
브로콜리

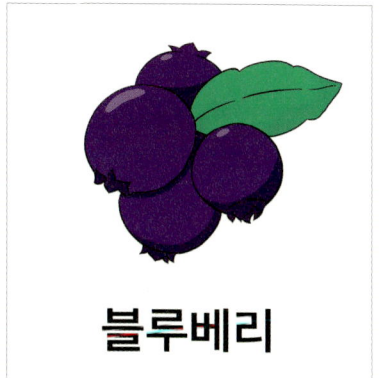
블루베리

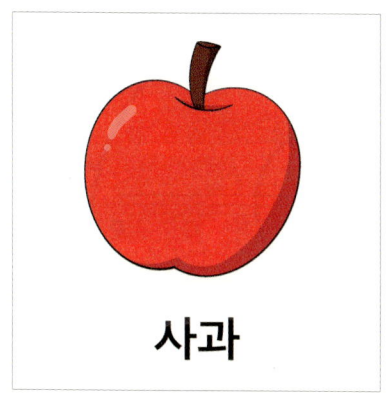
사과

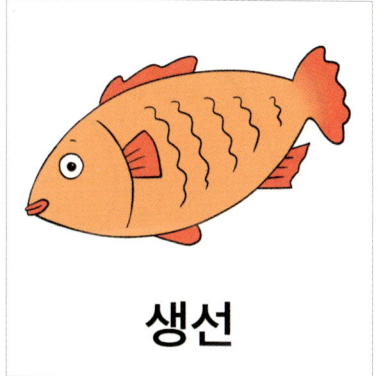
생선

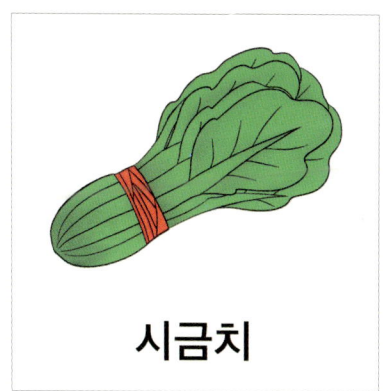
시금치

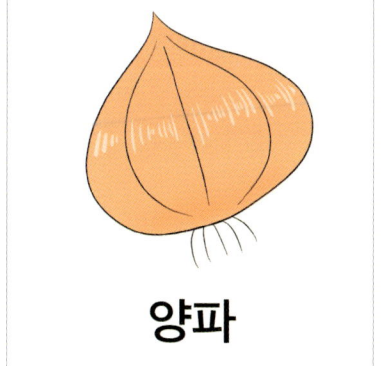
양파

부록 (10) 치료도우미견 가면

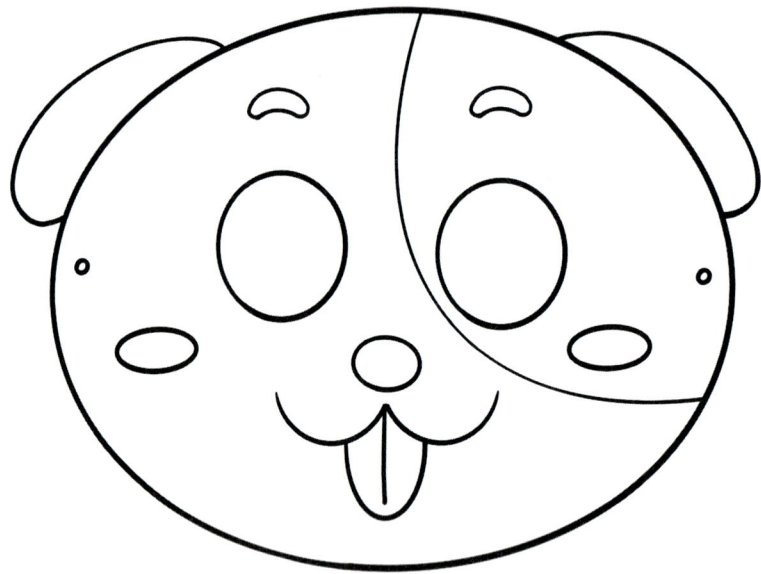

참고문헌

- Dimitrijevic, I. (2009). Animal-assisted therapy-a new trend in the treatment of children and adults. Psychiatria Danubina, 21, 236-241.
- Fawcett, N. R., & Gullone, E. (2001). Cute and cuddly and a whole lot more? A call for empirical investigation into the therapeutic benefits of human-animal interaction for children. Behavior Change, 18, 124-133.
- Fine, A. H. (2000). Handbook of animal-assisted therapy. NY: Academic Press.
- Flicker, C., Ferris, S. H., & Reisberg, B(1991). Mild cognitive impairment in the elderly predictors of dementia. Neurology, 41(7): 1006-1006.
- Heward, W. L. (2010). 최신 특수교육 제8판(김진호, 박재국, 방명애, 안성우, 유은정, 윤치연, 이효신 역). 서울: 시그마프레스.
- Levinson, B. M. (1997). Pet-oriented child psychotherapy (2nd ed.). Springfield, IL: Charles C. Thomas.
- Petersen, R. C., Smith, G. E., Waring, S. C., Ivnik, R. J., Tangalos, E. G., & Kokmen, E(1999). Mild cognitive impairment: clinical characterization and outcome. Archives of neurology, 56(3): 303-308.
- Serpell J, Coppinger R, Fine A.H. (2006) The welfare of assistance and therapy animals: an ethical comment. In: Handbook on Animal-Assisted Therapy, Second Edition: Theoretical Foundations and Guidelines for Practice(Fine A. H ed.), Academic Press, Sandiego, California. 415-431.
- 국가법령정보센터(2022). 고용상 연령차별금지 및 고령자고용촉진에 관한 법률. 법제처. http://www.law.go.kr.
- 국가법령정보센터(2023). 노인복지법. 법제처. http://www.law.go.kr.
- 권석만(2016). 현대 이상심리학. 학지사.
- 김경아(2015). 운동 인지 이중과제 프로그램이 인지저하 노인의 인지기능 및 우울에 미치는 영향. 이화여자대학교 박사학위논문.
- 김기현(2021). 노인의 여가활동참여가 생활만족과 삶의 질에 미치는 영향연구-사회적 지지의 조절효과 중심으로. 칼빈대학교 대학원. 박사학위논문.
- 김미선(2014). 노인의 우울, 자아존중감 및 삶의 질 연구. 한양대학교 대학원 석사학위논문.
- 김상윤, 박종한, 서국희, 연병길, 오병훈, 이재홍, 한설희, 한일우(2003). 치매-일찍 알고 밝게 살자. 서울: 조선일보 사.
- 김옥진(2015). 동물매개치료 입문. 서울: 동일출판사.
- 김옥진, 강원국, 오가영, 이현아(2021). 집단상담을 위한 동물매개치료의 이론과 실제. 서울: 형설출판사.
- 김유미(2004). 초등학교 학생의 집단 따돌림 예방 프로그램 효과. 한남대학교 교육대학원, 석사

- 학위논문.
- 김준수, 공마리아(2018). 집단미술치료가 경도 신경인지장애 노인의 의사소통 생활 만족도에 미치는 효과. 미술치료연구, 25(1): 21-39.
- 김현주, 김정연, 이현아, 김명하, 김민수, 김소영, 배승법, 이수영, 이지선, 장은진, 최윤지, 김옥진 (2019). 동물매개활동을 통한 감각자극이 지적장애아동의 주의집중력, 언어능력에 미치는 영향. 한국동물매개심리치료학회지. 8(1): 41-54.
- 문희정(2020). 북아트를 활용한 집단미술치료가 경도인지장애 노인의 정서와 인지기능에 미치는 효과. 건국대학교 예술디자인대학원 미술치료학과 미술치료전공 석사학위논문.
- 박보람(2018). 노인복지시설에서 입소한 경증치매노인의 집단미술치료 체험 연구. 서울여자대학교 특수대학원 석사학위논문.
- 박영순(2015). 치매노인의 문제행동 감소를 위한 회상법을 적용한 콜라주 미술치료 사례연구. 평택대학교 상담대학원 석사학위논문.
- 박인선(2014). 마음 다스리기 프로그램이 정서·행동장애 위험학생을 포함한 통합학급 초등학생들의 정서안정과 자기조절력에 미치는 영향. 이화여자대학교 교육대학원, 석사학위논문.
- 서형석(2017). 노인문화복지 프로그램 만족도가 심리적 복지감에 미치는 영향. 동방문화대학원대학교 박사학위논문.
- 신경림, 강윤희, 정덕유, 김미영, 김정수, 김미정, 김민정(2011). 지역사회 거주 경도인지장애 노인의 유병율과 정상 노인과의 비교연구. 성인간호 학회지, 23(1): 40-49.
- 신명희, 박명순, 권영심, 강소연(2008). 교육심리학의 이해. 서울: 학지사.
- 신정인, 강영걸 (2016), 동물매개치료(AAT: Animal-Assisted Therapy)에 대한 이해와 상담 적용적 함의. 특수교육재활과학연구. 55(1): 191-214.
- 양재원(2021). 노인들의 스포츠활동경험이 회복탄력성과 사회적지지, 심리적 안녕감 및 지속적 참여의도에 미치는 영향. 성균관대학교 박사학위논문.
- 오세정(2009). 노인의 자아존중감이 생활만족도에 미치는 영향에 관한 연구: 김포시를 중심으로. 장로회신학대학교 목회전문대학원 석사학위논문.
- 원유민(2012). 지적장애아동의 전통놀이 프로그램 개발 및 적용을 통한 한국문화 정체성 및 사회성 기술 발달 효과 규명. 단국대학교 석사학위논문.
- 윤명숙, 이묘숙. (2012). 노인의 경제상태가 행복에 미치는 영향: 자아존중감의 매개효과. 한국노년학, 32(2): 397-413.
- 이경민(2003). 지역사회통합을 위한 초등부 정신지체 아동의 사회적응 행동 특성. 나사렛대학교 석사학위논문.
- 이명희(2020). 노인의 삶의 질에 관한 메타분석. 고려대학교 대학원 박사학위논문.
- 이민자 (2018), 동물매개교육이 초등학생의 정서적 안정과 인성에 미치는 효과. 원광대학교 석사학위논문.
- 이민자(2021), 특수학급 지적장애아동의 학교생활적응을 위한 동물매개중재 프로그램 개발 및 효과. 원광대학교 박사학위논문.
- 이소현, 박은혜(2011). 특수아동교육. 서울: 학지사
- 이원혜(2009). 노인의 일화 기억 특성과 일상생활 기억력 증진 연구. 고려대학교 대학원 박사학위논문.

- 이재칠(2007). 한국 재가노인복지 정책의 집행에 관한 실증적 연구: 서울특별시를 중심으로. 명지대학교 대학원 박사학위논문.
- 이태석(2022). 노인연령 상향 조정의 가능성과 기대효과. KDI FOCUS, 통권 제115호.
- 장윤석(2022). 동물매개치료가 경도 신경인지장애 노인의 인지기능, 정서, 자아존중감에 미치는 영향. 원광대학교 보건보완의학대학원. 석사학위논문.
- 장윤석(2024). 노인의 웰니스와 심리적 행복감을 위한 동물매개치료 프로그램 개발 및 효과 검증. 원광대학교 일반대학원. 박사학위논문.
- 장인협, 최성재(2007). 고령화 사회의 노인 복지학. 서울대학교: 서울대학교 출판문화원.
- 정성자(2013). 초등학생의 차(茶)생활 예절교육을 통한 차생활 인식과 정서 및 행동변화 연구. 성신여자대학교 문화산업대학원, 석사학위논문.
- 정여주(2006). 노인미술치료. 서울: 학지사.
- 최수(2019). 음악치료가 경도치매 노인의 우울증상 향상에 미치는 효과 연구. 중앙대학교 국악교육대학원 석사학위논문.
- 현상운(2003). 사춘기 청소년의 불안과 자아개념에 관한 연구. 경인교육대학교 교육대학원, 석사학위논문.
- 황인담, 박준식(2010). 독서요법이 경증 치매노인에게 미치는 효과. 한국도서관·정보학회지, 41(4): 383-402.

집단상담을 위한 동물매개치료의 이론과 실제

2022년 1월 10일 초판 1쇄 발행 | 2025년 3월 21일 개정판 1쇄 발행

공저 김옥진, 강원국, 오가영, 이민자, 장윤석 | **발행인** 장진혁 | **발행처** (주)형설이엠제이
전화 (02) 6013-6052
등록 제2014-000262호 | **홈페이지** www.emj.co.kr | **e-mail** emj@emj.co.kr
공급 형설출판사

정가 22,000원

ⓒ 2025 김옥진, 강원국, 오가영, 이민자, 장윤석 All Rights Reserved.

ISBN 979-11-91950-82-3 03490

* 본 도서는 저자와의 협의에 따라 인지는 붙이지 않습니다.
* 본 도서는 저작권법에 의해 보호를 받는 저작물이므로 동영상 제작 및 무단전재와 복제를 금합니다.
* 본 도서의 출판권은 ㈜형설이엠제이에 있으며, 사전 승인 없이 문서의 전체 또는 일부만을 발췌/인용하여 사용하거나 배포할 수 없습니다.

memo

memo